中医古籍珍本集成

◎本书出版得到国家古籍整理出版专项经费资助

◎『十一五』、『十二五』国家重点图书出版规划

◎教育部、科技部、国家中医药管理局重点立项

总策划○王国强
总主编○周仲瑛 于文明
常务副总主编○王旭东

中医古籍珍本集成（续）

综合卷

景岳全书 ㈥

主　编○虞　舜 王旭东
编　者○（按汉语拼音排序）
卞雅莉 黄晶晶 石历闻 王旭东 温雯婷
吴昌国 奚飞飞 衣兰杰 虞　舜 张雷强

湖南科学技术出版社
岳麓书社

《中医古籍珍本集成》编辑小组

组　长○黄一九　张旭东
副组长○易言者　徐　为
成　员○李　忠　鲍晓昕　林澧波　易法银
　　　　王跃军　周　妍　郭　升　喻　峰
　　　　王　李
秘　书○王跃军　喻　峰

组织单位○国家中医药管理局

总策划○王国强

编写单位

主编单位○南京中医药大学

编纂单位○（按汉语拼音排序）

安徽中医药大学　北京中医药大学　福建中医药大学　河南中医学院　湖南中医药大学

江西中医药大学　南阳理工学院　山东中医药大学　上海中医药大学　浙江中医药大学

顾问委员会

总顾问○裘沛然　张灿玾　马继兴　余瀛鳌　宋立人　钱超尘　王洪图

分卷顾问○（按汉语拼音排序）

杜　建　段逸山　干祖望　刘道清　彭怀仁　施　杞　唐汉均　田代华

王霞芳　吴贻谷　许敬生　张奇文

指导委员会

主　任○（按汉语拼音排序）高思华　苏钢强　吴勉华

副主任○（按汉语拼音排序）

范永升　李　昱　李灿东　王新陆　夏祖昌　谢建群　杨龙会　左铮云

會稽　張介賓　會卿著
會稽　魯　超　謙菴訂

寒陣

黃連解毒湯一　亦名解毒湯○治火熱狂躁煩心口乾舌燥熱之甚者及吐下後熱不解脉洪喘急等證

黃連　黃芩　黃栢　梔子各等分

右㕮服五錢水二鍾煎服

仲景白虎湯二　治傷寒脉浮滑此表有熱裏有邪宜用此以解內外之熱及一切中暑煩熱熱結斑黃狂躁大渴等證

石膏一斤碎　知母六兩　甘草二兩　糯米六合

右四味以水一斗煮米熟去滓溫服一升日三服○本方加

蒼术即名蒼术白虎湯

仲景　白虎加人參湯　三　此即人參白虎湯○亦名化斑湯○仲景法即於前白虎湯內加人參三兩用治服桂枝湯大汗出後大煩渴不解脉洪大者○今近代止用人參二錢石膏五錢知母二錢甘草一錢粳米一撮以治赤斑口燥煩躁暑熱脉虛等證○又河間名爲人參石膏湯用治膈消煩熱但分兩加倍於今方

古人　白虎加桂枝湯　四　治瘧但熱不寒及有汗者

知母　桂枝　甘草炙　粳米各一錢

石膏一錢

右㕮咀水一鍾半煎八分温服

仲景　竹葉石膏湯　五　治陽明汗多而渴鼻衄若水水入即吐及暑熱煩躁等證

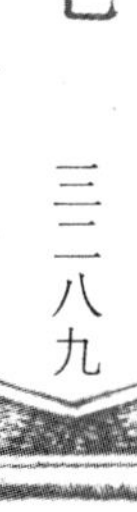

石膏一兩　竹葉片二十　半夏　甘草各二錢

麥冬　人參各三錢　粳米一撮　此係合方分兩非仲景舊法

水二鐘薑三片煎服○一方云石膏二錢人參一錢其他以遞減之用者當酌宜也

六味竹葉石膏湯六　治胃火盛而作渴

石膏煅倍用之　淡竹葉　桔梗　薄荷葉

木通　甘草各一錢

水煎服

竹葉黃芪湯七　治胃虛火盛作渴

淡竹葉二錢　人參　黃芪　生地黃

當歸　川芎　麥冬　芍藥

甘草　石膏煅　黃芩炒各一錢

水煎服○按此方之用當去川芎爲善○外科仍有半夏

宣明桂苓甘露飲 八 治陽暑發熱煩躁水道不利等證

滑石飛四兩　石膏　寒水石　白朮各二兩

茯苓　澤瀉各一兩　肉桂　猪苓各五錢

右爲末每服三錢溫湯調下

子和桂苓甘露飲 九 治證同前脉虛而渴者當用此

滑石一兩　人參　白朮　茯苓

甘草　石膏　寒水石　乾葛

澤瀉各一兩　官桂　木香　藿香各一錢

右爲末每服三錢白湯調下

千金甘露飲 十 治男婦小兒胃中客熱口舌生瘡咽喉腫痛牙齦腫爛時出膿血及脾胃受濕瘀熱在內或醉飽多勞濕熱相傳致生膽病身面皆黄或身熱而脉大小便不調

枇杷葉拭去毛　生地黄　熟地黄　天門冬

麥門冬　黄芩　石斛　茵陳
枳殼各一錢　炙甘草五分
右作一服水二鍾煎七分食後服○本事方無麥冬茵陳有山豆根犀角屑治口齒證大有神效

三黄石膏湯十一　治疫癘大熱而躁
石膏生三錢　黄芩　黄栢　黄連各二錢
豆豉半合　麻黄八分　梔子五枚打碎
水二盞煎一盞連進三四盞則愈

羌活升麻湯十二　治暑月時行瘟熱病宜清熱解毒兼治内外者
羌活　升麻　葛根　人參
白芍藥　黄芩各一錢　黄連　石膏
甘草　生地黄　知母各七分

水二鍾薑三片棗一枚煎八分溫服

東垣普濟消毒飲 十三　治疫癘憎寒壯熱頭面腫盛目不能開上喘咽喉不利口乾舌燥俗云大頭瘟病諸藥不效元泰和二年東垣製此以濟人所活甚衆時人皆曰天方

黃芩 酒炒　黃連 酒炒各五錢　人參 三錢　橘紅

玄參　生甘草　桔梗　柴胡 各二錢

薄荷葉　連翹　鼠粘子　板藍根

馬屁勃 各一錢　白殭蠶 炒　升麻 各七分

右為細末半用湯調時時服之半用蜜丸噙化服盡良愈○或加防風　川芎　當歸　薄荷　細辛　水二鍾煎一鍾食遠稍熱服○如大便硬加酒蒸大黃一二錢以利之○或熱腫甚者以砭鍼刺出其血

芩連消毒飲 十四　治天行時疫大頭病發熱惡寒頸項腫脉

洪痰痹等證

柴胡　桔梗　羌活　防風

黄芩　黄連　連翹　枳殼

荆芥　白芷　川芎　射干

甘草

水一鍾半，薑三片，煎服。○有痰者，加竹瀝、薑汁調服。○如秘結熱甚者，先加大黄煎服，利二三行後，依本方加人參、當歸調理。

河間六神通解散　十五　治發熱頭痛，脉洪，身熱無汗。○槌法有川芎、羌活、細辛三味。

麻黄　甘草各一錢　黄芩　蒼术各二錢

石膏　滑石各錢半　豆豉十粒

水二鍾，加葱、薑同煎一鍾，温服。

[illegible]全書　卷之五十七　四

仲景小陷胸湯十六　治小結胸正在心下按之則痛脈浮滑者

半夏三錢　黃連錢半　栝蔞仁二錢此非古數

右先以水二鍾煎栝蔞至一鍾半乃入二藥同煎至八分溫服○原方用黃連一兩半夏半斤栝蔞實一枚水六升如法煮二升分三服

雞子清飲十七　治熱病五六日壯熱之甚大便秘結狂言欲走者

雞子二枚取清　芒硝細研　寒水石細研各二三錢

右先用新汲水一盞調藥末次下雞子清攪勻分二服○按此法似不若以雪梨漿調二藥服之更妙

仲景黃連阿膠湯十八　治少陰傷寒二三日以上心中煩不得臥

黃連四兩　黃芩一兩　芍藥二兩　阿膠三兩

雞子黃二枚

右以水五升，先煮前三味，取二升，去滓，內膠烊盡，小冷，內雞子黃，攪令相得，溫服七合，日三服。

梔子仁湯十九　治發熱潮熱，狂躁面赤咽痛。

梔子　赤芍　大青　知母各一錢
升麻　柴胡　黄芩　石膏
杏仁　甘草各二錢　豆豉百粒

水煎溫服。○一方無豆豉。○又六味梔子仁湯在外科八。

仲景梔子豆豉湯二十　治傷寒煩熱懊憹，可爲吐劑。

梔子十四枚，擘　香豉四合

右用水四升，先煮梔子，得二升半，內豉，再煮取一升半，去滓，分二服，溫進一服，得吐者止後服。

仲景梔子厚樸湯二十一　治傷寒下後餘邪未清，心煩腹滿起

臥不安者

梔子十四枚擘　厚樸四兩薑炙　枳實四兩炒

已上三味用水三升半煮取一升半去滓分二服溫進一服得吐止後服

仲景梔子乾薑湯 二二　治傷寒以圓藥大下之身熱不去微煩者若病人舊有微溏者不可用

梔子十四枚擘　乾薑二兩

右二味以水三升半煮取一升半去滓分二服溫進一服得吐者止後服

仲景梔子蘗皮湯 二三　治傷寒身黃發熱者

梔子十五枚　甘草一兩　黃蘗二兩

右三味以水四升煮取一升半去滓分溫再服

解[illegible]皮[illegible]毒 二四

瘟疫八九日後已經汗下不退口渴咽乾欲飲水者以蚯蚓糞名六一泥不拘多少擂新汲水飲之或用晚蠶沙亦可○其熱甚者用新青布以冷水浸過略擠乾置患人胸上以手按之良久布熱即易之須臾當汗出如水或作戰汗而解夏月極熱用此法他時不可用

漏蘆升麻湯二五　方在外科九七

治時毒頭面紅腫

黃連香薷飲二六　方在和陣一七二

治傷暑中熱

局方瀉心湯二七　治心火

用川黃連去鬚爲極細末每服一字或五分或一錢或湯或散臨卧服

仲景甘草瀉心湯二八　亦名半夏瀉心湯○嘔而腸鳴心下痞

若此方主之○此方辛入脾而散氣半夏乾薑之辛以散結氣苦入心而泄熱黃連黃芩之苦以泄痞熱脾欲緩急食甘以緩之人參甘草大棗之甘以緩之也

半夏半斤洗　黃連一兩　乾薑　黃芩

甘草炙　人參各三兩　大棗十二

右七味以水一斗煮取六升去滓再煮取三升溫服一升日三服

仲景生薑瀉心湯二九　治傷寒汗解之後胃中不和心下痞鞕乾噫食臭脅下有水氣腹中雷鳴下利者

生薑四兩　甘草炙　人參　黃芩各三兩

乾薑一兩　黃連一兩　半夏半斤洗　大棗十二枚擘

右八味以水一斗煮取六升去滓再煎取三升溫服一升日三服○此方無生薑即名半夏瀉心湯

仲景大黄黄连泻心汤三十　治太阳伤寒汗下后色微黄心下痞按之濡其脉关上浮者

大黄二两　黄连一两

右二味以微沸汤二升渍之须臾绞去滓分温再服

仲景附子泻心汤三一　治伤寒汗下后心下痞而复恶寒汗出者

大黄一两　黄连　黄芩各二两　附子一枚炮去皮破八片别煮取汁

右前三味以麻沸汤二升渍之须臾绞去滓内附子汁分温再服

清心莲子饮三三　治热在气分口干作渴小便淋浊或口舌生疮咽疼烦躁

黄芩　麦冬　地骨皮　车前子炒

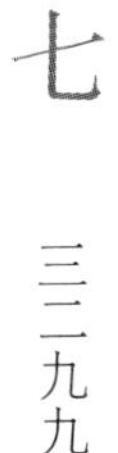

甘草各錢半　人參　黃芪　石蓮子

柴胡　茯苓各一錢

右每服五錢水煎服

良方加味通心飲 三三　治諸疝內熱脹痛及小便不利

木通　梔子仁　黃芩　瞿麥

連翹　枳殼　川楝子　甘草等分

右㕮咀每服五錢水一鍾半燈心二十根車前草五莖煎七分溫服

清心湯 三四　治心受熱邪狂言叫罵動履失常

黃連　黃芩　梔子　連翹

薄荷　甘草　芒硝　大黃等分

水一鍾半竹葉二十片煎八分溫服

外科清心湯 三五　方在外科八四

治瘡瘍腫痛發熱

局方人參清肺湯三六 治肺胃虛熱欬嗽喘急坐臥不安作久勞嗽唾痰

人參　杏仁去皮尖炒　阿膠各一錢　粟殼蜜炒一錢半

炙甘草　桑白皮　知母　地骨皮

烏梅肉各五分

水二鍾棗一枚煎八分食遠服

人參平肺散三七 治心火剋肺金傳爲欬嗽喘嘔痰涎壅盛胸膈痞滿咽喉不利

人參　天冬　黄芩　地骨皮

陳皮　青皮　茯苓各八分　知母一錢

五味三十粒　甘草炙五分　桑白皮炒一錢半

水二鍾薑三片煎八分食遠服

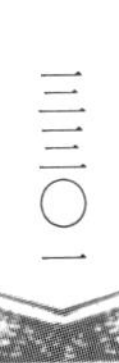

黄芩清肺飲 三八 治肺熱小便不利宜用此清之

梔子 二錢 黄芩 一錢

水煎服如不利加鹽豉二十粒

清肺湯 三九 方在痘疹一四五

治麻疹咳嗽甚者

東垣清肺飲子 四十 方在和陣三五一

治邪熱在氣分渴而小便不利

萬氏清肺飲 四一 方在痘疹八七

治痘疹肺熱喘嗽

瀉白散 四二 治肺火大腸火喘急等證

甘草 一錢 桑白皮 地骨皮 各二錢

右爲末水調服

五味瀉白散 四三 方在因陣二六

治眼目風熱翳膜外障

正傳麥門冬湯 四四 治病後火熱乘肺欬嗽有血胸脇脹滿上氣喘急五心煩熱而渴

天冬 麥冬 桑白皮各七分 紫苑茸

貝母各六分 桔梗 甘草各五分 淡竹葉

生地各一錢 五味九粒

水一鍾半棗一枚煎服

類麥門冬湯 四五 治肺熱氣衰血焦髮落好怒唇口赤甚

麥門冬 遠志去心 甘草各 人參 黄芩

生地黄 茯神 石膏各一兩 甘草炙半兩

右㕮咀每服一兩水煎服

萬氏麥門冬湯 四六 方在痘疹一四二

治表邪麻疹火熱嗽甚

家抄 麥門冬飲 四七 治虛勞欬嗽午後嗽多者是也

川芎 當歸 生地黃 白芍藥

麥門冬 黃柏 知母各一錢 桑白皮八分

五味子十五粒

水二鍾薑三片棗一枚煎八分食後服

宣明 麥門冬飲子 四八 治膈消胸滿心煩氣多血少津液不足

爲消渴

麥門冬 生地黃 人參 五味子

甘草炙 茯神 天花粉 知母

乾葛等分

右㕮咀每服一兩竹葉十四片水煎服

二母散 四九 治肺熱欬嗽及疹後嗽甚者

貝母去心童便洗 知母等分 乾生薑一片

右水煎服○或爲末每服五分或一錢淸湯下

陳氏二母散 五十 方在婦人八六

治產後熱血上攻欬嗽喘促

家抄黃芩知母湯 五一 治夏月火嗽有痰面赤煩熱

黃芩 知母 桑白皮 杏仁

山梔 天花粉 貝母 桔梗

甘草 等分

水一鍾煎八分食遠服

醫林桑白皮湯 五二 治肺氣有餘火炎痰盛作喘

桑白皮 半夏 蘇子 杏仁

貝母 山梔 黃芩 黃連各八分

水二鍾薑三片煎八分溫服

海藏紫菀散 五三 治嗽中有血虛勞久嗽肺痿

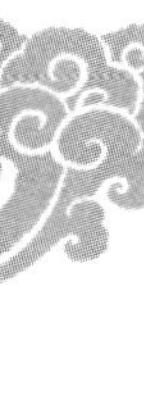

紫菀　附膠　知母　貝母各錢半

人參　甘草　茯苓　桔梗各一錢

五味子十一粒

水二鍾煎八分食後服

東垣清胃散五四　治醇酒厚味或補胃熱藥太過以致牙痛不可忍牵引頭腦滿面發熱或齒齦潰爛喜冷惡熱此陽明之火也宜用此方

生地錢半　升麻　當歸　丹皮各一錢

黃連錢半夏月倍之

水煎服

加味清胃散五五

即前方加犀角　連翹　甘草

秘驗清胃飲五六　治一切風熱濕痰牙痛床腫血出動搖

石膏　梔子　黃連　黃芩
當歸　生地　白芍　蒼术各一錢
青皮八分　細辛　藿香　荆芥穗各六分
升麻五分　竹皮　甘草各四分
水二鍾，煎八分，食後緩緩含飲之，效。

錢氏瀉黃散五七　治脾火
山梔一兩　石膏五錢　藿香七錢　防風四錢
甘草三錢
右㕮咀，蜜酒拌畧炒香，爲細末，每服二錢，水一鍾，煎清汁飲。

和中湯五八　治虚火嘈雜
人參　白术　茯苓　陳皮
半夏各一錢　甘草五分　黃連薑汁炒，一錢半　大棗二枚
水一鍾半，加粳米一撮，煎八分，温服。

薛氏柴胡清肝散五九　治肝膽三焦風熱瘡瘍或怒火憎寒發熱或瘡毒結於兩耳兩脇前後或胸乳小腹下及股足等證

柴胡　黄芩炒各一錢半　山梔炒　川芎

人參各一錢　甘草五分　連翹　桔梗各八分

水一鍾半煎服

梔子清肝散六十　治肝膽三焦風熱耳內作痒或生瘡出水或脇肋胸乳作痛寒熱往來

梔子　柴胡　丹皮各一錢　當歸

川芎　芍藥　牛蒡子炒　茯苓各七分

白朮　甘草各五分

右水煎服　一方無白朮

原機芍藥清肝散六一　治眵多眊矂緊澀羞明赤脉貫睛臓腑秘結

白术　川芎　防风　羌活
桔梗　滑石　石膏　芒硝各三分
黄芩　薄荷　荆芥　前胡
炙甘草　芍药各二分半　柴胡　山栀
知母各二分　大黄四分
水煎，食远热服。

良方龙胆泻肝汤六二　治肝经湿热，小便赤涩，或胁胀口苦，寒热，凡肝经有余之证，宜服之。亦名龙胆汤。
龙胆草酒拌，炒　人参　天冬　麦冬
生甘草　黄连炒　山栀　知母各五分
黄芩七分　柴胡一钱　五味三分
水一钟半，煎服。

七味龙胆泻肝汤六三　治肝火内炎，如前诸证。

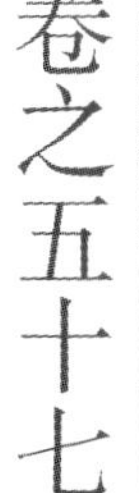

柴胡稍　澤瀉　車前子　木通

龍膽草　歸稍　生地各等分

右㕮咀水二鍾煎一鍾空心稍熱服

薛氏加味龍膽瀉肝湯 六四 治肝經濕熱或囊癰下疳便毒小便澁滯或陰囊作痛小便短少

龍膽草酒炒一錢　車前子炒　當歸尾　木通

澤瀉大人倍用　甘草　黃芩　生地

山梔大人倍用

右水煎○若治小兒子母同服

當歸六黃湯 六五 治盜汗之聖藥

當歸　黃芪蜜炙各二錢　生地黃　熟地黃

黃連　黃芩　黃柏各一錢

水二鍾煎服

正氣湯 六六 治陰分有火盜汗

黄栢炒 知母炒各二錢 炙甘草六分

水一鍾半煎八分食遠熱服

仲景芍藥甘草湯 六七 治傷寒脉浮自汗出小便數心煩微惡寒脚攣急足温者

白芍藥 甘草炙各四兩

右二味以水三升煮取一升半去滓分温再服

生地黄煎 六八 治陰火盜汗

生地 當歸 黄芪炙 甘草炙

麻黄根 浮小麥 黄連 黄芩

黄蘖各錢

水一鍾半煎八分食遠服

寶鑑石膏散 六九 治陽明風熱頭痛

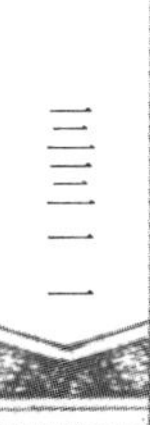

石膏　川芎　白芷等分

右為細末每服四錢熱茶清調下

荆芥　石膏等分

本事荆芥散七十　治頭風

右為細末每服二錢薑三片連鬚葱白三寸水一鍾煎七分

食遠服

雙玉散七一　治熱痰咳嗽喘急煩渴頭痛

石膏　寒水石等分

右為極細末每服三錢人參湯或隨證用引調下

玄秘方茶調散七二　治風熱上攻頭目昏痛及頭風熱痛不

可忍

小川芎一兩　細芽茶　薄荷各三錢　白芷五錢

荆芥穗四錢　片芩二兩酒拌炒三次不可令焦

头顶及脑痛加细辛、藁本、蔓荆子各三钱

右为细末，每服二三钱，用茶清调下。

天花散七三　治消渴

天花粉　生地黄　麦门冬　干葛各二钱　五味子　甘草各一钱

右作二服，水一钟，半粳米百粒，煎八分，食远服。

钱氏地骨皮散七四　治壮热作渴

地骨皮　茯苓　甘草　柴胡　人参　知母　半夏等分

右㕮咀，每服一两，水煎服。

玉泉丸七五　治烦热口渴

人参　麦门冬　黄芪蜜炙　茯苓　乌梅肉焙　甘草各一两　天花粉　干葛各一两半

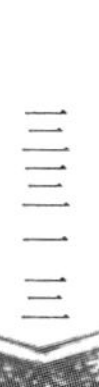

右爲末蜜丸彈子大每服一丸温湯嚼下

旨明

清膈導痰湯七六 治胃火厚味膈上熱痰咯吐不出欬嗽稠粘

黄芩 貝母各一錢 天花粉 瓜蔞仁

白茯苓 白术各八分 桔梗 甘草

陳皮各五分 石膏 樸硝各一錢半

水一鍾半加竹葉二十片搗爛同煎八分食遠服

生鐵落飲七七 治痰火熱狂墜痰鎮心

生鐵四十斤入火燒赤沸砧上鎚之有花出如蘭如蛾紛紛落地者是名鐵落用水二斗煮取一斗用以煎藥

石膏三兩 龍齒研 茯苓 防風去蘆各一兩半

玄參 秦艽各一兩

右㕮咀入鐵汁中煮取五升去柤入竹瀝一升和匀温服二合

合無時毎日約須五服

大連翹飲七八　治風熱熱毒大小便不利及小兒瘡後餘毒肢體患瘡或丹瘤等毒遊走不止

連翹　山梔炒　黄芩　滑石

柴胡　荆芥　防風　甘草

當歸　赤芍　木通　瞿麥

蟬退各等分

右量大小水煎服

犀角地黄湯七九　治勞心動火熱入血室吐血衄血發狂發黄及小兒瘡疹血熱等證○景岳云此方治傷寒血燥血熱以致温毒不解用此取汗最捷人所不知蓋以犀角之性氣鋭能散仲景云如無犀角以升麻代之此二味可以通用其義蓋可知矣

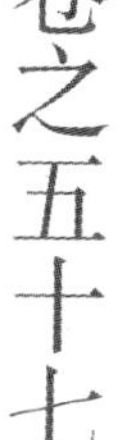

生地四錢　芍藥　丹皮　犀角鎊，各錢半

如欲取汗退熱，必用尖生磨攙入之方妙

右㕮咀，水一鍾半，煎八分，加犀角汁服。○或入桃仁去皮尖七粒同煎，以治血證

犀角地黃湯八十

即前方加黃連、黃芩各一錢

拔萃犀角地黃湯八一　治一切血熱失血，三焦熱①血便秘等證

犀角磨汁　生地二錢　黃連　黃芩各一錢

大黃三錢

水二鍾，煎一鍾，入犀角汁和勻溫服

外科犀角地黃湯八二　方在外科四六

治胃火血熱妄行

良方生地黃散八三　治血熱小便出血

生地黄一錢　黄芩炒五錢　阿膠炒　栢葉炒各一錢

右水煎服

生地黄飲子 八四　治諸見血吐血衄血下血溺血皆屬熱證

生地　熟地　枸杞　黄芪

芍藥　天冬　甘草　地骨皮

黄芩各等分

右㕮咀每服七錢水二鍾煎八分食遠服如脉微身涼惡風者

加桂五分吐血者多如此

茜根散 八五　治衄血不止心神煩悶

茜根　黄芩　阿膠炒珠　側栢葉

生地黄各二錢　甘草炙一錢

水一盞半薑三片煎七分食遠服

人參五味子湯 八六　方在外科一五三

治虚損肺痿等證

二神散 八七 治男婦吐血或血崩下血

陳槐花炒焦二兩 百草霜五錢

右爲細末每服三錢茅根煎湯調下○治下血宜空心服之

○舌上忽然腫破出血宜此摻之

良 四生丸 八八 治吐血衄血陽乘於陰血熱妄行宜服此藥

生荷葉 生艾葉 生側柏葉 生地黄等分

右搗爛如鷄子大丸每服一丸水二鍾煎一鍾濾去柤服○

陳日華云先公嘗遊靈石寺見一僧嘔血明年到寺問嘔血者何如主僧云得服四生丸遂愈自得此方屢用有效蓋前證乃內熱暴患者宜用之若人病本元不足須補脾以資化源否則虚火上炎金反受克獲生鮮矣

濟生 鱉甲地黄湯 八九 治虚勞煩熱怔忡羸瘦

鱉甲醋炙　熟地　人參　白朮
當歸　麥門冬　茯苓　石斛
柴胡　秦艽各一錢　肉桂　甘草炙各六分
水二鍾，薑五片，烏梅一個，煎七分，不拘時服。

局方黃芪鱉甲煎 九十　治虛勞客熱，肌肉消瘦，煩熱心悸，盜汗少食，多渴欬嗽有血。

黃芪蜜炙　鱉甲醋浸炙　人參　知母
桑白皮　紫菀　桔梗　甘草炙，各五分
地骨皮　秦艽　柴胡　生地
芍藥各七分　天門冬　白茯苓各八分　肉桂四分
水一鍾半，煎八分，食後溫服。

地黃膏 九一　滋陰降火，養血清肝退熱。

鮮地黃以十斤爲則，搗汁，和衆藥汁同煎　當歸身一斤　芍藥半斤

枸杞半斤　天門冬　麥門冬各六兩　川芎

丹皮各二兩　連肉四兩　知母　地骨皮各三兩

人參　甘草各一兩

右將衆藥用水二斗煎一斗去滓淨和生地黄汁同熬成膏服之

局方秦艽扶羸湯九二　治肺痿骨蒸勞嗽或寒熱往來聲啞自汗體虛怠惰

人參　秦艽　當歸　鱉甲醋炙

紫菀茸　地骨皮　柴胡　甘草各五分

水一鍾半薑五片大棗烏梅各一枚煎七分食遠服

退熱湯九三　治虛勞煩熱口乾惡寒飲食不得

柴胡　龍膽草　青蒿　知母炒

麥冬　甘草各二錢

右用童便一鍾半葱白三寸薤白三莖桃柳枝各五寸同浸一宿平旦煎一鍾空心頓服至夜再服

良方團魚丸九四　治骨蒸勞嗽累效

貝母　前胡　知母　杏仁各一兩

柴胡半兩　團魚一隻

右藥與魚同煮熟取肉連汁食之將藥焙乾爲末再以團魚骨甲煮汁一盞和藥丸桐子大每服二三十丸煎黃芪六一湯空心送下病既安仍服黃芪六一湯調理

良方地榆散九五　治腸風熱證下血

地榆　黃芩　黃連　梔子

茜根　茯苓等分

右㕮咀每服五錢入韮白五寸同煎食遠溫服

良方四味地榆散九六　潑火散○治中暑昏迷不省人事

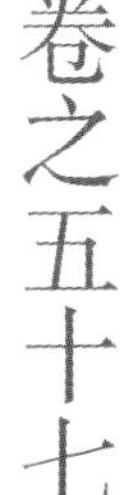

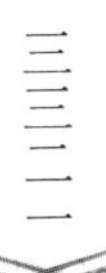

並治血痢

地榆　赤芍藥　黃連去鬚　青皮等分

右爲末每服三錢漿水調服或新汲水亦可○若治血痢以水煎服

槐花散九七　治腸風藏毒下血

槐花炒　側栢葉杵　荆芥穗　枳殼麸炒

右各等分爲末每服二錢空心米飲調下或用煎湯亦名槐花湯

外科槐花散九八　方在外科一六九

治腸風藏毒下血

東垣加減四物湯九九　治腸風下血

當歸　川芎　生地　側栢葉

枳殼麸炒　荆芥穗　槐花炒　甘草各四

地榆　條芩　防風各六分　烏梅三枚肥者

水二鍾薑三片煎八分空心溫服

局方枳殼湯百　治大便腸風下血

枳殼二兩炒黃　大黃連一兩同槐花四兩炒焦去花不用

水二鍾濃煎空心溫服

枳殼散百一　治便血或婦人經候不調手足煩熱胸膈不利

枳殼麩炒　半夏麩　赤芍藥　柴胡各一錢

黃芩半錢

水二鍾薑三片棗三枚煎八分食遠服

濟生小薊飲子百二　治下焦結熱溲血崩淋等證

生地四兩　小薊根　滑石　蒲黃炒

藕節　淡竹葉　山梔　炙甘草各五錢

右㕮咀每服五六錢水一鍾半煎八分空心溫服

仲景黄連湯 百三　治傷寒胸中有熱胃中有邪氣腹中痛欲嘔吐者

黄連　甘草炙　乾薑　桂枝去皮各三兩

人參二兩　半夏半斤　大棗十二枚

右七味以水一斗煮取六升去滓溫服一升日三服夜二服

黄連湯 百四　治便後下血腹不痛名濕毒下血

黄連　當歸各二錢　甘草五分

水二鍾煎八分食後服

仲景黄芩湯 百五　治太陽與少陽合病自下利

黄芩三兩　炙甘草　芍藥各二兩　大棗十二枚

右四味以水一斗煮取三升去滓溫服一升日再服夜一服

若嘔者加半夏半升生薑三兩

外臺黄芩湯 百六　方在和陣一九八

治乾嘔下利

直指黄芩湯 百七 治心肺蘊熱口瘡咽痛膈悶小便淋濁不利

黄芩　黄連　梔子　生地

麥冬　木通　澤瀉　甘草 各等分

右每服一兩水一鍾半煎八分食前服

黄芪散 百八 治熱痢下赤膿心腹煩熱疼痛

黄芪　當歸　龍骨 各七錢半　生地黄 五錢

黄連 去鬚微炒一兩　黄柏　黄芩　犀角屑

地榆 各一兩

右為細末每服二錢不拘時粥飲調下

河間黄芩芍藥湯 百九 治瀉痢腹痛或身熱熾後重脉洪數膿血稠粘及陰虛内熱衄吐血者 ○此方即前仲景之黄芩湯但分兩不同

黄芩　白芍各二錢　甘草一錢

水一鍾半煎八分温服○腹痛甚者加桂二分膿血甚者加當歸黄連各一錢○一方芍藥用六錢

方荷木香化滯湯百十　治痢下赤白腹中疼痛裏急後重多熱多滯者宜之

木香　甘草各七分　人參　陳皮

黄連　澤瀉　檳榔各一錢　白术

枳殼麩炒　厚樸　白芍藥　茯苓各一錢半

水二鍾煎八分食前服

熱滲濕湯百十一　治濕熱浮腫肢節疼痛小水不利

黄柏鹽水炒二錢　黄連　茯苓　澤瀉各一錢

蒼术　白术各一錢半　甘草五分

水二鍾煎八分服○如單用滲濕去黄連黄蘗加橘皮乾薑

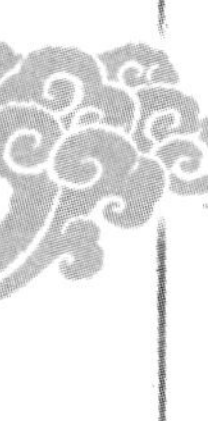

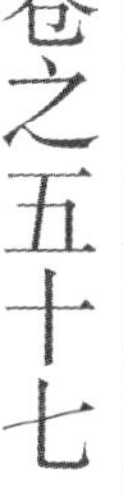

河間益元散 百十二　一名六一散○一名天水散○治中暑身熱煩渴小水不利河間云治痢之聖藥分利陰陽去濕熱其功大矣

粉甘草　桂府滑石六兩

右爲極細末每服二三錢新汲水調下○一方加辰砂三錢名硃砂益元散○一方加牛黃治煩亂不得眠

局方香連丸 百十三　治熱瀉痢疾赤白膿血濕熱侵脾裏急後重

黃連淨十兩切如豆粒用淨吳茱萸五兩二味用熱水拌和入磁罐內置熱湯中頓一日同炒至黃連紫黃色爲度去茱萸不用

木香　每製淨黃連一兩每木香二錢半

右爲末醋糊丸桐子大每服七十丸食前空心米飲下

良六神丸 百十四　治食積兼熱赤白痢疾或腹痛不食或久而不止

神麯爲糊　麥芽炒　茯苓　枳殼麩炒

木香煨　黃連炒焦黑等分

右爲末以神麯麪糊爲丸桐子大每服五七十丸白湯送下

八正散 百十五　治心經蘊熱臟腑秘結小便赤澀淋閉不通及血淋等證

車前子　木通　滑石飛　山梔

大黃煨　瞿麥　萹蓄　甘草各等分

右㕮咀每服五錢水一鍾燈心二十莖煎七分食前溫服

七正散 百十六

車前子　赤茯苓　山梔仁　木通

龍膽草　萹蓄　生甘草梢

加燈心竹葉水煎服

五淋散 百十七 治膀胱有熱水道不通淋澀不止臍腹急痛或尿如豆汁或如砂石膏淋尿血並皆治之

茵陳　淡竹葉各一錢　木通　滑石
甘草各錢半　梔子炒　赤芍藥　赤茯苓各二錢

水二鍾煎一鍾食前服

局方 薷苓湯 百十八 治夏月暑瀉欲成痢者

香薷　黃連薑汁炒　厚樸薑炒　扁豆炒
猪苓　澤瀉　白朮　茯苓等分

右㕮咀每服五六錢水鍾半薑三片煎七分服

局方 太平丸 百十九 治泄瀉

黃連同吳茱萸炒去茱萸不用　芍藥炒減半

右為末老米糊丸服〇同乾薑炒加阿膠一半為丸名駐車

丸

本事火府丹　百二十　治心經積熱小便淋澁黃赤煩渴

生地黃（杵膏二兩）　木通　黃芩（炒各一兩）

右以二味為末加蜜丸桐子大每服五七十丸木通湯下〇許學士云一卒病渴日飲水斗許不食者三月心中煩悶時在十月余謂心經有伏熱與火府丹數服越二日來謝云當日三服渴止又三服飲食如故此本治淋用以治渴可謂通變也

真珠粉丸　百二十一　治精滑白濁

黃柏　真蛤粉（各一斤）　真珠（三兩　方代以青黛亦效）

右為末水糊丸桐子大每服百丸空心溫酒下或加樗皮滑石青黛俱好

局方導赤散　百二十二　治心火及小腸熱證小便赤澁而渴

生地　木通　生甘草各等分

入竹葉二十片水煎服　一方加人參麥門冬

赤茯苓湯一二三　治膀胱實熱小便不通口乾咽腫不利

赤茯苓　猪苓　木通　車前子

瞿麥　葵子　黄芩　滑石

枳實　甘草各等分

水一鍾半薑三片煎八分食前服

濟生葵子湯一二四　治膀胱實熱腹脹小便不通口舌乾燥

葵子微炒　猪苓　赤茯苓　枳實

瞿麥　木通　黄芩　車前子

滑石各一錢　甘草五分

右用水一鍾半薑煎空心服

牛膝湯一二五　治砂石淋澀

牛膝一合　麝香少許

右用水煎牛膝去滓入麝香服之○勤縣耿夢得之內患淋下砂石剝剝有聲甚爲苦楚一服而愈

三味牛膝湯一二六　治小便不通莖中痛及婦人血熱內結腹堅痛

牛膝根葉一握生用　當歸一兩　黃芩去黑心半兩

右每服一兩許水一鍾半煎七分食遠服日三

海金沙散一二七　治膏淋

海金沙　滑石各一兩　甘草二錢半

右爲細末每服二錢燈草湯空心調下

茵陳湯一二八　治黃疸發熱大小便澁

茵陳　梔子仁各二錢　赤茯苓　葶藶各錢半

枳實　甘草各五分

水一鍾半薑三片煎八分食前服

吾人茯苓滲濕湯一二九　治黄疸濕熱嘔吐而渴身目俱黄小便不利食少而熱

白茯苓　澤瀉　茵陳　青皮

陳皮　防巳各五分　梔子　黄芩各八分

黄連　枳實各七分　蒼朮　白朮各一錢

右水煎服

東垣當歸拈痛湯一百三十　治濕熱為病肢節煩疼肩背沉重胸膈不利手足遍身流注疼痛熱腫等證

羌活　黄芩　炙甘草　茵陳各五錢

人參　苦參　升麻　乾葛

蒼朮各二錢　防風　歸身　白朮

知母　豬苓　澤瀉各一錢半

右㕮咀每服一兩水煎空心服臨睡再服

犀角散（活人）一三一　治腳氣衝心煩喘悶亂頭痛口乾坐臥不得

犀角屑　枳殼麩炒　沉香各七錢半　檳榔

紫蘇莖葉　麥門冬　赤茯苓各一兩　木香

防風各半兩　石膏生用研二兩

右㕮咀每服八錢以水一鍾半煎八分去柤入淡竹瀝一合更煎一二沸不拘時溫服

清燥湯（東垣）一三二　治六七月間濕熱成痿肺金受邪腰以下痿軟癱瘓不能動行走不正兩足欹側

柴胡　酒黃柏　黃連　麥冬各三分

生地　人參各一錢　炙甘草　猪苓

白茯苓　橘紅　神麯　澤瀉各五分

白术　藁本各八分　黃芪一錢半　升麻三分

五味子九粒

右㕮咀每服半兩水二盞煎一盞稍熱空心服

蒼术湯 一三三　治濕熱腰腿疼痛

蒼术三錢　柴胡二錢　黃柏　防風各一錢

右用水煎空心服

丹溪二妙散 一三四　治濕熱在經筋[2]骨疼痛如有氣加氣藥如血虛加補血藥如痛甚加薑汁熱辣服之

黃柏炒　蒼术去皮炒，制等分

右爲末搗生薑煎沸湯調服○此二物皆有雄壯之氣如氣實者加少酒佐之○此即集要二神湯各三錢半用水煎空心服

一方以二妙爲君加甘草、羌活各二錢　陳皮　芍藥各一錢

威靈仙酒炒五分　為末服之佳

加味二妙丸③　一三五　治兩足濕痺疼痛如火燎從兩足跗熱起漸至腰胯或麻痺痿軟皆是濕熱為病此方主之

歸尾　川牛膝　川草薢　防已

龜板酥炙各一兩　蒼朮米泔浸炒四兩　黃柏二兩酒浸曬乾

酒煮麵糊為丸桐子大每服百丸空心薑鹽湯送下

丹溪蒼朮黃柏丸　一三六　治濕熱食積痰飲流注腳氣

蒼朮鹽水炒　黃柏鹽水炒　防已　南星

川芎　白芷　犀角　檳榔等分

右為末酒糊丸服○血虛加牛膝龜板○肥人加痰藥

正傳虎脛骨丸　一三七　治兩足痿弱軟痛或如火焙從足踝下上衝腿膝等證因熱所成者經驗

牛膝　歸尾各二兩　龜板酥炙　虎脛骨酥炙

防己各一兩　蒼朮米泔浸一斤　黄柏酒浸日晒各四兩

右爲細末，麵糊爲丸，桐子大，每服百餘丸，空心茴鹽湯送下。

〇一方加炮附子五錢。

河間苦參丸一三八　治血虚風熱者疵

苦參二兩取粉　丹參炙　沙參　人參

防風去叉　五加皮　蒺藜炒去刺　烏蛇酒浸取肉

蔓荆子　龜板酥炙　虎骨酥炙　玄參各一兩

右爲細末，用不蛀皂角一斤，剉碎，以水三升，挼取汁，於無油鐵器熬成膏，加煉蜜四兩，和丸桐子大，每服十五丸至二十丸，食後良久，夜臥共三服，荆芥薄荷酒下。

陳氏苦參丸一三九　方在外科八八

治遍身搔痒癬疥瘡瘍

錢氏苦參丸一四十　方在痘疹九九

治痘後潰爛搶毒疥癩

硃砂涼膈丸一四一　治上焦虛熱肺脘咽膈有氣如烟搶上

黃連　山梔各一兩　人參　茯苓各半兩

硃砂三錢另研　冰片五分另研

右爲細末煉蜜爲丸梧子大硃砂爲衣熟水送下五七丸日進三服食後

東垣硃砂安神丸一四二　一名黃連安神丸○治心神煩亂發熱怔忡不寐或寐中驚悸頭運等證

生地　硃砂另飛爲衣　當歸各一錢　甘草五分

黃連一錢

湯浸蒸餅爲丸黍米大每服十五丸或二十丸津液嚥之或食後用温水涼水送下亦可

錢氏安神丸一四三　治熱渴心悶脈實頰赤口燥

麥冬　馬牙硝　白茯苓　寒水石

山藥　甘草各五錢　硃砂一兩　龍腦一字

右爲末煉蜜丸芡實大每服一丸沙糖水化下

⑤安神丸一四四　方在小兒七一

治心虛驚悸

十味安神丸一四五　方在小兒七三

治虛驚

七味安神丸一四六　方在小兒七二

治心熱多驚

集驗龍腦安神丸一四七　治男婦小兒五積癲癇不論遠近發作無時但服此藥無不痊愈

龍腦研　麝香研　牛黄研各三錢　犀角屑

人參　茯神　麥冬　硃砂飛各二兩

桑白皮炒　地骨皮　甘草炙各一兩　馬牙硝二錢

金箔三十五片

爲細末煉蜜丸彈子大金箔爲衣寒用熟水熱用凉水不拘時化下一丸小兒半丸如病二三年者日進三服若男婦虛勞喘嗽發熱者用新汲水化下其喘滿痰嗽立止

傳氏龍腦安神丸 一四六 方在小兒七七

治驚痰及痘中昏悶譫妄

抑青丸 一四九 治肝火

黃連薑汁炒

右單用一味爲末粥丸溫水下

錢氏抑青丸 百五十 方在小兒九八

治肝熱急驚搐搦

瀉青丸 一五一 治肝膽火逝小兒急驚發搐眼赤睛疼

龍膽草　當歸　川芎　防風

羌活　山梔　大黃等分

煉蜜爲丸桐子大每服五十丸

瀉金丸一五二　治肺火

用黃芩爲末滴水丸白湯下

丹溪茱連丸一五三　治濕熱吐酸

黃連陳壁土炒二兩　黃芩一兩制同　陳皮　蒼术米泔浸

吳茱萸煮少時浸半日曬乾各一兩

或加桔梗茯苓各一兩

右爲末神麴糊丸菉豆大每服二三十丸食後津液送下

左金丸一五四　治肝火脇肋刺痛或發寒熱或頭目作痛淋秘泄瀉一切肝火等證

黃連六兩炒　吳茱萸一兩湯泡片時焙乾用

右爲末粥丸梧子大白术陳皮煎湯下三四五十丸

大補丸　一五五　治陰火

黄栢（鹽酒炒褐色）

米粥丸血虚四物湯送下氣虚四君子湯送下

大造丸　一五六　此方治陰虚血熱能使耳目聰明鬚髮烏黑有奪造化之功故名大造亦治心風失志虚勞水虧等證

紫河車（頭生壯盛者一具以米泔洗淨少加酒蒸成爛膏以山藥末收焙乾用或洗淨即以新瓦上焙乾）

用敗龜板（自死者酥炙二兩）　黄蘗（鹽酒炒一兩半）　杜仲（酥炙一兩半）　牛膝（酒洗一兩二錢）

天門冬　麥門冬（各一兩二錢）　熟地（二兩半用砂仁末六錢茯苓二兩一塊同稀絹包入好酒煮七次去茯苓不用）　夏加五味子七錢

右除熟地黄另杵外共爲末用酒煮米糊同熟地膏搗丸桐子大或蜜丸亦可每服八九十丸空心臨卧鹽湯薑湯任下

冬月酒下○婦人加當歸二兩去龜板○男子遺精白濁婦人帶下加牡蠣一兩半

丹溪大補陰丸 一五七 降陰火補腎水

黃柏鹽酒炒 知母鹽酒炒各四兩 熟地酒洗蒸搗爛 龜板酥炙黃各六兩

右爲細末用豬脊髓蒸熟和煉蜜同搗爲丸桐子大每服五六十丸空心薑鹽湯送下

秘傳大補天丸 一五八 治男婦虛損勞傷形體羸乏腰背疼痛遺精帶濁

紫河車初胎者一具米泔洗淨入小砂罐內加水一碗煮沸候冷取起放竹籃中四圍用紙糊密烘乾爲末入群藥和勻

黃柏蜜炒 知母乳炒 龜板酥炙各三兩

懷熟地五兩 牛膝酒洗 肉蓯蓉酒洗 麥門冬

山藥炒 虎脛骨酥炙 黃芪蜜炙 茯神各兩半

杜仲制 何首烏制 人參 白芍藥冬月一兩

枸杞 各二兩　生地 酒洗沙鍋煮爛搗　天門冬

當歸 酒洗　北五味 各一兩　冬加乾薑 炒黑少兩

右為細末用猪脊髓三條蒸熟同煉蜜和搗為丸桐子大每

服八十丸空心淡鹽湯送下冬月酒下

大補地黃丸 一下丸　治精血枯涸燥熱

黃蘗 鹽酒炒　熟地 酒蒸各四兩　當歸 酒洗　山藥 炒

枸杞 各三兩　知母 鹽酒炒　山茱萸　白芍藥 各二兩

生地 二兩半　肉蓯蓉 酒浸　玄參 各兩半

右為末煉蜜丸桐子大每服七八十丸空心淡鹽湯送下

丹溪補陰丸 一六十　一名虎潛丸　降陰火滋腎水

黃柏 制　知母 制　熟地 酒洗各三兩　龜板 酥炙各四兩

白芍 酒炒　當歸　牛膝 各二兩　虎脛骨 酥炙

瑣陽 酥炙　陳皮 各兩半

右爲細末酒煮羯羊肉爲丸桐子大冬加乾薑半兩每服五六十丸薑鹽湯或酒下

節齋補陰丸 一六一

黃柏 知母 俱酒炒 龜板 各三兩 熟地 五兩
瑣陽 枸杞 天冬 白芍 各二兩
五味 一兩 乾薑 五錢

煉蜜入猪脊髓三條搗丸桐子大每服八九十丸空心淡鹽湯送下冬月用酒

三補丸 一六二 治三焦火熱

黃連 黃芩 黃柏

滴水丸桐子大白湯送下或淡鹽湯亦可

東垣滋腎丸 一六三 降腎火桂與火邪同體此寒因熱用法也凡不渴者病在下焦宜用之○良方云或腎虚足熱小便不

利肚腹腫脹皮膚脹裂眼睛突出此神劑也

黃柏二兩酒拌炒乾　知母同上　肉桂二錢

爲細末熟水爲丸百沸湯空心送下二百丸

加味虎潛丸一六四　治諸虛不足腰腿疼痛行步無力壯元氣滋腎水

熟地黃八兩　人參　黃芪炙　當歸

杜仲酥炙　牛膝酒蒸　瑣陽酒洗　龜板酥炙

菟絲子制　茯苓　破故紙炒　黃柏蜜水炒

知母酒炒　虎骨酥炙各一兩　山藥炒　枸杞子各二兩

右煉蜜加豬脊髓酒蒸熟同搗丸桐子大每服百餘丸空心淡鹽湯或酒任下

加味坎離丸一六五　生精養血升水降火

川黃柏八兩分四分用清酒鹽水人乳蜜水各浸二兩晒

乾炒褐色

熟地八兩 用茯苓四兩打碎砂仁二兩三味同入絹袋中好酒二瓶煮乾去茯苓砂仁止用地黄

知⑥母八兩鹽酒浸炒 白芍酒浸一宿日晒乾 當歸 川芎各四兩

右爲不同鋪筐中日晒夜露三日爲度煉蜜丸桐子大每服八九十丸空心鹽湯冬月温酒任下

三才封髓丹 一六六 降心火益腎水

天門冬 熟地黄 人參各一兩 黄柏炒褐色三兩

砂仁炒半兩 甘草炙七錢

右爲末麵糊丸桐子大每服五七十丸以肉蓯蓉五錢切片酒浸一宿次日煎三四沸空心送下

當歸龍薈丸 一六七 治肝經實火大便秘結小便澁滯或胸膈作痛陰囊腫脹凡肝經實火皆宜用之及一切躁擾狂越

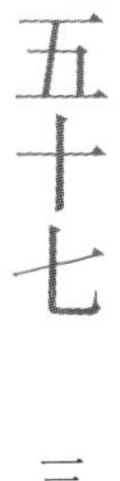

驚悸不寧等證

當歸　龍膽草　梔子仁　黃連

黃柏　黃芩各一兩　蘆薈　大黃

青黛各五錢　木香二錢半　麝香五分另研

右爲末神麴糊丸桐子大每服二三十丸薑湯白湯任下

良方蘆薈丸 一六八　治疳癖肌肉消瘦發熱潮熱飲食少思口乾作渴或肝火食積口鼻生瘡牙齦蝕爛等證

蘆薈　胡黃連　黃連炒焦　木香

白蕪荑炒　青皮各五錢　當歸　茯苓

陳皮各兩半　甘草炒七錢

右爲末米糊丸桐子大每服七八十丸米湯下

大蘆薈丸 一六九　方在小兒百十五

治小兒肝脾疳積發熱

加減蘆薈丸 百七十 方在小兒百十六

治證同前

三聖丸 一七一 治嘈雜神效

白术炒四兩 橘紅炒一兩 黄連炒五錢

右爲細末神麴糊丸緑豆大每服五六十丸薑湯下

术連丸 一七二 治嘈雜

白术土炒四兩 黄連薑汁炒一兩

右爲末神麴糊丸黍米大每服百餘丸薑湯下

軟石膏丸 一七三 治嘈雜噯氣

軟石膏煅 半夏制 南星制 香附子炒

梔子仁炒各等分

右爲細末米粥丸桐子大每服五七十丸薑湯下

地榆丸 一七四 治血痢下血極效

地榆微炒　當歸微炒　阿膠炒　糯米　黄連去鬚

訶子取肉炒　木香晒乾　烏梅肉各半兩

右爲細末煉蜜丸梧子大每服三五十丸空心或食前陳米飲吞下

槐角丸一七五　治五種腸風下血並痔漏脱肛

槐角炒　黄芩　地榆　當歸

防風　枳殼麩炒

右等分爲細末米酒麵糊丸梧子大每服五六十丸空心清米飲送下極效○一方有烏梅肉

御藥阿膠丸一七六　治腸風下血

黄連　阿膠炒珠　赤茯苓等分

右將連茯爲末調阿膠用酒熬化和末衆手爲丸食前米湯送三五十丸或共爲末糊丸亦可

聚金丸 一七七 治酒毒大腸鬱結熱下血

黄芩 防風各二兩 黄連四兩半生半酒炒

右為末醋糊丸梧子大每服七八十丸空心米飲下

臟連丸 一七八 治遠年近日腸風臟毒下血

大鷹爪黄連半斤 槐米二兩 枳殼一兩

防風 粉草 槐角 香附

牙皂 木香各五錢

右用陳倉米二合同香附一處爲末外藥共爲細末用猪大臟約長二尺洗淨裝入米附紮定量用水二大碗沙鍋炭火煮乾即添水漫火煮爛如泥取起和藥搗勻丸梧子大每空心米飲下七八十丸忌麵蒜生冷煎炙之物一料痊

局方酒蒸黄連丸 一七九 治一切熱瀉便血並伏暑發熱煩渴解酒毒

黄連半斤用淨酒二升浸以瓦器置甑上蒸至爛取出

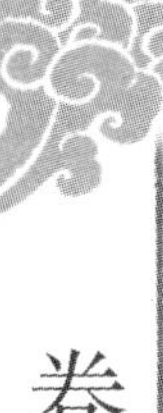

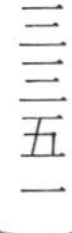

酒直

右爲末滴水丸每服五十丸食前溫水下

黃連丸 百九十 治腸紅便血痔瘡腫痛

黃連 吳茱萸 等分

右二味用滾湯同漉過罨一二日同炒揀開各另爲末米糊丸桐子大每服二三錢糞前紅服茱萸丸糞後紅服黃連丸俱酒下〇此與左金丸稍同

豬臟丸 一八一 方在外科二三三

治大便痔漏下血

保和丸 一八二 方在小兒三五

治飲食酒積停滯

四順清涼飲 一八三 方在攻陣二五

治臟腑血熱煩渴滯秘結

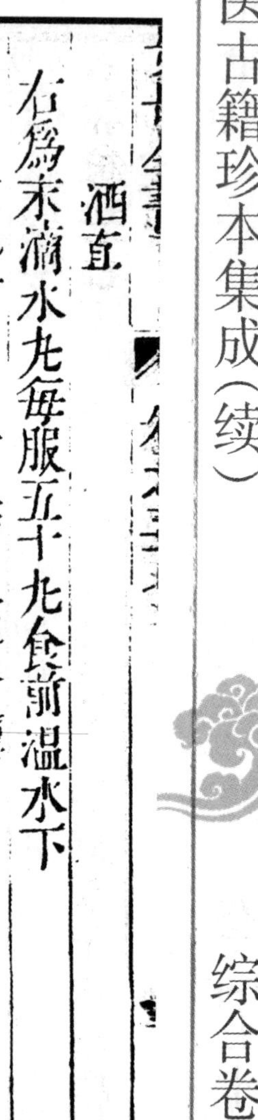

仲景白頭翁湯 一八四 治熱痢下重者

白頭翁二兩 黃連 黃柏 秦皮各三兩

右四味以水七升煮取二升去滓溫服一升不愈再服一升

校注

①熱血：据文义，疑当作『血热』。
②膏：四库本作『骨』，当从。
③二：据上下文例，当作『一』。
④挼（ruó）：揉搓。
⑤□□：藜照楼本此处模糊，四库本作『秘旨』，可从。
⑥不：四库本作『末』，当从。

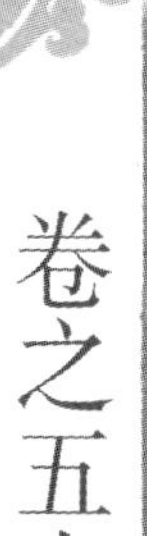

景岳全書卷之五十八宙集

古方八陣

會稽　張介賓　會卿著
會稽　魯　超　謙菴訂

熱陣

仲景理中丸　即名人參理中湯○治太陰即病自利不渴陰寒腹痛短氣欬嗽霍亂嘔吐飲食難化胸膈噎塞或瘧疾瘴氣瘟疫中氣虛損久不能愈或中虛生痰等症

人參　白术炒　乾薑炒　炙甘草各三兩

右四味擣篩為末蜜丸雞黃大以沸湯數合和一丸研碎溫服之日三四夜二服腹中未熱益至三四丸然不及湯湯法以四物依數切用水八升煑取三升去滓溫服一升日三服

○原論加減法詳在霍亂門述古條中賓按右方兩數乃漢

時權度今後世所用惟每味數錢而甘草半之酌宜可也

附子理中湯二　治證如前而中氣虚寒腹痛甚者又或入房腹痛手足厥冷或食冷犯寒等症

即前方加製附子一二三錢隨宜用之其有寒甚勢急者不妨生用或炮用亦可○外科附子理中湯有芍藥茯苓無甘草乾薑

附子理中丸三　治陰寒臍氣動者

即前附子理中湯去白朮煉蜜丸服

理中加丁香湯四　治中脘停寒喜辛物入口即吐即噦

即前理中湯加丁香十粒甚或兼痛者可加至一二錢○若以理中加木香即名木香理中湯

加味理中湯五　治脾肺俱虚欬嗽不已

人參　白朮　茯苓　炙甘草

陳皮　半夏　乾薑　細辛

北五味等分

右㕮咀每服三錢薑三片棗一枚煎七分食遠服

局方胡椒理中湯六　治肺胃虛寒氣不宣通欬嗽喘逆氣虛痞噎悶脇腹滿痛短氣不能飲食嘔吐痰水不止

白朮五兩　乾薑　炙甘草　胡椒

良薑　蓽撥　陳皮　細辛

欵冬花去梗各四兩

右㕮咀每服五七錢水一鍾半煎七分食遠溫服○或煉蜜丸桐子大每服三五十丸白湯溫酒米飲任下無時每日二服

局方八味理中丸七　治脾胃虛寒飲食不化胸膈痞悶或嘔吐泄瀉

人參 乾薑炒各一兩 白朮四兩炒 白茯苓
麥芽炒二兩 甘草炙 神麴炒 砂仁炒各一兩半
右爲細末煉蜜爲丸每丸重一錢空心服一丸薑湯嚼下

枳實理中丸 八 治傷寒寒實結胸
人參 白朮 茯苓 甘草
乾薑各二兩 枳實十六片
右爲細末煉蜜丸雞子黄大每服一丸熱湯化下連進二三服

理中化痰丸 九 治脾胃虛寒痰涎內停嘔吐少食或大便不實飲食難化欬唾痰涎此中氣虛弱不能統涎歸源也
人參 白朮炒 乾薑炮 茯苓各二兩
炙甘草一兩 半夏制二兩
薑湯煮麪糊丸梧子大每服四五十丸白湯送下

治中湯十　治脾胃不和嘔逆亂中滿虛痞或泄瀉○此即理中湯加青皮陳皮也

人參　白朮　乾薑炮　炙甘草

青皮　陳皮等分

右每服五錢水煎服如嘔加半夏

丁香溫中湯十一　治同前

即前治中湯加丁香去半夏

良方溫胃湯十二　治憂思結聚脾肺氣凝元陽受損大腸與胃氣不平脹滿上衝飲食不下脉虛而緊滿

附子制　厚朴　當歸　白芍藥

人參　甘草炙　陳皮各一錢　乾薑炮一錢

用椒去合口炒出汗三分

水一鍾半薑三片煎一鍾食遠服

宋局 溫胃湯十三　治服寒藥多致脾胃虛弱胃脘痛

白豆蔻　人參　澤瀉各三分　益智

砂仁　厚朴　甘草　乾薑

薑黃各四分　黃芪　陳皮各七分

右爲細末每服三錢水一盞煎至半盞食前溫服

仲景 四逆湯十四　又名通脉四逆湯○治傷寒陰症自利裏寒外熱脉沉身痛而厥

甘草炙二兩　乾薑炮三兩　附子一枚破八片生用

右㕮咀以水三升煮取一升二合分二次溫服其脉即出者愈○面色赤者加葱九莖○腹中痛者去葱加芍藥二兩○嘔者加生薑二兩○咽痛者加桔梗一兩○利止脉不出者加人參一兩

仲景 四逆加人參湯十五　治傷寒惡寒脉微而復利

即於前方內加人參一兩

仲景四逆加豬膽汁湯十六　治傷寒吐下後汗出而厥四肢拘急脉微欲絶者

即於四逆湯內加入豬膽汁半合

仲景茯苓四逆湯十七　治傷寒汗下後病仍不解煩躁者

一茯苓六兩　人參一兩　甘草炙二兩　乾薑一兩半

附子一枚生用去皮切八片

右五味以水五升煮取三升去滓溫服七合日三服

茱萸四逆湯十八　治厥陰中寒小腹痛甚

吳茱萸湯泡　附子炮　乾薑各二錢　炙甘草一錢半

水一鍾半煎七分熱服

韓氏茵蔯四逆湯十九　治發黃脉沉細遲肢體逆冷腰已上自汗

茵陳二兩　炙甘草一兩　乾薑炮一兩半　附子一個炮作八片

右分四貼水煎服

仲景當歸四逆湯二十　治傷寒手足厥寒脈細欲絶者或下利脉大腸鳴者虚也及其人內有久虚者宜當歸四逆加吳茱萸生薑湯主之

當歸　桂枝　芍藥　細辛各三兩

甘草　通草各二兩　大棗二十五枚擘

右七味以水八升煮取三升去滓溫服一升日三服

四逆散二一　方在散陣二八

治陽邪亢熱血脈不通四肢厥逆

仲景附子湯二二　治少陰病得之一二日口中和其背惡寒者當灸之附子湯主之并治少陰病身體痛手足寒骨節痛脈沉者

附子二枚，去皮 人參二兩 白朮四兩 芍藥
茯苓各三兩

右五味，以水八升，煮取三升，去滓，溫服一升，日三服。

附子湯二二三 治風寒濕痺，骨節疼痛，皮膚不仁，肌肉重著，四肢緩縱。

附子生 白芍藥 桂心 甘草
白茯苓 人參 乾薑各三兩 白朮一兩

右㕮咀，每服四錢，水煎服。

生附湯二二四 治寒濕腰痛。

附子生用 白朮 茯苓 牛膝
厚朴 乾薑 炙甘草各一錢 蒼朮
杜仲薑炒，各二錢

水二鍾，生薑三片，紅棗二枚，煎八分，食前服。

參附湯 二五　方在補陣三八

治元陽不足喘急呃逆嘔惡厥冷等證

仲景 朮附湯 二六　方在補陣四一

治中寒中氣不足逆冷痰盛口噤等證

芪附湯 二七　方在補陣四四

治氣虛陽弱虛汗倦怠

濟生 朮附湯 二八　方在補陣四三

治寒濕腰冷重痛小便自利

金匱 桂枝附子湯 二九　治傷寒八九日風濕相搏身體疼煩不能轉側不嘔不渴脈浮虛而澀者

桂枝 四兩去皮　生薑 三兩切　附子 三枚炮去皮各破八片　甘草 三兩炙

大棗 十二枚擘

右五味以水六升煮取二升去滓分溫三服

金匱白术附子湯三十　治傷寒八九日風濕相搏身體疼煩不能轉側不嘔不渴脉虛浮而濇若大便堅小便自利者去桂枝此方主之

白术二兩　附子一枚炮去皮　甘草炙一兩　生薑一兩半切　大棗六枚

右五味以水三升煮取一升去滓分溫三服一服覺身痹半日許再服三服都盡其人如冒狀勿怪即是术附並走皮中逐水氣未得除故耳

金匱甘草附子湯三一　治風濕相搏骨節疼煩掣痛不得屈伸近之則痛劇汗出短氣小便不利大便反快惡風不欲去衣或身微腫者此主之

甘草炙　白术各二兩　附子一枚炮去皮　桂枝四兩去皮

右四味以水六升煮取三升去滓溫服一升日三服初服得

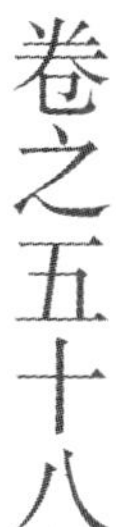

微汗則解能食汗後復煩者服五合恐一升多者服六七合為妙

薑附湯三二　治霍亂轉筋手足厥冷或吐逆身冷脉微急用此藥救之　此即仲景乾薑附子湯

乾薑一兩　附子一個生用

右每服半兩水煎　外科薑附湯有人參白朮

生薑附子湯三三　治嶺南瘴癘內虛發熱或寒熱往來嘔痰吐逆頭疼身痛或汗多煩躁引飲或自利小便赤兼主卒中風

附子一枚如法製分四服

右每服水一鍾生薑十片煎六分微溫服

乾薑附子湯三四　治瘴毒陰證發熱或煩躁手足冷鼻尖冷身體重痛舌上胎生引飲煩渴或自利嘔逆汗出惡風

大附子一枚製分四服

右每服加炮乾薑同煎溫服熱甚者冷服

寶鑑羌活附子湯 三五 治呃逆

羌活　附子　乾薑炮　茴香各一錢

木香五分

水鍾半棗二枚煎服　三因方木香作丁香

仲景芍藥甘草附子湯 三六 治發汗病不解反惡寒者虛故也

芍藥　甘草炙各三兩　附子一枚炮去皮切八片

上三味以水五升煮取一升五合去渣分溫服

活人附子八味湯 三七 治氣虛中寒脚氣等症

附子炮去皮　人參　乾薑炮　芍藥

茯苓　甘草炙　桂心各二兩　白朮四兩

右每服五七錢水一鍾半煎七分食前溫服　又方去桂心

加乾熟地黃三兩

六物附子湯 三八　方在外科三五

治四氣流注太陰四肢骨節煩疼浮腫小水不利

小建中湯 二九　方在補陣二二

治虛勞裏急腹痛失精四肢酸疼咽乾口燥等症

局方大建中湯 四十　方在補陣二四

治陽虛氣血不足腰腳筋骨疼痛

八味大建中湯 四一　方在補陣二五

治中氣不足厥逆嘔吐攣急陰縮腹痛虛火等證

三建湯 四二　治元陽素虛寒邪外攻手足厥冷六脈沉微大

小便數滑凡中風涎潮不省人事傷寒陰證皆可用之

大附子　大川烏　天雄各製用三錢

右用水二鍾薑十片煎一鍾不拘時或溫服或冷服○自汗

加甘浮小麥○氣逆加沉香○胃冷加丁香胡椒

仲景炙甘草湯 四三 一名復脈湯 治傷寒脈結代心動悸

炙甘草四兩 生薑 桂枝去皮各三兩 人參

阿膠各二兩 生地黃一斤 麥冬去心半斤 麻子仁半斤

大棗十二枚擘

右九味以清酒七升水八升先煮八味取三升去渣內膠烊盡溫服一升日三服

仲景桂枝甘草湯 四四 治發汗過多其人叉手自冒心心下悸欲得按者

桂枝四兩去皮 甘草二兩

右二味以水三升煮取一升去渣頓服

陶氏回陽返本湯 四五 治陰盛格陽陰極發躁渴而面赤欲坐泥水中脈則無力或脈全微欲絕者○服後脈微出者生頓

出者死

人參　制附子　炮薑　炙甘草

五味子　麥冬　陳皮　臘茶

面戴陽者下虛也加葱七莖黃連少許用澄清泥漿水一鍾煎之臨服入蜜五匙頓冷服之取汗為效

華佗救脫陽方 四六　治寒中三陰口噤失音四肢强直攣急疼痛似乎中風及厥逆唇青囊縮無脈或卒倒屍厥脫陽等證

先急用葱白一握微搗碎炒熱用布包熨臍下以二包更替熨之甚者仍灸氣海關元二三十壯脈漸出手足漸溫乃可生也

次用附子一個重一兩者切八片白术乾薑各五錢木香二錢同用水二鍾煎一鍾候冷灌服須臾又進一服或煎

服回陽等湯

仲景旋復代赭石湯 四七 治傷寒若汗或吐下解後心下痞鞕噫氣不除者

旋復花 甘草炙各三兩 人參二兩 生薑五兩切

代赭石一兩 大棗十二枚擘 半夏半升洗

右七味以水一斗煮取六升去滓再煎取三升溫服一升日三服

仲景厚朴生薑甘草半夏人參湯 四八 治發汗後腹脹滿

厚朴去皮炙 生薑切各半斤 半夏半斤洗 人參一兩

甘草二兩炙

右五味以水一斗煮取三升去滓溫服一升日三服

簡易十味剉散 四九 治中風血弱臂痛連及筋骨舉動艱難

附子三兩炮 當歸 黃芪炙 白芍藥各二兩

川芎　防風　白朮各兩半　肉桂一兩
熟地　茯苓各七錢半
右㕮咀每服五七錢水一鍾半薑八片棗三枚煎八分食後臨
臥服

神效芎朮湯五十　治寒濕頭痛眩運痛極
川芎　附子生去皮　白朮各三錢　桂心去皮
甘草各一兩
水一鍾半生薑七片棗二枚煎八分食遠服

正元散五二　治眩暈陽虛
紅豆炒　乾薑炮各三兩　人參　白朮
炙甘草　茯苓各二兩　附子炮去皮　川芎
山藥薑汁炒　烏藥　乾葛各一兩　川烏炮去皮
肉桂各五錢　黃芪炙兩半　陳皮二錢

右㕮咀每服三錢水一鍾薑三片棗一枚入鹽少許煎服

金匱生薑半夏湯 五三 治胸中似喘不喘似嘔不嘔似噦不噦徹心中憒憒然無奈者

半夏半升　生薑汁一升

右二味以水三升煮半夏取二升內生薑汁煑取一升半小冷分四服日三夜一服病止停後服

金匱半夏乾薑散 五四 治乾嘔或吐逆痰涎

半夏制　乾薑炙等分

右二味杵爲散取方寸匕用漿水一升半煎取七合去柤頓服之

仲景甘草乾薑湯 五五 治少陰傷寒小便色白吐逆而渴動氣因下反劇身雖有熱反倦及肺痿吐涎沫而不欬口不渴小便數遺尿肺中冷上虛不能制下眩暈多涎唾等證○楊仁

景岳全書　卷之五十八

齋曰治男女諸虚出血胃寒不能引氣歸元無以收約其血者○良方名薑草湯治陰盛于陽寒而嘔血

甘草炙四兩　乾薑炮二兩

右㕮咀以水三升煮取一升五合分溫再服○仁齋曰等分每服三錢食前煎服

橘皮乾薑湯五六　治惡心嘔噦

人參　乾薑　肉桂各一錢　陳皮

通草各錢半　甘草五分

水一鍾半煎八分服

金匱橘皮湯五七　亦名生薑橘皮湯○治乾嘔噦若手足厥者

橘皮四兩　生薑半斤

右二味以水七升煮取三升溫服一升下咽即愈

萬氏橘皮湯五八　方在痘疹九

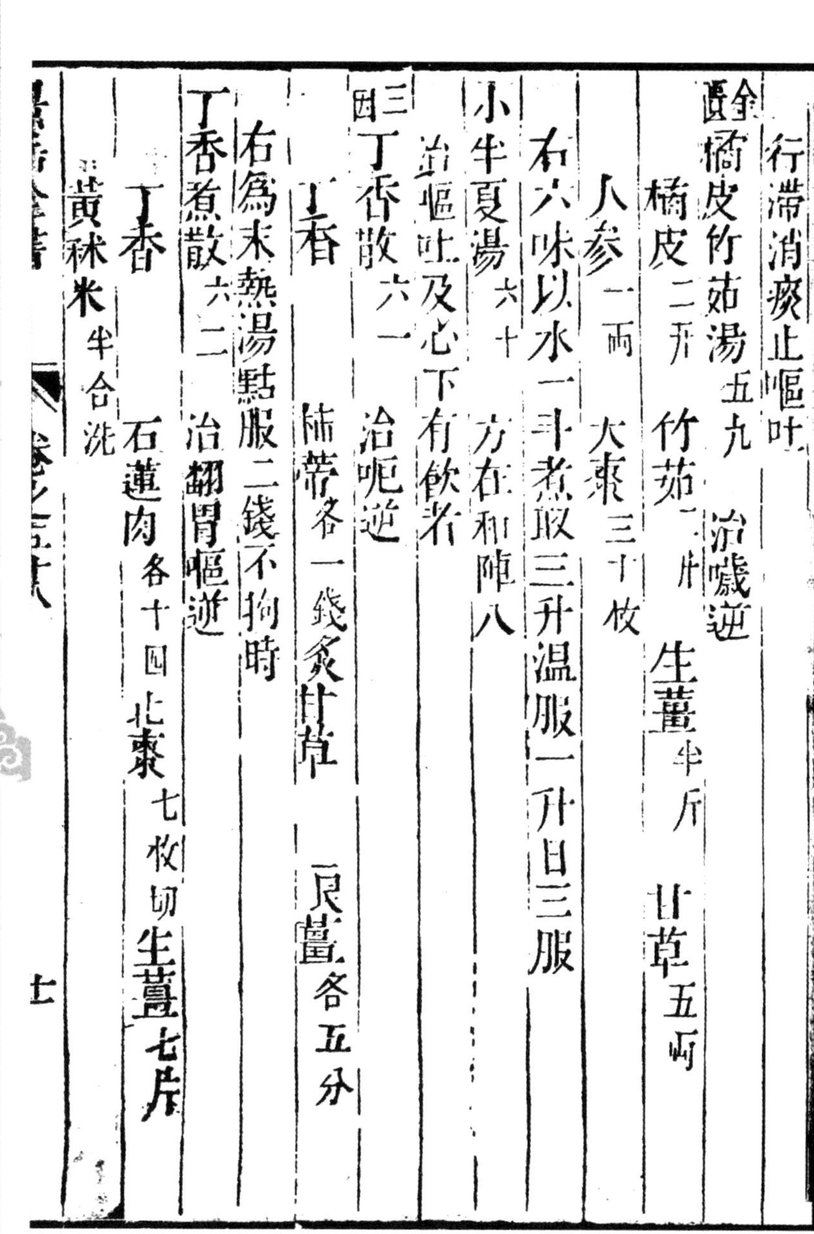

行滯消痰止嘔吐

金匱橘皮竹茹湯 五九 治噦逆

橘皮二斤 竹茹二升 生薑半斤 甘草五兩

人參一兩 大棗三十枚

右六味以水一斗煮取三升溫服一升日三服

小半夏湯 六十 方在和陣八

治嘔吐及心下有飲者

三因丁香散 六一 治呃逆

丁香 柿蒂各一錢 炙甘草 良薑各五分

右為末熱湯點服二錢不拘時

丁香煮散 六二 治翻胃嘔逆

丁香 石蓮肉各十四 北棗七枚切 生薑七片

黃秫米半合洗

水一碗半同煮稀粥去藥啜粥

簡易丁附散六三　治反胃嘔逆粥食不下

人附子一枚坐於磚石上四面著火漸漸逼熱淬入生薑汁中浸少時如法再淬約盡薑汁半碗許爲度去皮臍碾

爲末

丁香二錢研

二味勻和每服二錢水一鍾粟米同煎七分服

楊氏木香茯苓湯六四　治脾胃虛寒宿食留滯否塞疼痛氣不升降以致嘔吐涎沫或嘔酸水不思飲食

半夏制　橘紅　茯苓各一兩　丁香

附子制　肉桂　砂仁各五錢　乾薑炮

木香各一兩

每服四錢水一鍾半薑七片棗一枚煎七分服

良方丁香柿蒂散 六五 治吐利　病後胃中虛寒呃逆凡呃逆至七八聲相連收氣不回者難治

丁香　柿蒂　炙甘草　良薑各五分

人參　半夏　陳皮　茯苓各一錢

生薑二錢

水二鍾煎熟服

寶鑑丁香柿蒂散 六六 治呃逆嘔吐

丁香　柿蒂　青皮　陳皮各等分

水一鍾半薑五片煎服

嚴氏柿蒂湯 六七 治胸滿呃逆不止

柿蒂　丁香各二錢

加生薑五片水煎服○家珍方有人參一味

百一安脾散 六八 治胃氣先逆飲食過傷憂思蓄怨宿食癖積

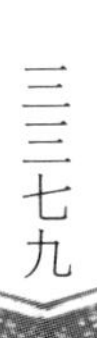

冷飲寒痰動擾脾胃不能消磨致成斯疾女人由血氣虛損男子皆由下元虛憊有食罷即吐有朝食暮吐暮食朝吐所吐酸黄臭水皆是脾敗惟當速治遲則發煩渴大便秘水飲不得入口而危矣

南木香磨汁　橘紅　人參　白术

草果麪煨　茯苓　甘草炙　丁香

胡椒各兩半　高良薑一兩用陳壁上三合以水二碗同煮洗切片

右㕮咀每服五錢水一鍾半入鹽少許煎七分食遠温服或爲細末每服五錢用鹽米湯調下

三四

補脾湯六九　治脾胃虛寒泄瀉腹滿氣逆嘔吐飲食不消

人參　白术　茯苓　厚朴炒

陳皮各一錢　乾薑炒　甘草炙　草果

麥芽炒各八分

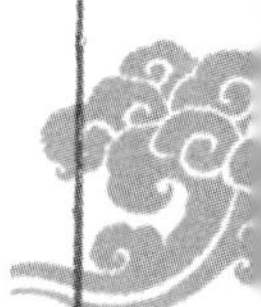
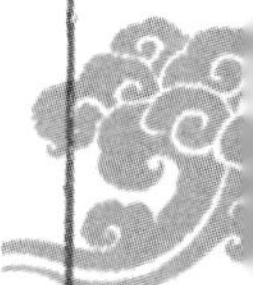

水一鍾半煎七分空心温服

三因養胃湯 七十 治脾胃虛寒嘔逆惡心腹脇脹疼腸鳴泄瀉

藿香　厚朴炒　半夏制　茯苓各錢半

草果　陳皮　人參　白术炒各一錢

附子製八分　甘草炙五分

水一鍾半薑三片棗二枚煎七分食遠服

胃愛散 七一 治脾胃久虛中焦氣滞或冷涎上壅嘔吐惡心或胸膈疼痛不思飲食或泄瀉不止

人參一兩　白术　茯苓　黄芪炙各三錢

丁香　甘草炙各二錢　肉果三個煨　乾薑炒半兩

右用白米炒熟四兩同研爲末每服二三錢用薑湯或人參湯調服○或爲㕮咀每藥五七錢加炒米一兩煎服亦可

東垣藿香安胃散 七二 治脾胃虛弱不能進食嘔吐呑酸腹痛

不能腐熟

藿香　人參　陳皮各一錢　丁香五分

生薑十片

水一鍾半煎七分食遠服

方艮七味人參丸七三　治胃冷兼虛嘔逆不食服許則仁半夏

丸不效可服此藥〇方見和陣一三二

人參　白朮炒各五兩　厚朴薑制　北細辛各四兩

生薑　橘皮各三兩　桂心二兩

右爲末煉蜜丸桐子大米飲下十九漸加至二十丸

甘露湯七四　治反胃嘔吐不止飲食減少常服之快利胸膈

調養脾胃進飲食〇徐東皐曰常州一富人病反胃往京口

甘露寺設水陸泊舟岸下夢一僧持湯一碗與之飲能冷記

其香味便覺胸膈少快早入寺知各供湯乃是夢中所飲者

胸膈尤快遂求其方合數十服後疾遂瘥名曰䴵音應麥散

予得之常以待賓易名曰甘露湯又在臨汀療一人愈甚勿

忽之

乾餳糖 頭柹者用六分　生薑 用四分

右和勻搗爛作餅或焙或曬乾每十兩入炙甘草二兩同研

爲末每服二錢用沸湯入鹽少許調不拘時服

金匱茯苓澤瀉湯 七五　治胃反吐而渴欲飲水者 ○外臺治消

渴脉絶反胃者

茯苓半斤　澤瀉　生薑各四兩　甘草

桂枝各二兩　白朮三兩

右五味以水一斗煮取三升內澤瀉再煮取二升半溫服八

合日三服

仲景茯苓甘草湯 七六　治水飲停蓄心下甚者作悸作利

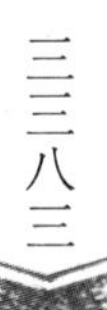

茯苓　桂枝各二兩　甘草炙，一兩　生薑三兩

右四味，以水四升，煮取二升，去滓，分溫三服。

草荳蔻湯七七　和中調氣，治嘔吐。

草荳蔻　藿香各五分　陳皮　枳殻各七分

白朮　山藥各一錢　桂心　丁香各二分

水一鍾半，薑五片，棗二枚，粟米少許，煎七分，食前溫服。

大順散七八　治冒暑伏熱，引飲過多，以致寒濕傷脾，陰陽氣逆，霍亂吐瀉，藏府不調等症。

乾薑　肉桂　杏仁各四兩　甘草三兩

右先將甘草微炒黃，次入乾薑同炒，令薑裂，又入杏仁同炒，令杏仁不作聲爲度，却同肉桂研羅一處，每用二三錢，以水一鍾煎數滚，溫服。○如煩躁，若以井花水調服，不拘時。○此方加附子，即名附子大順散。

四順附子湯七九　治霍亂轉筋吐瀉手足逆冷六脈沉絕氣
少不語身冷汗出

附子生　白乾薑炮　人參　甘草炙各一兩

右㕮咀每服四五錢水一鍾半煎七分食遠服

醫林 附子粳米湯八十　治霍亂四逆多嘔少吐者

中附子一枚制　半夏制兩半　乾薑炒　甘草炙各一兩

大棗十枚　粳米五合

右㕮咀每服八錢水鍾半煎米熟去粗服

冷香飲子八一　治傷暑渴霍亂腹痛煩躁脈沉微或伏

附子炮　陳皮各一錢　草果　甘草炙各錢半

水一鍾半薑十片煎八分井水頓冷服

集成 冷香湯八二　治夏秋水濕恣食生冷陰陽相干遂成霍亂
臍腹刺痛脇肋脹滿煩躁引飲無度或感瘴虛熱胸膈不利

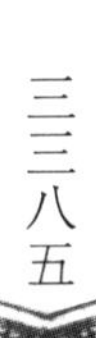

或嘔或泄並宜

良薑　白檀香　草荳蔻麪包煨　附子制

炙甘草各一錢　丁香七粒

水一鍾半煎七分用井水浸冷於嘔吐時服之效或為細末水調生麪糊丸如芡實大每服一丸新汲水磨下亦可

[illegible]木瓜湯八三　治吐瀉不已轉筋擾亂

木瓜一兩　茴香微炒二錢半　吳茱萸湯炮半兩　炙甘草二錢

右㕮咀分二服加薑五片紫蘇十葉空腹急煎服之○良方有生薑二錢五分無茴香甘草各木瓜煎

[illegible]訶子散八四　治老幼霍亂一服即效

訶子炮去核　炙甘草　厚朴薑制　乾薑炮

神麴炒　良薑炒　茯苓　麥芽炒

陳皮　草豆蔻等分

右爲細末每服二錢當病發不可忍時用水煎入鹽少許服之

霍亂三方八五

用生薑三兩搗爛入酒一升煮三四沸頓服　治霍亂瀉利不止轉筋入腹欲死者

一方凡霍亂吐瀉不能服藥急用胡椒四十粒以飲吞之

一方凡霍亂吐瀉不止用艾一把水三升煮一升頓服之

千金霍亂方八六　治霍亂乾嘔不止

以蘆葉煎一升服三次立愈

乾霍亂二方八七　凡欲吐不吐欲下不下嘔惡不止者謂之乾霍亂

一方用鹽一兩生薑半兩搗同炒令色變以水一碗煎熱服

一方用丁香十四粒爲末以熱湯一盞調服

金匱苓桂朮甘湯八八　治心下有痰飲胸脇支滿目眩①

茯苓 四兩　桂枝　白朮 各三兩　甘草 二兩

右用水六升煮取三升分三服小便即利

薑朮湯 八九　治心下停飲怔忡

白薑　白朮　白茯苓　半夏麴 各一錢

官桂 三分　甘草 五分

水一鍾半棗三枚煎服

韓氏溫中湯 九十　凡病人兩手脉沉遲或緊是皆胃中寒也若寸脉短少及力少於關尺者此陰盛陽虛也或胸膈滿悶腹中脹滿身體拘急手足厥冷急宜溫之

丁皮　丁香 各五分　厚朴　乾薑

陳皮　白朮 各一錢

水鍾半加葱白制芥穗同煎

厚朴溫中湯 九一　治脾胃寒滯心腹脹滿或見疼痛

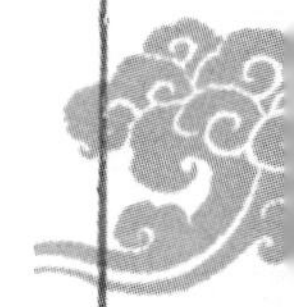

厚朴薑炒　橘紅　乾薑各一錢　茯苓

草豆蔻　木香　甘草各五分

水煎温服

大正氣散九二　方在和陣二四

治風寒濕氣傷脾心腹脹悶有妨飲食

强中湯九三　治生冷寒漿有傷脾胃遂成脹滿有妨飲食甚則腹痛

人參　橘紅　青皮　丁香各二錢

白术錢半　附子炮去皮臍　草豆蔻　乾薑炮各一錢

厚朴薑汁炒　甘草炙各五分

水鍾半薑三片紅棗二枚煎七分不拘時服○嘔加半夏○若傷麪食加萊菔子一錢

三因强中丸九四　治胃脘虚寒痰飲留滯痞塞不通氣不升降

〇局方温中化痰丸即此方不用半夏

高良薑　乾薑炮　陳皮　青皮各五兩

半夏制二兩

右爲細末生薑汁煮糊丸梧桐子大每服三十丸薑湯下

三生飲九五　此治中風乃行經治痰之劑斬關奪門之將必用人參驅駕其邪而補助眞氣乃可用之否則恐反爲害

生南星一兩　生川烏去皮半兩　生附子去皮半兩　木香二錢

每用一兩加人參一兩同煎服

嚴氏三生丸九六　治痰厥頭痛

南星　半夏　白附子等分

右爲末薑汁浸蒸餅丸小豆大每服四十丸食後薑湯下

五生丸九七　治風癇

川烏頭　附子各生用去皮臍　南星生　半夏生

乾薑炮各半兩

右爲細末醋煮大豆汁作麵糊和丸桐子大每服五丸冷酒送下不拘時

局方溫中化痰丸九八　治停痰留飲

陳皮　青皮　良薑　乾薑等分

右爲細末醋煮麵糊丸桐子大每服三十丸空心米飲送下

寶鑑温胃化痰丸九九　治膈內有寒脾胃傷飲胸膈不快痰涎不已

半夏制三兩　白朮　陳皮　乾薑炮各一兩

右爲末薑汁糊丸桐子大薑湯下二十丸

局方倍朮丸百　治五飲吞酸等證○一曰留飲停水在心下○二曰澼飲水在兩脇○三曰痰飲水在胃中○四曰溢飲水溢在膈○五曰流飲水在腸間瀝瀝有聲皆由飲水過多或

飲冷酒所致

白朮炒二兩 桂心 乾薑炒各一兩

右爲末蜜丸每服二十丸温米飲下加至三五十丸食前服

[illegible] 丁香半夏丸 百一 治心下停飲冷痰

丁香 半夏制各一兩 人參 乾薑炮

細辛各五錢 檳榔三錢

右爲細末薑汁糊丸桐子大每服三十丸薑湯下

局方 丁香五套丸 百二 治胃氣虛弱三焦痞塞不能宣行水穀故痰飲聚結嘔吐惡心脹滿不食

丁香 木香 青皮 橘紅各半兩

白朮 茯苓 良薑 乾薑各一兩

南星制 半夏制各二兩

右爲末湯浸蒸餅丸桐子大每服七十丸温湯下

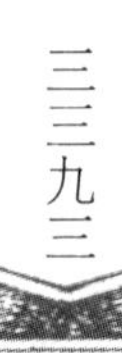

回復元丹 百三　治脾腎虚寒發爲水腫，四肢虚浮，心腹堅脹，小便不通，兩目下腫。

附子 炮，二兩　南木香 煨　茴香 炒　川椒 炒出汗　厚朴 制　獨活　白朮 炒　橘紅　吳茱萸 炒　桂心 各一兩　澤瀉 一兩半　肉豆蔻 煨　檳榔 各半兩

右爲末，糊丸桐子大，每服五十丸，紫蘇湯不拘時送下。

薛氏加減金匱腎氣丸 百四　方在補陣一二六

治脾腎陽虚，不能制水，爲腫爲脹。

濟生實脾散 百五　治陰水發腫，宜先實脾土。

附子 制　炮乾薑　厚朴　木香　大腹皮　草果仁　木瓜 各錢半　甘草 炙，五分

水二鍾，薑五片，棗一枚，煎七分，不拘時服。

嚴氏實脾散　百六

即前方加白朮茯苓

簡易腹脹方　百七

凡肚腹脹滿不能用藥者以獨蒜煨熟去皮綿裹納下部中冷即易之〇又治關格脹滿大小便不通亦用上法氣立通〇又方用生薑如指大一塊煨熟以綿裹乘熱納下部中冷即易之

丁香止痛散　百八　治心痛不可忍

丁香半兩　良薑二兩　茴香炒　甘草各兩半

右為細末每服二錢不拘時沸湯點服

勝金散　百九　治卒心痛

桂枝　玄胡索炒　五靈脂　當歸各半兩

右為末煉蜜丸桐子大每服二十丸食前陳皮湯送下

泄瀉

良方 鐵刷散 百十 治心脾積痛婦人血氣刺痛酒病惡心嘔瀉

良薑炒二兩 茴香炒七錢 蒼朮制 甘草炙各一兩八錢

右爲末每服二錢空心薑鹽湯調下

局方 蟠葱散 百十一 治男婦脾胃虛冷滯氣不行攻刺心腹痛連胸脇膀胱小腸寒疝氣疝及婦人血氣刺痛

蒼朮米泔浸切 炙甘草各八錢 三稜煨 蓬朮煨

茯苓 青皮各六錢 丁皮 砂仁去殼

檳榔各四錢 延胡索三錢 乾薑炒 肉桂各二錢

右每服五錢水一盞入連根葱白一莖煎七分空心熱服或爲末用葱湯調服二三錢

寶鑑 沉香桂附丸 百十二 治中氣虛寒飲食不美陰盛陽虛臟府積冷心腹疼痛脇肋膨脹腹中雷鳴便利無度面色不澤

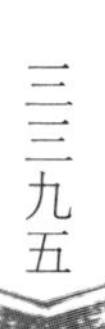

手足厥冷及下焦陽虛疝氣疼痛不可忍腰屈不能伸喜熱熨稍緩等證

附子炮去皮臍　川烏制同　沉香　肉桂

乾薑炮　良薑炮　茴香炒　吳茱萸炮各一兩

右爲末醋煮麪糊丸桐子大每服五七十丸食前米飲下日二服忌生冷

椒附丸　百十三　治小腸虛冷小腹痛小便頻而清白

椒紅炒　附子炮　龍骨　桑螵蛸炙

山茱萸　鹿茸酒蒸焙各等分

右爲末酒糊丸桐子大每服六十丸空心鹽湯下

大沉香丸　百十四　治寒氣攻衝心腹刺痛亦治卒暴心痛

沉香　乾薑炮　薑黃　桂心

檀香各二兩　甘松洗焙　白芷　天台烏藥

甘草各半斤　香附一斤　白豆蔻三两

右为末，炼蜜和丸弹子大，每服一丸，细嚼，生姜汤下，不拘时。

新补桂附二陈汤百十五　治寒疟寒多热少，腰足厥冷。

附子炮　肉桂　半夏制　白茯苓

陈皮　炙甘草

右㕮咀，每服五六钱，水一钟半，姜三片，枣一枚，煎服。

扶阳助胃汤百十六　罗谦甫治崔运使长男云卿，年二十五，体肥养厚，常食凉物寒药，以致秋间疟发，复用水吞砒石等药，反增吐泻，中气愈虚，延至次年四月，复因劳怒，前证大作，诊其脉得弦细而微，手足稍冷，面色青黄，食少痞闷，呕酸，气促汗出。予思《内经》云：中气不足，溲便为之变，肠为之苦鸣，下气不足，则为痿厥心悗。又曰：阳气客于肠胃之间，则卒然而痛，非大热之剂不能愈，遂制此方。

附子炮去皮臍二錢　乾薑炮錢半　草豆蔻　益智仁

揀參　甘草炙　官桂　白芍藥各一錢

吳茱萸　陳皮　白朮各五分

右㕮咀水二盞棗二枚薑三片煎八分食前溫服三服後大勢去痛減半至秋灸中脘以助胃氣次灸氣海百餘壯生發元氣明年復灸三里二七壯亦助胃氣引氣下行仍慎加調攝一年而平復

五味沉附湯百十七　治虛寒無陽胃弱乾嘔

熟附子　乾薑剉炮各一　白朮　炙甘草各錢半

沉香五分

水盞半薑五片煎七分食前服

二味沉附湯百十八　治濟疾上熱下寒腿足寒厥

沉香磨汁　附子制各三錢

水一鍾半生薑三片煎八分去柤入沉香汁放冷服此藥主上熱下寒○全集云沉水真正鐵角沉香其味甘辛者爲美辛辣者性熱附子降氣歛陽治陰毒冷瘴只一服而回生起死真可以奪化功

生薑七棗湯百十九 治瘴虐或因感冒風寒或是五臟氣虛陰陽相搏寒多熱少或但寒不熱皆可服

大附子一枚制分四服○又方用川烏代附子以水調陳壁土爲糊浸泡七次

水二鍾薑七片棗七枚煎一鍾當發日早晨空心溫服仍喫棗子三五枚忌如常

人參湯百二十 治瘴毒内寒外熱咽嗌間煩躁不解

人參半兩 大附子一錢 甘草炙三寸 淡竹葉十四片

大棗五枚

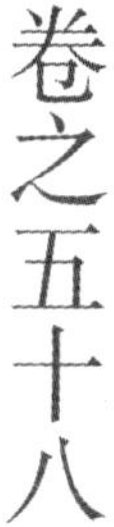

水煎溫服或冷服〇甚者宜倍用人参附子不可拘此常數

生薑煎　治瘴如瘧憎寒壯熱

老生薑一大塊打破濕細包煨熟

右用水一鍾煎半鍾熱服取微汗

芎附散一二三　治五種痺痛自腿臂間發作不定者

小川芎　附子炮去皮　黄芪　防風

白朮　當歸酒洗　熟地　桂心

甘草　柴胡等分

水二鍾薑三片棗二枚煎八分空心服

局方参附滲濕湯一二三　治坐臥濕地雨露所襲身重脚弱關節疼痛發熱惡寒小便不利大便唐泄

人参　白朮　茯苓　甘草

附子炮　乾薑炮　桂枝　芍藥等分

水二鍾薑三片棗一枚煎八分不拘時服

七味滲濕湯 一二四　方在和陣一七四

治寒濕所傷身體重著小便赤澁大便溏泄

熨背散 一二五　治胸痺心背疼痛氣悶

烏頭　細辛　附子　羌活

川椒　桂心各一兩　川芎一兩二錢

右爲末以少醋拌勻或炒熱或用帛裹微火炙令煖以熨背上取瘥乃止忌生冷如常服○按此方當用氣惟諸辛香者佳附子似不必用

溫中法麯丸 一二六　治脾痺發欬嘔汁

法麯炒　枳實麩炒　白茯苓　吳茱萸湯浸炒

桂心　厚朴薑制　當歸　甘草炙各三兩

人參　麥冬　乾薑炮　細辛

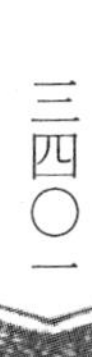

附子炮　桔梗炒各一兩　麥芽微炒五合

右爲細末煉蜜丸桐子大每服七十丸食前熟水下日三

丹溪龍虎丹一二七　治走注疼痛或麻木不仁或半身疼痛

草烏　蒼朮　白芷各一兩

右爲末水拌發熱過再入乳香二錢當歸牛膝各半兩酒糊丸彈子大酒化下

活絡丹一二八　方在和陣二七七

治中風手足不用日久不愈經絡中有濕痰死血者

濟生二至丸一二九　治老人虛弱腎氣虛損腰痛不可屈伸

附子炮去皮　桂心　杜仲制　補骨脂炒各一兩

鹿角霜　鹿角鎊　鹿茸酒炙　青鹽另研各半兩

右爲末酒煮糊丸桐子大每服七十丸空心用胡桃肉細嚼鹽湯或鹽酒送下如畏熱藥者去附子加肉蓯蓉

四腎著湯 百二十 治腎虛身重腰冷如在水中不渴小便自利食飲如故腰下重痛如帶五千錢

茯苓 白术 各四兩 炙甘草 乾薑 炮各二兩

右㕮咀每服四錢水煎空心冷服〇一方用薑四兩术二兩〇良方每服有杏仁五分治姙娠腳腫

韓氏茵陳附子湯 一三一 治發黃服四逆湯身冷汗不止者

附子 二個各作八片 乾薑 炮二兩半 茵陳 一兩半

右用水煎分作三服

韓氏小茵陳湯 一三二 治發黃脈沉細四肢及遍身冷

附子 一個炮作八片 炙甘草 一兩 茵陳 二兩

右用水二升煮一升分作三服

韓氏茵陳橘皮湯 一三三 治身黃脈沉細數熱而手足寒喘嘔煩躁不渴者

茵陳　橘皮　生薑各一兩　朮二錢半

半夏　茯苓各五錢

右用水四升煮取二升放温分作四服

五膈散 一三四　方在和陣一五六

治五膈五噎

十膈散 一三五　方在和陣一五八

治十般膈氣

五噎散 一三六　方在和陣一五九

治諸氣結聚胸隔痞悶痰逆惡心飲食不進

良方白术聖散子 一三七　治一切瀉痢久不瘥并婦人產後痢疾

白术　砂仁　當歸　肉荳蔻

乾薑炮　陳皮　炙甘草　石榴皮

訶子　芍藥炒，等分

右㕮咀，每服五錢，水一鍾半，入乳香一豆大，煎八分，食前服。

仲景吳茱萸湯一三八　嘔而胸滿，乾嘔吐涎沫，頭痛，及食穀欲嘔者，此方主之。

吳茱萸一升　人參三兩　生薑六兩　大棗十枚，擘

右四味，以水五升，煮取三升，溫服七合，日三服。

良方吳茱萸湯一三九　治冒暑伏熱，腹痛瀉痢，或飲食過度，霍亂吐瀉，或食冷冒寒，或忍饑大怒，或因舟車傷動胃氣，令人吐瀉並作，轉筋逆冷等證，遲則不救。

吳茱萸　木瓜　食鹽各半兩

右同炒令焦，先用磁瓶盛水三升，煮百沸，入藥煎至二升已下，傾一盞，或冷或熱，隨病人之便服之。○若卒無前藥，止用鹽一撮，醋一盞，同煎八分，溫服；或鹽梅鹹酸等物皆可用。

吳茱萸散 百四十 治腸痹寒濕內聚腹痛滿氣急大便飧泄

炮乾薑 炙甘草 吳茱萸 肉豆蔻麪裹煨

砂仁 神曲炒各一錢 白术 厚朴薑制

陳皮各二錢 一方有良薑

右爲末每服二錢空心米飲調下

海藏吳茱萸丸 一四 治下痢藏府不調脹滿腹痛水穀不化怠惰嗜臥時時下痢乃陰濕證也

吳茱萸兩半湯先炒 神麯炒五兩 白术炒四兩 肉桂

乾薑炮各二兩半 川椒去目炒一兩

右爲末糊丸桐子大米飲下三五十丸食前服

楊氏八味湯 一四二 治脾胃虛寒氣滯不行心腹刺痛藏府虛滑

人參 當歸 炮薑 吳茱萸湯炮七次

肉桂　丁香　木香　陳皮各一錢

右㕮咀，水一鍾半，煎七分，溫服無時。○按此湯味太剛烈，當加炙甘草方妙。

仲景真武湯一四三　治少陰傷寒，腹痛，小便不利，四肢沉重疼痛，自下利者，此爲有水氣。其人或欬，或小便利，或下利，或嘔者。

茯苓　芍藥　生薑各三兩　白朮二兩

附子一枚，炮，去皮，切八片

右五味，以水八升，煮取三升，去滓，溫服七合，日三服。○若欬者，加五味子半升，細辛、乾薑各一兩。○小便利者，去茯苓。○下利者，去芍藥，加乾薑二兩。○嘔者，去附子，加生薑，足前成半斤。

[illegible]九寶丹一四四　調理脾胃，止泄瀉。

人參　白朮炒　茯苓　炙甘草

乾薑炮　木香　藿香去土　訶子去核

肉豆蔻麪炒各一錢

水一鍾半加薑煎食遠服

濟生四柱散 一四五　治本元氣虛真陽耗散臍腹冷痛泄瀉不止

人參　附子炮　白茯苓　木香各一兩

右㕮咀每服五七錢水一鍾半煨薑五片鹽少許食遠煎服○滑泄不止加肉豆蔻訶子名六柱散○治人有白朮無訶子

仲景白通湯 一四六　治少陰病下利

葱白四莖　乾薑一兩　附子一枚生用去皮破八片

右三味以水三升煮取一升去滓分溫再服

白通加豬膽汁湯即於前方加人尿五合豬膽汁一合治少陰下利無脉乾嘔而煩者服湯後脉暴出者死微續者生

仲景桃花湯 一四七 治少陰傷寒下利便膿血

赤石脂一斤半篩末半全用　乾薑一兩　粳米一升

右三味以水七升煮米令熟去滓温服七合內所篩赤石脂細末方寸匕攪勻服之日三服若一服愈餘勿服

潔古漿水散 一四八 治暴瀉如水周身汗出一身盡冷脉微而弱氣少不能語者甚者加吐即爲急證

半夏一兩制　附子制　炮薑　肉桂

甘草各五錢　良薑二錢半

右爲末每服三錢漿水一鍾半煎至半鍾熱服

濟衆附子茴香散 一四九 治氣虛積冷心腹絞痛泄瀉食少

人參　白朮　茯苓　炙甘草各七分

附子制　炮薑各五分　茴香　肉豆蔻各四分

木香三分　丁香五粒

水一鍾半煎七分食遠服

本事五味子散　百五十　治腎泄在侵晨及五更作瀉飲食不進

不時去後

五味子炒二兩　吳茱萸炒一錢

右爲末每服二錢白湯調下爲丸尤效

本事二神丸　一五一　治脾胃虛寒不思飲食泄瀉不止

肉豆蔻生用二兩　破故紙炒四兩

右爲末用大肥棗四十九枚入生薑片四兩同煮以棗爛爲度去薑取棗肉搗藥爲丸桐子大每服五六十丸白湯下

薛氏四神丸　一五二　治脾腎虛寒大便不實飲食不思及泄痢腹痛等症

破故 炒，四兩　肉豆蔻 麪煨　五味子 各二兩　吳茱萸 湯浸炒，一兩

右爲末，用大棗百枚，同薑八兩煮爛，取肉搗丸桐子大。每服七八十丸，空心食前白湯下。○按此丸不宜用棗，但以薑汁煮麪糊爲丸更佳。

澹寮四神丸 一五三　治脾腎泄，清晨溏瀉。

破故 炒，四兩　肉豆蔻 二兩　木香 半兩　小茴香 炒，一兩

右爲末，薑煮棗肉爲丸桐子大，白湯送下。

醫林四神丸 一五四　治寒疝脹痛不已。

蓽澄茄　木香 各半兩　吳茱萸 半酒浸，半醋浸　香附 各一兩

右爲末，糊丸桐子大。每服七八十丸，空心鹽湯或乳香葱湯任下。

集要四神丸 一五五　方在補陣百六十

治小便頻數不禁。

五味子丸 一五六　治下元虚寒火不生土以致命門不煖關門不閉名曰腎泄亦名脾腎泄

人參　白朮炒　北五味子炒　破故炒各三兩

山藥炒　白茯苓各半兩　吳茱萸湯泡炒　川巴戟去心炒

肉果麪煨各一兩　龍骨

右為末酒糊丸桐子大每服百餘丸食前白湯或米湯任下

得效蓽撥丸 一五七　治滑泄中寒者宜之

蓽撥　川薑炮　丁香不見火　附子炮去皮臍

良薑　胡椒　吳茱萸湯浸炒各一兩　山茱萸

草豆蔻去皮各半兩

煮棗肉丸桐子大每服五六十丸食前陳米飲下日三服

局方肉豆蔻丸 一五八　治脾胃虚弱腸滿水穀不消臟腑滑泄

肉豆蔻麪煨　蒼朮制　乾薑炮　厚朴制

陳皮各四兩　炙甘草　茴香炒　肉桂

川烏炮去皮臍　訶子肉各二兩

右用湯浸蒸餅爲丸梧子大每服七八十丸食前白滚湯下

陳氏肉豆蔻丸 一五九　方在小兒五六

治腸滑瀉痢

濟生訶梨勒丸 百六十　治大腸虚冷泄瀉不止腹脇引痛飲食不化

訶梨勒麵裹煨　附子炮　肉豆蔻麵裹煨　木香

吴茱萸湯泡炒　龍骨生用　白茯苓去皮　蓽撥各等分

右爲細末生薑汁煮麵糊爲丸梧子大每服七十丸空心米飲下

良方厚朴丸 一六一　治寒中洞泄賁滯脹滿等證

厚朴炒　乾薑炒等分

右水拌炒爲末水糊丸桐子大每服五十丸米飲下

百一縮脾丸 一六二 治滑泄不禁

白朮炒　厚朴薑炒　赤石脂　肉豆蔻麪煨

乾薑炒各一兩　附子制　蓽撥　神麯炒各五錢

右爲細末醋糊丸桐子大每服五七十丸空心米飲下

三因桂香丸 一六三 治藏府虛寒爲風寒所搏冷滑注下不禁危篤者累效

附子　肉豆蔻麪煨　白茯苓各一兩　桂心

木香各半兩　丁香二錢半

乾薑炒

右爲末麪糊丸桐子大空心米飲下五七十丸

寶鑑陳麯丸 一六四 磨積止瀉痢治腹中冷痛

陳麯一兩半　人參　白朮炒　當歸炒

乾薑　肉桂　甘草炙　厚朴制各半兩

右爲末煉蜜丸桐子大每服三五十丸温酒或淡醋湯任下日二服

楊氏萆薢分清飲 一六五 治眞元不足下焦虚寒或服寒涼剋藥過多小便白濁頻數無度澄如膏糊等證

益智仁 川萆薢 石菖蒲 烏藥各等分

右㕮咀每服五六錢水一鍾入鹽一捻煎七分食前温服○一方加茯苓甘草

益智湯 一六六 治腎經虧損遺精白濁四肢煩倦時發蒸熱等證

鹿茸酥炙 巴戟肉 枸杞子 熟地黄

蓯蓉酒浸 牛膝酒浸 附子炮去皮 桂心不見火

山茱萸 白芍藥 炙甘草 防風各等分

右每服三錢水一盞薑五分鹽少許同煎空心服

局方安腎丸　一六七　治腎經積冷下元衰憊目暗耳鳴四肢無力夜夢遺精小便頻數臍腹撮痛食少體瘦神困健忘常服壯元陽益腎水

肉桂去粗皮不見火　川烏炮去皮臍各一斤　白朮　山藥

茯苓　肉蓯蓉酒浸炙　巴戟去心　破故炒

萆薢　桃仁麩炒　石斛炙　白蒺藜炒去刺各二斤

右為末煉蜜丸桐子大每服三五十丸溫酒或鹽湯下空心食前服○疝氣茴香湯下○三因安腎丸無茯苓肉桂二味

小安腎丸　一六八　治腎氣虛乏之下元冷憊夜多漩溺體瘦神倦腰膝沉重泄瀉腸鳴眼目昏暗牙齒蛀痛

川楝子一斤　用香附子川烏各一斤加鹽四兩水四升同煮候乾去香附川烏不用取川楝切焙

小茴十一兩　熟地八兩　川椒四兩去閉口者微炒出汗

右爲末，酒糊丸，桐子大。每服二三十丸，空心臨卧鹽湯或酒任下。

一六九 西蜀石刻安腎丸 治真氣虚憊，脚膝軟弱，夜夢遺精，小便滑數。

附子制　肉桂　川烏制　川椒去目，微炒出汗

兎絲制　巴戟制　破故酒炒　赤石脂煆

遠志制　茯神　茯苓　蒼朮米泔浸炒

山茱萸　杜仲制　石斛　胡蘆巴炒

柏子仁　韭子微炒　小茴酒炒　肉蓯蓉酒浸

川楝子酒蒸，去核　鹿茸制，一兩　青鹽四錢

山藥各二兩　四兩，作糊

右爲末，酒煮山藥糊丸，桐子大。每服七八十丸，空心鹽湯或白湯下。

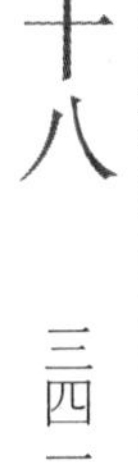

元戎小巳寒丸百七十　一名強中丸○治脾胃積冷中寒洞泄倦怠不思飲食進食止自汗厚腸胃○見肘後甚驗

艾葉四兩　蒼朮一兩炒　吳茱萸炒　陳皮炒各二兩

右用米醋二升浸一宿漉出曝乾再於原醋内拌勻炒令紫色焙乾為末稀糊丸桐子大每服三五十丸空心食前溫酒鹽湯米湯白湯任下

局方大巳寒丸一七一　治藏府虛寒心腹疞痛腸鳴泄瀉自利自汗米穀不化手足厥冷陰盛陽衰等證

蓽撥　肉桂各四兩　乾薑炮　良薑各六兩

水煮麪糊為丸桐子大每服二三十丸食前米飲下

元戎大巳寒丸一七二　治諸沉寒冷秘等證

吳茱萸　官桂　乾薑　良薑

烏頭　附子

右爲末醋糊丸桐子大每服三五十丸米飲下空心食前日二服無所忌

海藏巳寒丸 一七三　此丸不僭上而陽生於下○治陰證服四逆輩胸中發躁而渴者或數日大便秘小便赤澀服此丸上不燥大小便自利

肉桂　附子炮　烏頭炮　良薑

乾薑　芍藥　茴香各等分

右爲末米糊丸桐子大空心溫水下五七十丸或八九十丸食前亦可酒醋糊丸亦可○海藏云巳寒上五味雖熱以芍藥茴香潤劑引而下之陰得陽而化故大小便自通如得春和之陽冰自消矣

十補丸 一七四　治腎藏虛冷面黑足寒耳聾膝軟小便不利等證

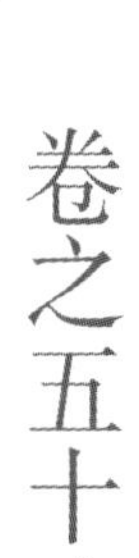

附子炮　五味各二兩　山藥　山茱萸
丹皮　桂心　鹿茸制　茯苓
澤瀉各一兩

煉蜜丸桐子大每服六七十丸鹽湯下

百選 十補丸 一七五　治小腸寒疝

附子制一大枚　胡蘆巴　木香　巴戟天
川楝肉　玄胡索　官桂　蓽澄茄
大茴香　破故紙炒各一兩

右為末酒煮糯米粉糊為丸桐子大硃砂為衣空心酒下五十丸

集成 神應散 一七六　治寒疝諸疝心腹痛不可忍散氣開鬱

玄胡索　胡椒　小茴香等分

右為末每服二錢酒調下

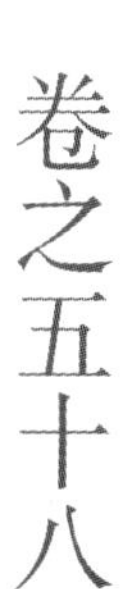

金匱當歸生薑羊肉湯 一七七 治寒疝腹中痛及脇痛裏急者

當歸三兩 生薑五兩 羊肉一斤

右三味，以水八升，煮取三升，温服七合，日三服。若寒多者，加生薑成一斤；痛多而嘔者，加橘皮二兩、白术一兩；如加生薑，亦須加水五升，煮取三升二合，服之。

丹溪腎氣丸 一七八 治諸疝痛

小茴香炒 破故紙炒 吳茱萸鹽炒，各五錢 胡蘆巴七錢半 木香三錢半

右爲末，蘿蔔汁丸桐子大，鹽湯下五七十丸。

百選胡蘆巴丸 一七九 治小腸氣、蟠腸氣、奔豚、疝氣偏墜陰腫，小腹有形如卵，上下來去，痛不可忍，或絞結遶臍攻刺，嘔吐者。

胡蘆巴炒，一斤 大巴戟炒 川烏炮，去皮，各六兩 川楝子炒，十八兩

茴香十兩　吳茱萸湯浸七次炒十兩

右爲末酒糊丸桐子大每服十五丸至二十丸空心溫酒下

疝東丁香楝實丸百八十　治寒疝氣血留滯

當歸酒洗　附子炮　川楝肉　茴香各一兩

以上㕮咀用好酒三升同煮酒盡焙乾爲末每藥末一兩入

沒藥　丁香　木香各五分　全蝎十三個　玄胡索五錢

右俱爲末拌勻酒糊丸桐子大每服三五十丸加至百丸空心溫酒送下

苦楝丸一八一　治奔豚小腹痛神效

川苦楝子　茴香各二兩　附子一兩炮去皮臍

右三味用酒三升同煮盡爲度焙乾爲末每藥末一兩入

玄胡索二錢一作五錢　全蝎十八個炒　丁香十八粒

俱爲末和勻酒糊丸桐子大溫酒下五十丸空心服○如痛

甚煎當歸酒下

良方 三層茴香丸 一八二　治腎與膀胱俱虛，邪氣搏結不散，遂成寒疝，臍腹疼痛，陰丸偏大，膚囊壅腫，有妨行步，或瘙癢不止，時出黃水，浸成瘡瘍，或長怪肉，或外腎腫脹冷硬如石，日以漸大。須溫導陽氣，漸退寒邪，補虛消疝，煖養腎經。凡一應小腸氣寒疝之疾，久新不過三料。

第一料

舶上茴香　用鹽半兩同炒焦黃，和鹽秤用一兩

連下共重四兩

川楝子　炮，去核　沙參　洗　木香　各一兩

右爲細末，米糊丸桐子大。每服二三十丸，空心溫酒或鹽湯下，日三服。小病一料可安，病深者一料纔盡，便可用第二料。

第二料

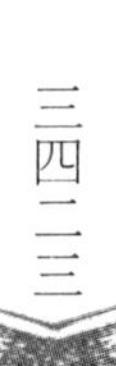

如前方加華撥一兩 檳榔五錢

右六味共重五兩半依前糊丸服如前若未愈再服第三料

第三料

如前方加白茯苓佳者四兩 附子炮去皮臍或生者五錢或一兩

右八味共重十兩丸服如前漸加至三四十丸凡小腸氣頻發及三十年者或大如栲栳者皆可消散神效

奪命丹一八三 治遠年近日小腸疝氣偏墜搐痛臍下撮痛以致悶亂及外腎腫硬日漸滋長陰間濕癢等證

吳茱萸去梗一斤淨分四分用酒醋鹽湯童便各浸一宿焙乾

澤瀉淨片二兩酒浸一宿

右爲末酒糊丸桐子大每服五十丸食前鹽酒或鹽湯下

艮奪命丹一八四 方在婦人六五

治瘀血入胞脹滿難下

薛氏奪命丹一六五　方在痘疹八二

治痘瘡倒陷鮮毒發痘

外科奪命丹一八六　方在外科七七

治疔瘡發背惡毒惡證有奪命之功

局方二氣丹一八七　治虛寒積冷小便不禁老人虛人尺脈微弱患此者

硫黃制研細　肉桂半各二錢　乾薑炮　朱砂研爲衣

附子制半兩

右以麪糊丸桐子大每服二十丸空心鹽湯下

奇方半硫丸一八八　治高年冷秘虛秘及痃癖冷氣○簡易曰此潤劑也

半夏湯泡七次焙乾爲末

硫黃明淨者研極細用柳木槌子殺過

右等分以生薑汁打糊丸桐子大每服五七十丸用無灰酒或生薑湯任下

養正丹 一八九 治上盛下虛眩運此藥升降陰陽及欬逆翻胃霍亂吐瀉中風涎潮不省人事傷寒陰盛昏青自汗

硫黃爲末　黑錫鎔淨　水銀　硃砂研各一兩

右將錫鎔化入硫末漸入漸攪爲末再入水銀同攪如硬再於火上微煅又攪勻放冷研極細末糯米糊丸綠豆大每服三十丸空心鹽湯下

局方黑錫丹 百九十 治痰氣壅塞上盛下虛腎水虧竭心火炎盛或一應下虛陰寒眞頭痛等證及婦人血海久冷無子赤白帶下

黑錫去滓二兩炒末　硫黃二兩　肉桂五錢　附子炮

木香　沉香　舶茴香　故紙

陽起石 水飛 葫蘆巴 酒浸炒 肉豆蔻 麪裹煨 金鈴子 蒸去皮核 各一兩

右用新鐵銚將錫花開下硫黃末提起以木杵擂極細放地上退火毒同餘藥研一日至黑光色爲度酒糊丸桐子大陰乾入布袋內擦令光瑩每服四十丸空心薑鹽湯下女人艾棗湯下

扁方紅丸子 一九一 和脾胃消宿食去膨脹治大人小兒脾胃之證極有神效

京三稜 浸軟切片 蓬术 煨 青皮 橘紅 各五斤

乾薑 炮 胡椒 各三斤

右爲末用醋糊丸桐子大礬紅爲衣每服三十丸食後薑湯送下○小兒臨時加減與服丸治飲食所傷中脘痞滿服之應手而愈○妊婦惡阻嘔吐全不納食百藥不治者惟此最妙可佐二陳湯服之但人疑其墮胎必不信服每易名用之

時有神效但恐妒婦偶爾損動未免歸咎此藥是當酌而防之

椒囊法 一九二 辟一切瘴戾時氣風寒時氣

紅川椒去閉口者

以絳紗囊貯椒兩許懸佩身傍近裹衣處則一切邪氣不能侵犯

椒紅丸 一九三 治元臟傷憊目暗耳聾服此百日覺身輕少睡足有力是其效也服及三年心智爽悟目明倍常面色紅悅鬚髮光黑

川椒去目并合口者炒出汗擣取紅一斤　生地黄擣自然汁熬取濃汁一升

右將生地汁熬至稀稠得所和椒末搗丸梧子大每空心溫酒下三四十丸合藥時勿令婦人雞犬見○有詩曰其椒應五行其仁通六義欲知先有功夜間無夢寐四時去煩勞五

臟，調元氣，明目，腰不疼，身輕心健，記别更有異能。三年精自秘，回老返嬰童，康强不思睡，九蟲頓消亡，三尸自逃避。若能久餌之，神仙應可冀。

校注

①日：据文义当作『目』。

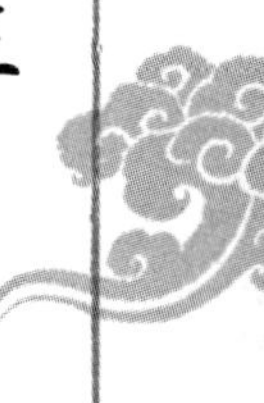

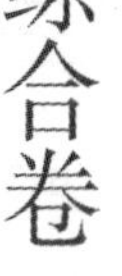

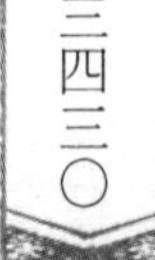

景岳全書卷之五十九宙集

古方八陣

會稽 張介賓 會卿著
會稽 魯 超 謙菴訂

固陣

方 一 牡蠣散一 治諸虛不足及大病後體虛津液不固常常自汗

黄芪蜜炙 麻黄根 牡蠣煅焠醋中各二錢半

水一鍾半加小麥百粒煎八分食遠温服

牡蠣白术散二 治漏風證以飲酒中風汗多食則汗出如洗久而不治必成消渴

牡蠣煅一錢 白术炒 防風各二錢

水二鍾煎八分食遠温服

宣明白术散 三　治虛風多汗，食則汗出如洗，少氣痿弱，不治必為消渴證

白术 二兩　防風 五兩　牡蠣 煅六錢

右為末，每服一錢，溫水調下，不拘時。○如惡風倍白术。○如多汗而腫倍牡蠣。○按此方雖與前同，而用法不同，故并存之

神效麥麪湯 四　治心虛盜汗

麥麪 炒黃色一錢　防風　白术 炒　牡蠣 煅醋淬

黃芪 蜜炙一錢半

水一鍾半，棗二枚，煎八分，調服辰砂妙香散，極效。在後十五

黃芪湯 五　方在補陣四六

治自汗盜汗

聖惠寧肺散 六　治新久欬嗽，肺氣不通，咯唾膿血，自汗欬嗽常

年不愈者服之立止并坐卧不安語言不出等證

烏梅肉七分　罌粟殼二錢去筋蜜炙

右爲細末不拘時烏梅湯調下

安眠散七 選要　治上欬嗽久而不止

欵冬花　麥門冬　烏梅肉　佛耳草各四分

橘紅五分　炙甘草三分　粟殼蜜炙一錢

右爲末水一鍾煎八分入黃蠟如棗核許煎化臨睡温服

百藥煎八 丹溪　劫嗽立止

百藥煎　訶子　荆芥穗等分

右爲極細末蜜丸噙化

三妙湯九 集成　治久嗽

水一鍾半煎七分食後服

九仙散十　治一切欬嗽不已

烏梅肉二個　北棗三枚　粟殼蜜炙四個

人參　款冬花　桔梗　桑白皮

五味子　阿膠　貝母　烏梅各五分

御米殼二錢蜜炙

水一鍾半薑一片棗一枚煎七分食遠服

劫嗽丸十一　治久嗽失氣失聲者宜此斂之新款者不宜用也

訶子肉　百藥煎　荆芥穗等分

右爲細末蜜丸噙化

五味子丸十二　劫欬嗽如神

五味子五錢　甘草二錢半　文蛤　風化硝各一錢

右爲末煉蜜丸芡實大噙化

罌粟丸十三　治一切久嗽勞嗽一服即愈

罌粟殻新者一半去蒂切焙乾　陳者一半泡去筋膜　炒各一兩

右共爲末蜜丸彈子大臨睡嚼服一丸○一方用罌粟子半斤淘淨焙乾炒黄爲末沙糖丸彈子大每服一丸臨臥綿包含化

統旨潤肺丸　九十四　治欬嗽

訶子　五味子　五棓子　甘草等分

右爲末蜜丸噙化○久嗽者加罌粟殻

良方辰砂妙香散　十五　治心氣不足驚癎或精神恍惚虚煩少氣少睡夜多盜汗心虚遺精白濁服之安神鎮心

黄芪　山藥薑汁炒　茯苓　茯神

遠志甘草湯制　各一兩　人參　炙甘草　桔梗各五錢

木香二錢　射香一錢另研　硃砂三錢另研

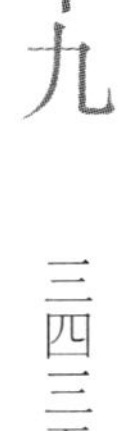

右爲末每服二錢不拘時温酒調下或用麥麪湯調下

局① 王荆公妙香散 十六 安神秘精定心氣

參② 龍骨五色者 益智各一兩 白茯神

白茯苓 遠志制 甘草炙各五錢 硃砂飛二錢半

右爲末每服二錢空心臨卧温酒調下

本事 金鎖丹 十七 治夢泄遺精關鎖不固

舶茴 葫蘆巴 破故炒 白龍骨各一兩

木香兩半 胡桃肉三十個研膏 羊腎三對切開用鹽半兩擦炙熟搗膏

右爲末和二膏加酒浸蒸餅爲丸桐子大每服三五十丸空心鹽湯下

和劑 金鎖正元丹 十八 治真氣不足遺精盜汗目暗耳鳴吸吸短氣四肢痠倦一切虛損等症

補骨脂一兩酒浸炒 肉蓯蓉酒洗焙 紫巴戟去心 葫蘆巴炒各一斤

文蛤八兩　茯苓去皮六兩　龍骨二兩　硃砂三兩另研

右為細末酒糊丸桐子大每服二十丸空心溫酒鹽湯任下

萬氏金鎖思仙丹 十九　治男子嗜慾太過精血不固此澀以去脫之劑

蓮蕊　芡實　石蓮子各十兩　金櫻膏三斤

右以金櫻膏如餳入前三味藥末和丸桐子大空心鹽酒下三十丸服久精神完固大能延年平時服食忌葵菜車前子

醫林金鎖匙丹 二十　治男婦精滑遺泄不禁夢與鬼交

茯苓　茯神各二錢　遠志制　龍骨煅各三錢

左顧牡蠣煅四錢

右為末酒糊丸桐子大每服四十丸空心鹽湯或酒下

玉鎖丹 二一　治玉門不閉遺精日久如水之漏不能關束者

景岳全書　卷五十九

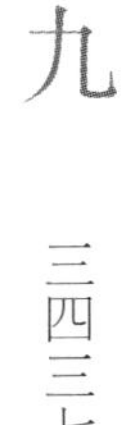

文蛤八兩　白茯苓二兩　白龍骨一兩

右爲細末米糊丸梧子大每服七十丸空心淡鹽湯下臨睡更進一服極效

御藥玉鎖丹 二二　治精氣虛滑遺泄不禁

龍骨　蓮花蕊　雞頭子　烏梅肉等分

右爲末用熟山藥去皮爲膏和丸小豆大空心米湯下三十丸

經驗水陸二仙丹 二三　治精脫腎虛夢遺白濁等證與補陰藥同用甚有奇效

金櫻膏一斤　用金櫻子不拘多少入粗麻布袋內擦去毛刺搗爛入缸以水沒頭浸一二宿濾去粗取汁以棉濾二三次却入銅鍋用桑柴文火熬成膏取起以磁瓶收貯聽用

芡實粉 一斤

右二味和勻丸桐子大每服二三百丸空心淡鹽湯下

經驗金櫻丸 二四 治夢遺精滑小便後遺瀝

金櫻子 芡實 各一兩 龍骨 煅 白蓮蕊 各五錢

右爲末糊丸桐子大每服八十丸空心鹽酒下

正傳經驗秘真丹 二五 治腎虛遺精夢泄白濁等證

菟絲子 製 韭子 破故 炒 杜仲 薑湯炒

乾薑 炒各一兩 龍骨 牡蠣 煅 山茱萸

赤石脂 各五錢 遠志 覆盆子 巴戟肉

枸杞 山藥 炒各七錢 鹿角膠 炒一兩 柏子仁 一兩

金櫻子 取黄者去刺核焙淨肉二兩 黄柏 鹽酒炒七錢五分

右爲細末煉蜜丸桐子大每服百丸空心薑鹽湯下

局方鎖精丸 二六 治白濁白帶小便頻數

破故紙　青鹽　白茯苓　五味子炒等分

一方用五棓子

右爲末酒糊丸桐子大每服三十丸空心温酒下

東垣固眞丸 二七 治精滑久不愈

牡蠣不拘多少用砂鍋內煅醋淬七遍爲末

右以醋糊爲丸桐子大每服五七十丸空心鹽湯下

良方固眞散 一八 治纔睡着即泄精此二味大能澁精固眞氣煖下元

韭子一合　白龍骨一兩

右爲細末每服二錢空心用酒調服

濟生固精丸 二九 治下元虛損白濁如脂或胞氣虛寒腰重少力小便無度甚效

牡蠣煆　兎絲子酒浸蒸炒　韭子炒　龍骨煆

北五味炒　白茯苓　桑螵蛸酒炙　白石脂煅，各等分

右爲細末，酒糊丸桐子大，每服七十丸，空心鹽湯下。

固精丸 三十　治腎虚有火，精滑，心神不安。

黄柏酒炒　知母酒炒，各一兩　牡蠣煅　龍骨煅

蓮蕊　芡實　山茱萸　遠志甘草製

茯苓各三錢

右爲末，山藥糊丸桐子大，每服五十丸，空心温酒下。

固元丹 三一　治元臟久虚，遺精白濁，五淋，及小腸膀胱疝氣，婦人赤白帶下，血崩便血等疾，以小便頻利爲效。

好蒼朮刮淨，米泔浸，咀片，一斤　擇堅而小者佳，惟茅山者尤妙。分作四分制之：○一分用小茴香、食鹽各一兩同炒，○一分用川椒、補骨脂各一兩同炒，○一分用川烏頭、川楝子肉各一兩同炒，○一分用醇醋、老酒各半斤同煮

乾焙燥

右蓮炒諸藥同爲末用酒煮糊丸桐子大每服三五十丸男以温酒女以醋湯空心下○此高司法方也

御藥秘元丹 三二 治内虚裏寒自汗時出小便不禁

白龍骨三兩 訶子肉 砂仁各一兩 靈砂二兩

右爲末煮糯米粥丸桐子大每服五十丸空心鹽酒下

韭子丸 三三 治虚勞寒脫漏精

韭子炒 車前子 天雄制 兎絲子酒煮另搗

龍骨各一兩 鹿茸酥炙 乾薑炮 桑螵蛸炒各二錢

右爲末煉蜜丸桐子大每服二三十丸空心黄芪湯下

三因家韭子丸 三四 治少長遺溺及男子虚劇陽氣衰敗小便白濁夜夢遺精此藥補養元氣進美飲食○按此方當除去石斛倍用兎絲子尤效

家韭子六兩炒 鹿茸四兩酥炙 肉蓯蓉酒浸 牛膝酒浸

熟地 當歸各二兩 菟絲子酒煮 巴戟肉各一兩半

杜仲炒 石斛 桂心 乾薑炮各一兩

酒糊丸桐子大每服五七十丸加至百餘丸食前溫酒鹽湯任下○凡小兒遺尿者多因胞寒亦禀受陽氣不足也○作小丸服之

小菟絲子丸 三五 治腎氣虛損目眩耳鳴四肢倦怠夜夢遺精

菟絲子五兩制 石蓮肉二兩 白茯苓一兩 山藥炒二兩分一半作糊

用山藥糊丸桐子大每服五十丸空心溫酒鹽湯任下○一方有五味子一兩治小便多而不禁

局方大菟絲子丸 三六 治腎氣虛損五勞七傷腳膝痠痛面色黎黑目眩耳鳴心忡氣短時有盜汗小便滑數

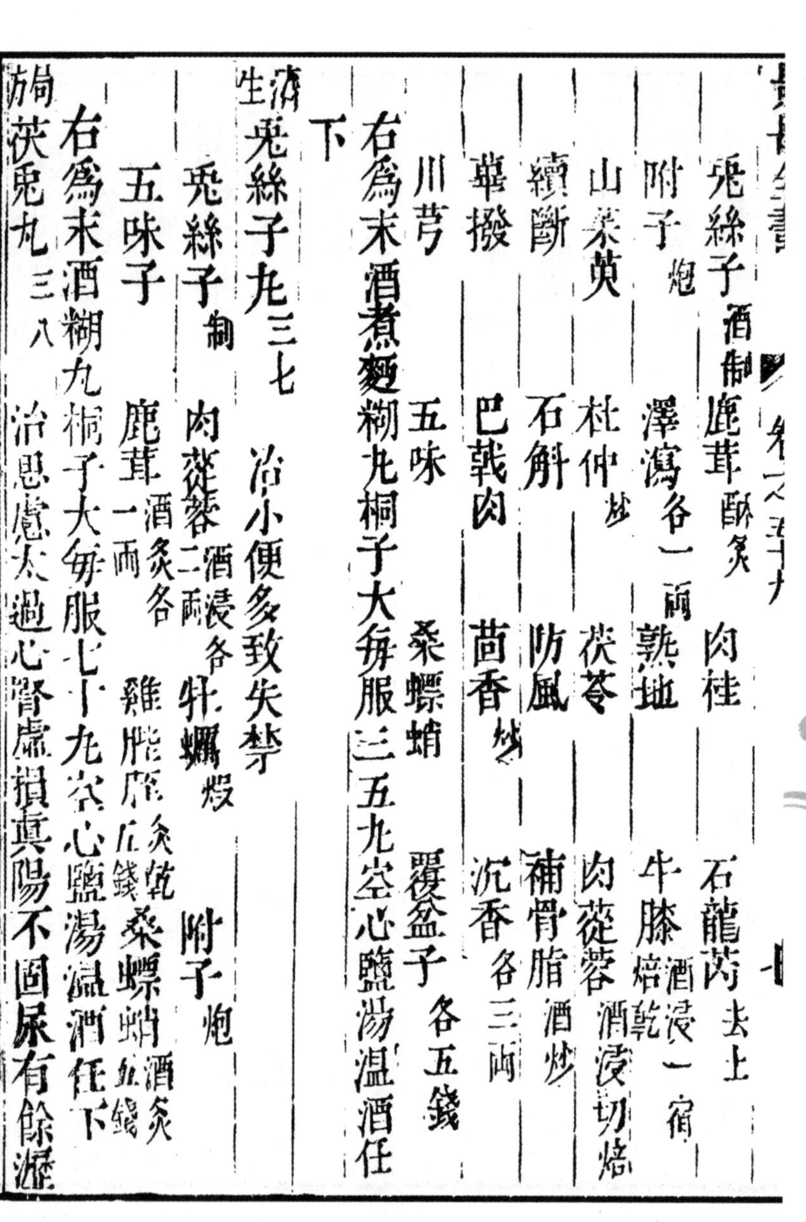

菟絲子酒制 鹿茸酥炙 肉桂 石龍芮去土

附子炮 澤瀉各一兩 熟地 牛膝酒浸一宿焙乾

山茱萸 杜仲炒 茯苓 肉蓯蓉酒浸切焙

續斷 石斛 防風 補骨脂酒炒

蓽撥 巴戟肉 茴香炒 沉香各三兩

川芎 五味 桑螵蛸 覆盆子各五錢

右為末酒煮麵糊丸桐子大每服三五十丸空心鹽湯溫酒任下

濟生 菟絲子丸 三七 治小便多致失禁

菟絲子制 肉蓯蓉酒浸各二兩 牡蠣煅 附子炮

五味子 鹿茸酒炙各一兩 雞肶胵炙乾五錢 桑螵蛸酒炙五錢

右為末酒糊丸桐子大每服七十丸空心鹽湯溫酒任下

局方 茯菟丸 三八 治思慮太過心腎虛損真陽不固尿有餘瀝

或小便白濁夢寐遺精等證

兎絲子制五兩　白茯苓三兩　石蓮肉二兩

酒糊丸桐子大每服三五十丸空心鹽湯或米湯下○一方有北五味子四兩兼治三消

猪肚丸 三九 治小便頻數

蓮子一斤　以猪肚一個同煮一周日取出去皮心焙乾爲末

船茴香　破故紙　川楝子　母丁香各一兩

右爲末煉蜜丸桐子大每服五十丸空心溫酒送下

經驗猪肚丸 四十 止夢遺泄精進飲食健肢體此藥神應瘦者服之自肥莫測其理

白朮麵炒五兩　苦參白者三兩　牡蠣左扇者煆研四兩

右爲末用雄猪肚一具洗淨以磁罐煮極爛木石臼搗如泥

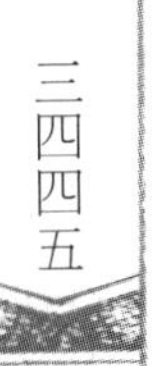

和藥再加肫汁搗千臼丸如小豆大每服四五十丸日進三服米飲送下久服自覺身肥而夢遺永止

良方三仙丸 四一　治夢遺精滑

益智仁二兩用鹽二兩同炒去鹽　烏藥一兩半炒　山藥一兩炒

右爲末山藥煮糊丸桐子大每服七十丸空心茯苓湯送下

丹溪九龍丸 四二　治腎虛精滑

金櫻子　枸杞　山茱萸　蓮蕊

蓮肉　當歸　熟地　芡實

白茯苓各等分

右爲末酒糊丸桐子大每服五六十丸或酒或鹽湯下

小溫金散 四三　治心腎虛熱小便赤白淋瀝或不時自汗等證

人參　蓮肉去心　巴戟肉　益智

黄芪蜜炙　麥冬去心　赤茯苓　萆薢酒浸炒

炙甘草各一錢

燈心十莖棗一枚水煎服

仁齋蓮子六一散四四　治心經虚熱赤濁

石蓮子六兩　炙甘草一兩

爲末每服三錢燈心湯調下

和劑威喜丸四五　治元陽虚憊精滑白濁遺尿及婦人血海久冷淫帶夢泄等證

白茯苓去皮四兩切塊同豬苓二錢五分同於磁器内

煮二十餘沸取出曬乾不用豬苓

黄蠟四兩

右以茯苓爲末熔黄蠟搜和爲丸如彈子大每空心細嚼滿口生津徐徐嚥服以小便清利爲效忌米醋惟糠醋可用尤

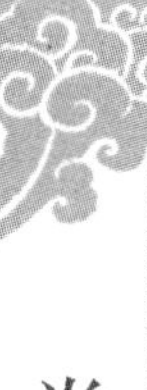

忌氣怒動性

五子丸 四六 治小便頻數時有白濁

兎絲子 酒蒸 家韮子 炒 益智 茴香 炒

蛇床子 去皮炒

右各等分爲末酒糊丸桐子大每服七十九米飲鹽湯任下

遠志丸 四七 方在補陣百十四

治神魂恍惚夢泄遺精

本事猪苓丸 四八 此方以行爲止治濕鬱熱滯小水頻數夢遺

精滑

半夏一兩 將半夏破如豆粒用猪苓爲末二兩先將一

兩炒半夏色黃勿令焦出火毒取半夏爲末糊丸桐子

大候乾用前猪苓末一半又同炒微裂入磁瓶內養之

空心溫酒鹽湯下三四十九常又服於未申間以溫酒

下

泄瀉經驗方 四九　治泄瀉飲食少進

用糯米一升水浸一宿瀝乾慢火炒令極熟磨細羅如飛麪加懷山藥一兩炒研末和米粉內每日清晨用半盞入白糖二匙川椒末少許將極滚湯調食其味甚佳且不厭人大有資補久服之其有精寒不能成孕者亦孕矣

固腸散 五十　治脾胃虛弱內寒主泄水穀不分下痢膿血赤少白多腸滑腹痛心腹脹滿食減力乏

陳米 炒二兩　木香 一錢　肉豆蔻 生　粟殼 蜜炙各二錢

乾薑 炮　炙甘草 各二錢半

右爲末每服二錢水一鍾薑三片棗一枚煎七分不拘時温服忌酒猪肉魚腥生冷

白术聖散子 五一 方在熱陣一三七
治一切瀉痢久不瘥

陳氏肉豆蔻丸 五二 方在小兒五六
治瀉痢腸滑不止

醫林固腸丸 五三 治瀉痢日夜無度

人參　附子制　阿膠炒　龍骨研
肉豆蔻麪煨　赤石脂煅醋淬　乾薑炒　木香各一兩
白术炒　訶子肉各二兩　沉香五錢

右爲末，粳米糊丸桐子大，每服七八十丸，米飲下。

局方大斷下丸 五四 治藏府停寒下痢不已

乾薑炮　高良薑　細辛各兩半　附子制
牡蠣煅　龍骨研　赤石脂煅　肉豆蔻麪煨
訶子肉　枯礬　酸石榴皮醋浸一宿炙黃用各一兩

右爲細末醋煮麪糊爲丸桐子大每服五七十丸米飲送下

東垣椿皮散 五五　治血痢及腸風下血神效

椿根白皮　枯白礬各二兩　槐角子四兩　炙甘草一兩

右爲細末每服三錢米飲調下

桃花丸 五六　治腸胃虛弱冷氣乘之臍腹攪痛下痢腸滑不禁日夜無度○此即仲景桃花湯之法方見熱陣一四七

赤石脂煅醋淬　乾薑炮等分

右爲末湯浸蒸餅丸梧子大每服百餘丸食前米飲下日三服○若痢久虛滑去積不已用蒼术二兩防風五錢水一碗煎至半碗下此丸小便利則安

生地黃湯 五七　治熱痢便血崩淋不止

生地黃五錢　地榆七錢半　炙甘草二錢半

右㕮咀用水二鍾煎一鍾分空心日晚二服

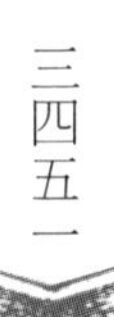

香梅丸五八　治腸風下血服之即止

烏梅肉　白芷　百藥煎燒存性等分

右爲末米糊丸桐子大每服五六十丸空心米湯下

勝金丸五九　一名百藥散○治腸風下血溺血不止及臟毒便血

百藥煎三兩生用一兩　炒焦一兩　燒存性一兩

右爲末飲飯和丸或蜜丸桐子大每服五七十丸空心米飲下或人參湯下

濟生烏梅丸六十　治大便下血如神

殭蚕炒一兩　烏梅肉一兩半

右爲末醋糊丸桐子大每服四五十丸空心醋湯下

縮泉丸六十一　治脬氣不足小便頻多

烏藥　益智等分爲末

酒煮山藥糊爲丸桐子大每服五七十丸空心鹽湯下

四味肉蓯蓉丸六二　治稟賦虚弱小便遺數不禁○此即集要四神九補陣百六十

熟地六兩　五味子四兩　肉蓯蓉酒洗去甲八兩　兎絲子制二兩

酒煮山藥糊丸桐子大每服七八十丸空心鹽酒下

固脬丸六三　治遺尿不覺小便不禁

兎絲子制二兩　茴香一兩　桑螵蛸炙　製附子各五錢　戎鹽一錢

右爲末酒煮麪糊丸桐子大每服三十丸空心米飲下

牡蠣丸六四　治小便不禁

牡蠣三兩　用磁器盛以鹽末一兩③■底蓋面用炭火約五斤燒半日取出研

赤石脂三兩　搗碎醋拌勻濕於鐵鍋内慢火炒乾研粉

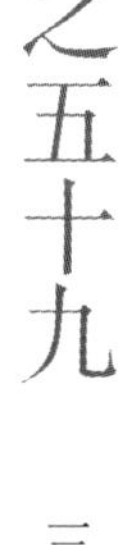
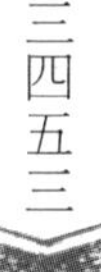

右用酒糊丸桐子大每服五十丸空心鹽湯下

心統茴香益智丸六五　治老人陽虛失禁及房勞傷腎遺溺

小茴香鹽炒　益智仁炒　故紙酒炒　川烏炮

烏藥各一兩

右爲末山藥糊丸桐子大每服八十丸鹽湯下

溺血方

文蛤炒爲末

右以烏梅肉浸爛搗膏丸桐子大空心酒下五六十丸

[illegible][illegible]全書卷之五十九終

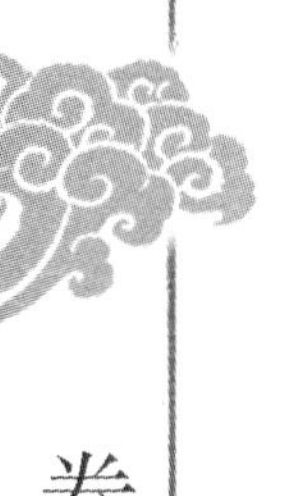

校注

①□□：藜照楼本此处模糊，四库本作『局方』，可从。

②□□：藜照楼本此处模糊，四库本作『人参』，可从。

③□：藜照楼本此处模糊，四库本作『铺』，可从。

古方八陣

會稽　張介賓　會卿著
會稽　魯　超　謙菴訂

因陣

以下眼目方

原當歸補血湯一　治男婦亡血過多，以致睛珠疼痛，不能視物，羞明酸濇，眼光無力，眉骨太陽酸痛

當歸　熟地黃各二錢　白芍藥　牛膝　白朮　生地黃　天門冬各一錢　川芎　防風　炙甘草各五分

水二鍾，煎八分，稍熱服。○如惡心不進食者，加生薑煎。

益氣聰明湯二　治目中內障初起，視覺昏花，神水淡綠色，或

淡白色久則不瞎漸變純白或視物成二等症并治耳聾耳
鳴

人參　黄芪各五錢　升麻　葛根
炙甘草各三錢　芍藥　黄柏各二錢　蔓荆子錢半

右每服四五錢水二鍾煎一鍾臨睡熱服五更再服

東垣蔓荆子湯 三　治勞倦飲食不節内障眼病此方如神

蔓荆子二錢半　人參　黄芪各一兩　炙甘草八錢
黄柏酒拌炒四遍　白芍藥各三錢

右㕮咀每服四五錢水二盞煎一盞去柤臨卧温服

益陰腎氣丸 四　治足三陰虧損虚火上炎致目睛散大視物
不的或昏花緊澁作痛羞明或卒見非常等證其功與六味
還少丹同類

熟地二兩酒洗　生地　歸尾酒洗　丹皮

五味　山藥　山茱萸　柴胡
茯苓　澤瀉各二錢半
煉蜜丸桐子大水飛硃砂爲衣每服五七十丸空心淡鹽湯下

濟陰地黄丸五　治證同上

熟地倍用　山藥　山茱萸　當歸
枸杞　巴戟肉　麥冬　肉蓯蓉
五味子　甘菊花各等分
煉蜜丸桐子大每服七八十丸空心白湯下

神效黄芪湯六　方在補陣四九

治目緊縮小及羞明畏日視物不明

局方明目地黄丸七　治男婦肝腎俱虚風邪所乘熱氣上攻翳障目澁多淚

熟地黃　生地黃各一斤　牛膝三兩　石斛

枳殻　杏仁炒去皮尖　防風各四兩

煉蜜丸桐子大每服七八十丸食前鹽湯下

（簡易）加減駐景丸八　治肝腎氣虛兩目昏暗視物不明

熟地　當歸各五兩　兔絲子八兩酒煮　枸杞

車前子炒　五味子各二兩　楮實子　川椒炒各一兩

右為末煉蜜丸桐子大每服七八十丸食前溫酒下

（東垣）滋陰地黃丸九　治足三陰虧損虛火上炎致目睛散大視物不的或昏花緊澁作痛羞明兼眵多燥熱赤爛者〇一名乾熟地黃丸

熟地一兩　歸身酒制　黃芩各半兩　天冬焙

甘草炙　枳殻　柴胡　五味子各三錢

人參　地骨各二錢　黃連三錢　生地酒洗一兩半

煉蜜丸桐子大每服百丸食前茶湯下日三服

還睛散十　治翳膜遮睛昏澁淚出瘀血胬肉攀睛

川芎　龍膽草　草決明　石決明

荆芥穗　甘菊花　菟絲子　楮實子

白茯苓各一兩　白蒺藜炒　木賊　甘草各七錢

川椒炒出汗一錢

右爲細末每服二錢食後茶清調下日三服忌一切雞魚厚味及蕎麥麵熱物

八味還睛散十一　治肝肺停留風熱翳膜遮睛痛澁眵淚

白蒺藜炒去刺　防風　甘草　木賊

山梔仁各七錢　草決明一兩炒　青箱子二錢半炒　蟬脱二錢

右爲細末每服二錢食後麥門冬湯調服

還睛丸十二　治男婦風毒上攻眼目腫痛怕日羞明多眵隱

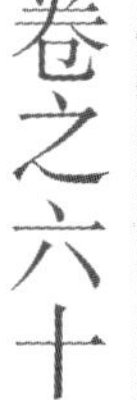

澁難開臉皆紅爛瘀肉攀睛或暴赤痛甚又治偏正頭風頭痛皆有奇效

白术　兎絲子制　青葙子　防風

羌活　白蒺藜炒去刺　密蒙花　木賊

炙甘草等分

煉蜜丸彈子大每服一丸細嚼白湯送下空心食前日二服

正傳祖傳固本還睛丸十三　治遠年一切目疾內外翳膜遮睛風弦爛眼及老弱人目眵多糊迎風冷淚視物昏花等症悉皆治之

天門冬酒浸一宿另研如泥　麥門冬　生地黄酒浸焙

熟地黄酒洗各二　人參　白茯苓

乾山藥　枸杞各兩半　川牛膝酒洗

石斛酒洗　草決明微炒　杏仁去皮另研

枳殼麩炒黃　兔絲子酒浸煮　甘菊花用小金錢各一兩
羊角①細剉取淨末　烏犀角剉用　青葙子微炒
防風去蘆各八錢　五味子焙乾　炙甘草
黃連去鬚　白蒺藜取仁　川芎各七錢
右為末，蜜丸梧子大，每服五七十丸，白滾湯下。
定志丸十四　方在補陣百十七
治陽氣不足，眼目不能近視。
地芝丸十五　治目不能遠視，但可近視，或并不能，乃陰氣不足也，宜用此方。
生地黃四兩　天冬　枳殼麩炒　甘菊花各二兩
煉蜜丸桐子大，每服百丸，茶清或溫酒下。
東垣助陽和血湯十六　治眼發之後，猶有上熱，白睛赤色，隱澀難開而多眵淚等證。

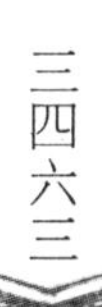

黄芪　當歸酒洗　柴胡　炙甘草

防風各五分　升麻七分　白芷三分　蔓荊子二分

水煎熱服

東垣　川芎辛散十七　治兩眼風熱晝夜隱澁難開羞明惡日視物昏暗赤腫而痛

細辛二分　芎藭　蔓荊子各五　甘草

白芷各一錢　防風一錢半

右㕮咀水二盞煎一盞臨臥溫服

東垣　明目細辛湯十八　治兩目發赤微痛羞明畏日怯風惡燈火多眵癮澁鼻衆流涕津唾稠粘大便微硬

細辛　麻黄　羌活　蔓荊子

防風　藁本　川芎　荆芥穗

白茯苓各四分　生地黄　歸尾各八分　花椒七粒

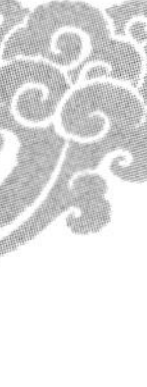

水二鍾煎八分食後臨臥稍熱服

決明夜光散十九　治眼目夜昏雖有燈月亦不能視

石決明　夜明砂各二錢　猪肝一兩

右以藥爲末乃將竹刀切肝爲二片鋪藥於内合定用麻皮縛之以米泔水一碗用砂罐煮至半碗臨睡連肝連汁供服之

石斛夜光丸二十　治神水散大昏如霧露眼前黑花睹物成二火而光不收斂及内障瞳人淡白綠色

石斛酒洗五錢　人參　生地　熟地酒洗

麥門冬　天門冬　白茯苓　防風

草決明　黃連酒炒各一兩　羚羊角鎊　犀角鎊

川芎　炙甘草　枳殼麸炒　青葙子微炒

五味子炒　肉蓯蓉酒洗去鱗炙各五錢　牛膝酒洗

白蒺藜炒去刺　兔絲子制　家菊花　山藥

杏仁　枸杞各七錢

右爲末，煉蜜丸梧子大，每服三五十丸，温酒鹽湯任下。

東垣瀉熱黃連湯 二一　亦名黃連飲子○治眼暴發赤痛

黃連酒炒　黃芩酒炒　龍膽草　生地

柴胡各一錢　升麻五分

水煎，於午前或飯後熱服。

東垣黃芩黃連湯 二二　治兩眼血熱赤痛

黃芩　黃連　草龍膽俱各酒先炒　生地酒洗

右等分，㕮咀，每用五錢，水一盞，煎一盞，去柤熱服。

東垣當歸龍膽湯 二三　治眼中白翳

歸身　龍膽草酒洗　黃芩酒炒　黃柏酒炒

芍藥各八分　黃芪　黃連　甘草各五分

防風　羌活　升麻　柴胡
五味子　石膏各五分

水二盞，煎一盞，去粗，入酒少許，臨臥熱服，忌言語。

芍藥清肝散二四　方在寒陣六一

治赤脉貫睛，眵多眊燥，緊澁羞明，臟腑秘結。

蟬花散二五　治肝經風熱毒氣上攻，眼目赤痛，及一切內外翳障。

蟬蛻　甘菊花　穀精草　羌活
甘草炒　白蒺藜炒　草决明　梔子炒
防風　密蒙花　荆芥穗　木賊
川芎　蔓荆子　黃芩各等分

右爲末，每服二錢，食後茶清調下。

五味瀉白散二六　治風熱翳膜血筋，一切肺熱外障。

當歸　生地　芍藥　梔子

黃芩 [illegible]分

每服三五錢為散為湯任服

明目羊肝丸 二七　治肝虛風熱冷淚赤澀內外障眼

黃連三兩　家菊花　龍膽草　石決明煅

人參　當歸　熟地　枸杞

麥冬　牛膝　青鹽　黃柏

柴胡　防風　羌活各八錢　肉桂四錢

羯羊肝一具烙乾為末

右為末煉蜜丸桐子大每服三四十丸溫湯下

黃連羊肝丸 二八　治前證

單用黃連一味同羊肝俱為末煉蜜丸服○濟生方用生羊肝去筋膜同黃連搗丸桐子大每服五六十丸溫水下

黄连天花粉丸 三九 治两眼赤痛，眵多眊燥，紧涩羞明，赤脉贯睛，脏腑秘结

薄荷叶　连翘各一两　黄芩　栀子各四两　黄连酒炒　天花粉　家菊花　川芎　黄柏酒炒，六两

右为细末，滴水丸，梧子大，或用蜜丸。每服五七十丸或百丸，食后临睡茶汤下。

局方密蒙花散 三十 治风气攻注，两眼昏暗，眵泪羞明，并暴赤肿翳障

密蒙花　羌活　白蒺藜炒　木贼　石决明煅，各一两　甘菊三两

右为末，每服二钱，食后茶清调下。

春雪膏 三一 点赤眼

朴硝置豆腐上蒸之待流下者瓦器盛點之

玄明春雪膏 三二　治時氣熱眼

玄明粉 半兩　月石 三錢　冰片 三分

右乳無聲磁確密收用時點二大眥內

龍腦黄連膏 三三　點赤熱眼

龍腦 一錢　黄連 去毛淨酒炒八兩

先剉黄連令碎以水四碗貯砂鍋内入連煮至一大碗攄去滓入瓶磁碗内重湯煮成膏半盞許以龍腦爲引或用時旋入尤妙

立消膏 三四　治浮翳簷障霧膜遮睛

雪白鹽 淨器中生研如塵

右以大燈草蘸鹽少許輕手指定浮翳點上凡三次無後亦不疼痛

黄連甘石散 三五 治眼眶破爛畏日羞明

爐甘石 一斤煅 黄連 四兩 龍腦 量加

先以黄連研極細同甘石再研供用細絹紗篩過收貯用時取一二兩加入龍腦用井花水調如稠糊臨睡抹敷破爛處不破爛者點眼内眥勿使入眼珠内為妙

黄連人參膏 三六 治目赤痒痛

宣黄連 人參 各五分或一錢

右切碎用水一小鍾同浸飯鍋蒸少頃取出冷定頻點眼角自愈或於臨用時研入冰片少許更妙○一方但用人乳浸黄連頻點眥中抱朴子云治目中百病○一方用黄連少加生白礬以人乳浸蒸點抹眼角大效

丹砂散 三七 點治諸眼皆妙此李時珍方也

硼砂 海螵蛸 去殼 爐甘石 上好者煅淬童便七次飛各一兩

硃砂五錢 用此則不粘

右爲極細末磁瓶收貯臨用少加冰片研點極妙

清涼膏 三八 治眼目赤腫不能開痛悶熱淚如雨

生南星　腦荷葉各半兩　荊芥　百藥煎如無竟用文蛤

右各三錢爲末井水調成膏貼眼角上自然清涼

正傳光明丹 三九 治一切風熱上壅兩目赤腫澁痛爛弦風眼及內外翳障

製甘石一兩　朱砂一錢　硼砂二錢　輕粉五分

冰片三分　麝香一分

以上用乳鉢研極細收貯爲君○加眼赤腫痛加乳香沒藥各五分○內外皆障加珍珠五分胆礬二分○爛弦風眼加銅綠五分黃丹五分○或以諸藥合一以治諸般眼疾右各研爲細末并一處再研二日用磁器密收勿令泄氣點眼絕

妙

青火金鍼四十　治頭風牙痛赤眼

火硝一兩　青黛一錢　腦荷　川芎各五分

右爲細末口噙冷水勿嚥用此藥吹鼻

赤火金鍼四一　治赤眼頭風冷淚鼻塞耳鳴牙疼

火硝一兩　雄黃　乳香

沒藥　石膏各一錢

右爲細末每用二三分如前吹鼻三次愈

吹鼻六神散四二　治眼目暴發赤腫熱淚昏澁及頭腦疼痛

焰硝提淨五錢　白芷　雄黃　乳香制

沒藥制　腦荷葉各一錢

右爲細末磁罐收貯左吹左右吹右先令病人口含水吹之

其氣上行須臾覺效頭痛吹法亦然或兩鼻皆吹之若久患

眼疾者不可吹

東垣點鹽法 四三　明目去昏翳大利老眼得補法之良

用海鹽二斤揀淨以百沸湯泡濾取清汁於銀石器內熬取雪花白鹽磁器盛貯每早用一錢擦牙以水漱口用左右手指互以口內鹽津細洗兩眼大小眥內閉目良久却用水洗面能洞視千里明目堅齒極妙之法蘇東坡手錄目亦不明昏花老眼惟宜此法大效

洗爛弦風赤眼方 四四　一名萬金膏○此藥之效如神人家所不可少無目病則以施人價廉功倍濟人甚大

文蛤　黃連去毛淨　防風　荊芥穗各五錢

苦參四錢　銅綠五分

右為極細末外以薄荷煎湯丸彈子大臨用將一丸以熱水化開乘熱洗眼日三次立愈神效○一方有當歸川芎各四錢

傳爛弦歌四五

爛弦百藥煎爲奇　研細湯浴洗去之

熬作稀膏入輕粉　臨湯洗了傳之宜

搜風散四六　治風熱眼及腫痛

黄連　大黄　朴硝　黄丹等分

右爲末，以苦參煎湯少加煉過白蜜同調敷眼四弦甚妙

拜堂散四七　傳風赤熱眼倒睫爛弦

五棓子不拘多少，爲末，蜜水調敷患處

湯泡散四八　治肝虚風熱攻眼赤腫羞明漸生翳膜

杏仁　防風　黄連去鬚　赤芍藥

歸尾各半兩　銅青二錢　薄荷葉三錢

右㕮咀散，每用三四錢，沸湯泡，乘熱先熏後洗，冷則再煖又洗，每日三兩次。○一方加白鹽少許，閉目沃洗，尤能散血

收淚散四九　治風淚不止

海螵蛸三分　冰片少許　綠爐甘石一錢

右乳極細末點大眥角淚即收上二藥以燥濕片腦以辛散

去星五十

凡胡椒韮菜根橘葉菊葉之類皆可杵爛爲丸用綿裹塞鼻中觸之過夜則星自下

眼目打傷青腫五一

以生半夏爲末水調塗之即愈

明目第一方五二　此方始於上陽子以授魯東門左丘明杜子夏左太冲凡此諸賢皆有目疾得此皆愈

夜省看書一　減思慮二　專內視三

簡外視四　晨興遲五　夜眠早六

凡此六事熬以神火下以氣篩蘊於胸中納諸方寸修之一

時長服不已，非但明目，亦可延年。

以下耳病方

桂星散 五三 治風閉耳聾

官桂 川芎 當歸 石菖蒲

細辛 木通 木香 白蒺藜炒去刺

麻黄去節 甘草炙，各一錢 白芷稍 天南星煨裂，各錢半

水二鍾，葱白二根，紫蘇五葉，薑五片，煎八分，食後服。〇一方加全蝎去毒一錢。

類方 復元通氣散 五四 治諸氣閉，治耳聾，及項癰便癰瘡疽無頭者，能止痛消腫。

青皮 橘紅各四兩 甘草炙，五分 連翹一兩

右爲末，熱酒調服一二錢。

補腎丸 五五 治腎虛耳聾

巴戟去心　乾薑炮　白芍藥　山茱萸
人參　黃芪　當歸　熟地黃
遠志制　肉蓯蓉酒浸　兔絲子制　蛇牀子
牡丹皮　附子炮　石斛　細辛
澤瀉　桂心　甘草各二兩　石菖蒲一兩
茯苓一兩　防風一兩半　羊腎二枚

右為末將羊腎用酒煮研爛仍加酒煮麪糊丸桐子大每服五七十丸空心鹽酒送下

聰明益氣湯五六　治腎虛耳聾

黃芪一錢　人參　炙甘草　當歸酒洗
白朮各五分　橘紅　菖蒲　防風
荊芥各三分　升麻　柴胡各二分

右水煎服

肉蓯蓉丸 五七　方在補陣 一五五

治腎虛耳聾

聤耳明礬散 五八　治膿耳

枯礬　龍骨 研各二　黃丹 飛錢半　乾胭脂 七分

射香 少許

右爲細末先須以綿杖纏拭去膿別用綿杖蘸藥引入耳中如無乾胭脂卽以濟寧油胭脂同枯礬拌擦細粉用之○又紅玉散止枯礬乾胭脂射香三味等分用○一方單用枯礬吹入卽愈

聤耳流膿方 五九

用菖蒲根水洗淨搗取汁先以綿綻將耳中膿水攪淨然後將蒲汁灌入溜洗數次全愈最妙者

白龍散 六十　治小兒腎熱上衝於耳生膿作痛或因沐浴水

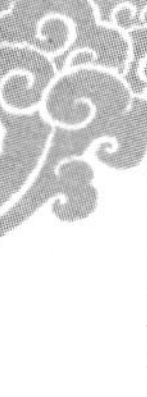

入耳中亦令作膿謂之停耳久而不愈則成聾

枯礬　黄丹　龍骨各五分　射香一分

右爲極細末先以綿杖子展盡耳内膿水用藥一字分摻兩

百虫入耳六一

用香油滴入耳中即出○本事方用白膠香燒烟熏耳中愛即出○一方用葱涕灌入活者即出○一法用生薑折猫鼻其尿自出取尿滴入虫即出或以麻油滴耳則虫死或以炒芝麻枕頭則虫亦出但不若猫尿之捷也

蜈蚣入耳六二

用薑汁滴入或韭汁雞冠血滴入俱好

暴聾灸法六三

用小蒼术一塊長七分一頭削尖一頭截平將尖頭插入耳内平頭上用箸頭大艾炷灸之輕者七壯重者十四壯

覺耳內有熱氣則效

又方　用雞心檳榔一個將臍內剜一窩如錢眼大實以射香坐於患耳內上以艾炷灸之不過二三次即效

塞耳聾六四

用大蒜一瓣一頭剜一坑子以好巴豆②一粒去皮慢火炮令極熟入在蒜內以新綿裹定塞耳中

龍腦膏六五

龍腦一分　椒目五分　杏仁去皮二分

右件搗研勻綿裹棗核大塞耳中日二易之

杏仁膏六六　治耳中汁出或痛或膿

右用杏仁炒令赤黑研成膏綿裹內耳中日三四度易之或亂髮裹塞之亦妙

一方治耳卒痛或水出用杏仁炒焦爲末葱涎搜和爲丸以

綿裹塞耳又治耳聾兼有膿

通聖散 六七

穿山甲炙 螻蛄各五分 射香一分

右爲細末以葱涎和劑塞耳或用少綿裹塞之或用葱管盛藥末塞耳中

通耳散 六八

磁石用活者如豆一塊 穿山甲燒存性爲末一字

右二味用新綿裹塞患耳內口中啣生鐵少許覺耳內如風雨聲即愈

以下面鼻方

川芎散 六九 治風寒鼻塞

川芎 藁本 細辛 白芷

羌活 炙甘草各一兩 蒼朮米泔浸五兩

右㕮咀，每服三錢，水一盞，薑三片，葱白三寸，煎服。

辛荑散 濟生 七十 治肺虛為四氣所干，鼻內壅塞，涕出不已，或氣不通，不聞香臭。

辛荑 川芎 細辛 白芷
升麻 防風 羌活 藁本
炙甘草 木通各等分 一方有蒼耳子，減半

右為末，每服二錢，食後茶清調下。

溫肺散 七 治肺寒陽明鼻塞

升麻一 黃芪 丁香各一錢 羌活
葛根 炙甘草 防風各五分 麻黃不去節，一錢

水二鍾，葱白二莖，煎八分，食遠熱服。

細辛膏 千金 七二 治鼻塞腦冷，清涕常流

細辛 川芎 川椒 黑附子炮，去皮臍

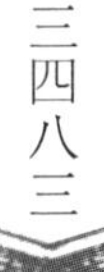

乾薑　吳茱萸各二錢半　桂心三錢　皂角骨錢半

右將諸藥用米醋浸過宿次用豬脂二兩熬油入前藥煎附子色黃為度以綿蘸藥塞鼻中

三因蒼耳散七三　治鼻流濁涕不止名曰鼻淵

蒼耳子炒二錢半　辛夷仁　薄荷葉各五錢　白芷一兩

右為細末每服二錢葱湯或茶清食後調下

神愈散七四　治風熱在肺鼻流濁涕窒塞不通

細辛白芷與防風　羌活當歸半夏芎

桔梗陳皮茯苓輩　十般等分剉和同

三錢薄荷薑煎服　氣息調勻鼻貫通

醍醐散七五　治傷風鼻塞聲重

細辛半兩　川芎一兩　薄荷一兩半　川烏炮去皮臍

白芷　甘草各二兩

右爲細末每服一錢葱茶湯或薄荷湯下

良方 防風湯 七六 治鼻塞不聞香臭

防風　麻黄　官桂各半兩　升麻

木通各一兩　梔子七枚　石膏三兩

右㕮咀每服水一盞煎七分空心温服

宣明 防風湯 七七 治鼻淵腦熱滲下濁涕不止久而不已必成衄血之證

防風一兩半　人參　麥冬　炙甘草

川芎　黄芩各一兩

右爲細末每服二錢沸湯調服食後日三服

荆芥散 七八 治肺風酒皶鼻赤疱

荆芥穗四兩　防風　杏仁去皮尖　白蒺藜炒去刺

殭蚕炒　炙甘草各二兩

右爲末每服二錢食後茶清調下

正傳 腦漏秘方 七九　祖傳經驗治鼻中時時流臭黃水甚者腦亦時痛俗名控腦砂有虫食腦中

用絲瓜藤近根三五尺許燒存性爲細末酒調服之即愈

簡易 黃白散 八十　治鼻齆瘜肉鼻痔等症

白礬　雄黃　細辛　瓜蒂炒各等分

右爲細末以雄犬膽汁爲劑如棗核塞鼻中

細辛散 八一　治鼻齆有瘜肉不聞香臭

北細辛　瓜蒂等分

右爲末綿裹如豆大塞鼻中

御藥 菖蒲散 八二　治鼻內窒塞不通不得喘息

菖蒲　皂角等分

右爲細末每用一錢綿裹塞鼻中仰臥片時

輕黃散 八三 治鼻中瘜肉

輕粉 杏仁去皮尖各一錢 雄黃五錢 麝香少許

右四味用乳鉢先研杏仁如泥後入雄麝輕粉同研極細磁盒收蓋每有患者不拘遠近於卧時用筯頭醮米粒許點瘜肉上隔一日卧點一次半月見效

雄黃散 八四 治鼻齆

雄黃五分 瓜蒂二個 綠礬一錢 麝香少許

右爲末吹入鼻中

千金瘜肉方 八五 一名瓜丁散

瓜蒂 華陰細辛等分

爲末綿包少許塞鼻中

僧易瘜肉方 八六

用枯白礬爲末以綿胭脂褁塞鼻中數日肉隨落

白礬散 八七 治肺風酒皶鼻等疾

白礬 硫黃 乳香 各等分

爲末綿裹擦之○或用茄汁調敷患處更妙

二神散 八八 治赤鼻久不瘥

大黃 朴硝 等分

爲末津調塗鼻上

酒齄鼻粉痣 八九 亦名硫黃散

硫黃 輕粉 各一錢 杏仁 五分

右爲末用蜜酒調於臥時塗上早洗去效○或用津唾調搽更妙○又方只以銅綠爲末晚時切生薑蘸擦之

點痣去斑 九十

用石灰水調一碗如稠糊揀好糯米粒全者半置灰中半露於外經一宿灰中米色變如水晶若或面或手有黑痣

黑靨及紋刺者先須鍼頭微微撥破置少許水晶膏於其上經半日許靨痣之汗自出乃可去藥且勿着水二三日則愈

面鼻雀斑九一　此連子衚衕方

白芷　甘菊花去梗各三錢　白果二十個　紅棗十五個

珠兒粉五錢　猪胰一個

右將珠粉研細餘俱搗爛拌勻外以蜜拌酒釀頓化入前藥蒸過每晚搽面早洗去

面瘡一方九二

面上黍生瘡　用生杏仁搗爛以雞子清調如煎餅至夜洗面敷之且洗去數十次愈

指甲抓破面　用生薑自然汁調輕粉傅破處無痕

止鼻衄血九三

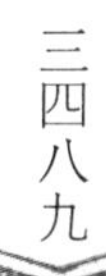

龍骨爲細末吹入鼻中少許卽止凡九竅出血者用此皆能治之

止鼻衄歌 九四

石榴花瓣可以塞　蘿蔔藕汁可以滴

火煅龍骨可以吹　水煎茅花可以喫

又墻頭苔蘚可以塞　車前草汁可以滴

火燒遺房可以吹　水調鍋煤可以喫

鼻衄蒸法 九五　治衄如湧泉不止者

用草紙摺十餘層井花水濕透分髮貼顖心中以熱熨斗熨之微熱不妨久之卽止

鼻塞不通葱熨法 九六

但用葱頭以繩束成一把去根須當貫處切成寸長一餅先以熨斗烙葱一面令熱置頂心顖會穴處乃以熨斗或火

從上熨之俟鼻內作聲氣方住未通再作餅熨之○其有嬰兒傷風鼻塞不能吮乳者但用大南星為末以生薑自然汁和作薄餅用兩掌合煖貼顖上片時即通

硝石散九七　治風邪犯腦患頭痛不可忍不問年歲

硝石　人中白等分　冰片少許

右為末用一字吹入鼻中

良方　通關散九八　治卒然牙關緊急腰背反張藥不能嚥或時毒瘴痧邪塞氣閉等證

細辛華陰無鼻者不用亦可　薄荷葉　牙皂角等分

右為細末以紙撚少許入鼻內候得噴嚏口開隨進湯藥○亚見搐鼻法止用二味無薄荷

陳氏通關散九九　方在痘疹八五

通心經降心火利小便良方

擦牙通關散一百　方在小兒八四

治風痛關竅不通痰塞中脘留滯百節

以下口舌方

旅玄參散百一　治滿口并舌生瘡連齒斷爛痛

玄參　黃芩　黃柏　梔子仁

大黃　前胡　獨活　犀角屑

麥冬　升麻　炙甘草各等分

右為咀每服五錢水一鍾半煎七分不拘時溫服

玄參升麻湯百二　方在外科四八

治口舌生瘡重舌木舌腮頰咽喉腫痛斑疹瘡瘍

清涼飲子百三　治上焦積熱口舌咽鼻乾燥

黃芩　黃連各二錢　薄荷　玄參

當歸　芍藥各錢半　甘草一錢

水二鍾煎八分不拘時服○大便秘結加大黃二錢

清熱化痰湯百四 治上焦有熱痰盛作渴口舌腫痛

貝母 天花 枳實 桔梗各一錢

黃芩 黃連各錢二分 玄參 升麻各七分

甘草五分

水煎服

甘露飲百五 方在寒陣十

治口舌生瘡咽喉腫痛牙齦潰爛

龍胆瀉肝湯百六 方在寒陣六三

治肝火內灸上爲喉口熱瘡不爲小便澁痛等症

五福化毒丹百七 方在外科七六

治咽喉牙口瘡毒癰腫

良方冰蘗丸百八 治舌瘡口瘡

薄荷葉蘇州者　黃栢等分　硼砂半之　冰片一分

右爲末生蜜丸彈子大每服一丸噙化

上清丸百九　治口舌生瘡咽喉腫痛止嗽清音寬膈化痰極效

砂仁　桔梗各一錢　月石二錢　冰片一分

甘草　玄明粉　訶子各一錢　百藥煎八錢

蘇州薄荷葉一兩六錢

爲極細末煉蜜丸芡實大臨睡含化一丸○或爲小丸茶清送下

硼砂丸百十　治口瘡舌瘡

寒水石一兩　朴硝四錢　硼砂二錢　冰片

麝香各一分

甘草膏和丸麻子大不時含化一丸津嚥

良方聖金散 百十 治舌上出血不止

黄藥子一兩 青黛一錢

右爲細末每服一錢食後新汲水調下日二服

金花煎 百十二 治舌上出血如簪孔

黄蘗三兩 黄連五錢 梔子二十枚

右㕮咀以水二升浸一宿煮三沸去滓頓服○一方用酒浸煮

飛礬散 百十三 治木舌漸腫大滿口若不急治即殺人

白礬飛 百草霜等分

右爲細末捻糟茄自然汁調服若口噤灌之妙

寸金散 百十四 治心經煩熱動血妄行舌上出血不止

新蒲黄三錢 新白麪三錢 牛黄五分研 腦荷五分研

右研勻每服一錢生藕汁調服食後亦可摻舌上

黄蘗散 百十五 治血出血不止名曰舌衄

黃蘗不拘多少塗蜜慢火炙焦爲末

右每服二錢溫米飲調下

舌上出血 百十六 重出

升麻黃連丸 百十七 治多食肥甘口臭穢惡

升麻半兩　黃連　黃芩酒炒　生薑

檀香　甘草各二錢　青皮半兩

右爲細末湯泡蒸餅丸彈子大每服一丸不拘時細嚼白湯下

丁香丸 百十八 治口臭穢

丁香二錢　川芎二錢　白芷五分　炙甘草一錢

右爲末煉蜜丸彈子大綿裹一丸噙化

應手散 百十九 治傷寒舌出寸餘連日不收

梅花冰片

爲末摻舌上應手而收重者須用一錢方收

陰陽散 一二十 亦名赴筵散(一) 治口瘡效

黃連一兩 乾薑炒黑三錢

爲細末乾摻口瘡上涎出即愈

外科陰陽散 一二一 方在外科一三三

治瘡屬半陰半陽者

綠雲散 一二二 治口瘡爛臭久不愈

黃蘗蜜炙 青黛等分

右爲細末臨臥用少許摻舌嚥津妙

細辛黃蘗散 一二三 治口舌瘡

黃蘗 細辛等分

右爲末傅之或摻舌上吐涎水再傅須旋合之

白蠶黃蘗散 一二四 治口糜

黄蘗蜜炙　白殭蚕直者新瓦上烙乾斷絲

右爲細末用少許敷瘡上吐涎

蓬砂散一二五　治口瘡

蓬砂　青黛　龍腦薄荷　石膏煅各等分

右爲極細末每用少許臨臥傳口中

黄連朴硝散一二六　治口瘡絶妙

黄連　朴硝　白礬各五錢　薄荷葉一兩

右爲粗末用臘月黄牛膽將藥入膽内風前掛兩月取下如遇口瘡旋將藥研細敷之去其熱涎卽愈

柳華散一二七　治熱毒口瘡

黄柏炒　蒲黄　青黛真者　人中白煅

右等分爲末敷之

搽口瘡一二八

天竺黄　月石等分　冰片少許

爲末摻之

碧雪一二九　治一切積熱口舌生瘡舌強腮腫咽喉腫痛等症

蒲黄　青黛　硼砂　焰硝

甘草等分

右爲細末每用少許摻舌上細細嚥下或飲凉水送下頻用之效或用砂糖丸芡實大每服一丸噙化下咽妙

絳雪百三十　治口瘡舌瘡咽喉腫痛

硼砂一錢　硃砂三錢　馬牙硝　寒水石飛各二錢

冰片半字

右爲細末每用一字摻舌上嚥亦不妨喉痛者吹入咽中

孫真人口瘡方一三一

單用朴硝含之甚良

皂角散 一三二　治重舌喉痺

皂角不蛀者四五挺，去皮核炙焦　荊芥穗二錢

右為細末，以米醋調塗腫處。

千金口臭方 一三三　亦治舌上出血如簪孔

用香薷一把，以水一斗煮取三升，稍稍含漱之。

聖惠口齒方 一三四　治口臭穢及齒慝腫痛

用北細辛一兩煮取濃汁，熱漱冷即吐之，立效。

以下齒牙方

東垣神功丸 一三五　治多食肉人口臭不可近，牙齒疳蝕，牙斷肉脫血出，於治血崩血痢腸風下血及逆氣上行等證

黃連酒洗　砂仁各五錢　生地　甘草各三錢

當歸　木香　藿香葉　升麻

蘭葉各一錢熱亦可

右爲末以湯浸蒸餅和丸綠豆大每服百丸或二百丸白湯食遠服

東垣清胃散一三六 方在寒陣五四

治齒齦潰爛喜冷惡熱

秘驗清胃飲一三七 方在寒陣五六

治一切風熱牙床腫痛出血動搖

三因安腎丸一三八 治腎虛牙齒腫痛

此與局方安腎丸同但少肉桂茯苓二味方在熱陣一六七

直指立效散一三九 治牙痛不可忍痛連頭腦項背微惡寒飲大惡熱飲

防風一錢 升麻七分 炙甘草 細辛葉各三分

草龍胆酒洗四分

右用水一鍾煎五分去滓以匙抄在口中煠③痛處少時立止如多惡熱飲更加草龍胆一錢此法不定宜隨其熱多少臨時加減○若惡風作痛須去草龍胆加草豆蔻黃連各五分累用得效

細辛煎 一百四十 治牙齒腫痛不可忍及口氣臭

用北細辛一味煎濃汁乘熱噙漱良久吐之極妙

嘔毒散 一四一 治熱毒上攻宣露出血牙齦腫痛不可忍

青蓮 此即瓦上青苔不拘多少洗淨

右用水煎湯澄清入鹽一撮頻頻漱之

御藥院 丁香散 一四二 治牙齒痛

丁香 華撥 蝎梢 大椒

右等分爲末每用少許擦於患處

醫要 芫花散 一四三 治風蛀諸牙痛

芫花　細辛　川椒　蘄艾

小麥　細茶等分

右咀水一鍾煎七分温漱之日三四次吐涎出即愈

如神散一四四　治風牙蟲牙攻蛀疼痛牙齒動摇連頰浮腫

川椒炒出汗　蜂房炙

右等分爲細末每用二錢水煎數沸熱漱即止

廻涎散一四五　治風蟲牙痛

良薑　草烏　細辛　荆芥穗

右等分爲末擦牙有涎吐之

蟾酥膏一四六　治風蛀諸牙疼痛

蟾酥少許　巴豆去油研如泥　杏仁燒焦

右共研如泥以綿裹如粟米大若蛀牙塞入蛀處風牙塞牙縫中吐涎盡愈

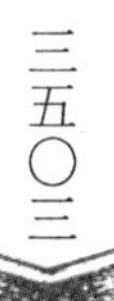

蛀牙痛一四七

蒼耳　艾　小麥　花椒

芫花　黑豆

煎熬屢漱之即愈

韭子湯一四八　治蛀牙

用韭菜子一撮以碗足盛之用火燒烟外用小竹梗將下截劈為四開以紙糊如喇叭樣引烟薰其蛀齒〇如下牙蛀者以韭子煎濃湯漱之虫自出

瑞竹堂方一四九　治蛀牙疼痛不已

用天仙子不拘多少燒烟以竹筒抵牙引烟薰之其虫即死

巴豆丸一百五十　治蛀牙疼痛蝕孔空虛

巴豆一枚　花椒五十粒細研

右爲極細末飯丸黍米大綿包裹蛀孔

藜蘆散 一五一 治蛀牙疼痛

用藜蘆爲末塞牙孔中勿令嚥汁有涎吐之大有神效

北棗丹 一五二 治走馬牙疳

用北棗去核每個内入信一厘燒存性研細每以些小傅患處

青金散 一五三 治走馬牙疳蝕損唇舌腐臭牙落其效如神

銅綠 砒霜等分

右爲細末每用些小傅患處

三仙散 一五四 治走馬牙疳一時腐爛即死

銅綠二分 麝香一分 婦人溺桶中垢白者火煅一錢

右爲極細末傅齒上不可太多

麝礬散 一五五 治走馬牙疳危惡證候

射香少許　胆礬一錢　銅綠半兩　白礬生用五分

右爲細末傅牙患處

神授丹一五六　治牙痛

枯礬七分　白鹽灰三分　射香一分

爲末以竹管吹瘡上

黄連散一五七　治齒斷間出血喫食不得

黄連　白龍骨　馬牙硝各一錢　枯礬五分

冰片半分

右爲細末每用少許傅牙根下

雄黄射香散一五八　治牙斷腫爛出血

雄黄一兩半　銅綠　輕粉　黄連

黄丹炒各一錢　血竭　枯礬各五分　射香一分

右爲細末研勻每用些少傅患處

齒縫出血一五九

右用紙紙子蘸乾蟾酥④少許于血出處按之立止

固齒雄鼠骨散百六十 治腎水不足牙齒浮動脫落或縫中痛而出血或但動不痛者

雄鼠骨 當歸 沒石子 熟地

榆皮 青鹽 細辛各等分

右爲細末用綿紙裹條扱牙床上縫中則永固不落矣

秘方雄鼠骨散一六一 治牙落可以重生

雄鼠骨一具 生打活雄鼠一個剝去皮雜用鹽水浸一時炭火上炙肉自脫落取骨炙燥入衆藥內同研爲末

香附 白芷 川芎 桑葉陰乾

地骨皮 川椒 蒲公英 青鹽

川槿皮 旱蓮草

右爲末擦牙百日復出固齒無不效

[illegible]荊槐散 一六二　治牙宣出血疼痛不止

荊芥穗　槐花

右等分爲末擦牙患處

石膏升麻散 一六三　治陽明風熱流注齒牙腫痛出血化爲膿汁等證

石膏　羊脛骨灰　地骨皮　升麻

右等分爲末每用少許擦牙齒根上○或加射香少許更妙

蒿黃散 一六四　治牙疼不可忍

蒿黃　白芷　細辛各五分

右爲粗末擦患處須臾吐涎以鹽湯漱口面赤腫者去蒿黃加川芎其腫立消

濟香鹽散 一六五　擦牙去風

大香附炒焦黑三兩　青鹽一兩半

右為末，如常擦牙。乃鐵瓮先生良方。

子和牙宣散　一六六

良薑　胡椒　蓽撥　細辛

乳香　麝香　雄黃　青鹽各等分，下四味另研

右等分為細末，先以溫水漱淨牙，後以指蘸藥擦患處，追出涎來吐之，漱十餘次，痛立止。忌油膩一日。

槐鹽散　一六七　治食甘甜過多牙痛

食鹽　青鹽　槐枝一斤，切碎，用水五碗煎一

右將二鹽先炒乾，乃入槐枝湯煮乾，取起為末，用錫盆盛，擦牙固齒最妙。

椒鹽散　一六八　治牙痛用清涼藥不效或反甚者，宜從此以治

川椒　青鹽　蓽撥　薄荷

荆芥穗　細辛　朝腦

右爲末擦痛牙處或前湯漱之亦可

宣風牢牙散 一六九 駐顔補腎牢牙固齒

細辛　青鹽各七錢　當歸酒洗　川芎各一兩

右爲末每用少許清晨擦牙滿口漱良久連藥嚥下或先以溫水漱口淨然後擦而嚥之亦可

萬氏青白散 百七十 治一切牙疼固齒

青鹽二兩　食鹽　川椒煎汁各四兩

右以椒汁拌鹽炒乾爲末擦牙永無齒疾以漱水洗面目亦無疾此藥極妙

御前白牙散 一七一

石膏煆四兩另　大香附一兩　白芷六錢半　甘松

三柰　藿香　沉香　川芎

零陵香各三錢半　細辛　防風各半兩

右爲細末先以溫水漱口次擦之妙

東垣白牙散一七二

升麻一錢　羊脛骨灰二錢　軟石膏二錢　白芷七分

麝香少許

右爲細末先以溫水漱口次擦之妙

道藏經方一七三　治牙齒動搖血出不止

用白蒺藜不拘多少去刺爲細末每日擦牙及患處最妙

取牙不犯手一七四

草烏　蓽撥各一錢半　川椒　細辛各三錢

右爲細末每用少許點在患牙內外一時其牙自落

以下咽喉方

局方 甘桔湯 一七五 治一切風熱上壅咽喉腫痛○錢氏方用

甘草二錢 苦梗一錢

甘草二錢 桔梗四錢

水二鍾煎八分食後服○此方加荊芥穗二三錢三因方即名荊芥湯尤效

拔萃 甘桔湯 一七六 治熱肺咽喉瘡

甘草 桔梗 薄荷 連翹

黄芩 各等分

水二鍾加竹葉煎服○一方有山梔子

加味甘桔湯 一七七 方在痘疹九十

治咽喉腫痛

醫林 訶子甘桔湯 一七八 治火盛失音

訶子四個半生半煨 桔梗一兩半生半炒 甘草二寸半生半炙

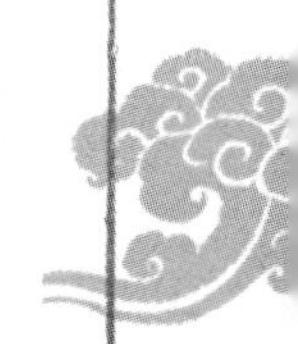

右咀分二服每服水一鍾童便一鍾煎八分食後溫服

清咽利膈散 一七九 治咽喉腫痛痰涎壅盛

防風 金銀花 荆芥 薄荷

桔梗 黄芩 黄連半 各一錢 山梔

連翹 玄參 大黄 朴硝

牛蒡子炒研 甘草各七分

水二鍾煎一鍾食遠服

消梨飲 百八十 治喉痹

單用消梨汁頻頻飲之或將梨削浸涼水中頻頻飲之尤妙此物大解熱毒○或南方少梨之處但擇好蘿蔔杵汁加玄明粉徐徐飲大效

醫 透天一塊冰 一八一 治一切風熱喉痹口舌生瘡頭目不清痰涎壅盛

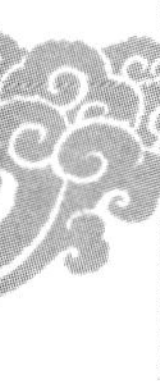

黄連一錢 腦荷 月石 檳榔

蒲黄 甘草各一錢 荆芥穗 黄柏各五分

冰片一分或半分 白砂糖半兩

右爲細末 煉蜜爲丸 芡實大 每服一丸 噙化

梔花丸 一八二 治纏喉風聲不出

梔花 薄荷葉蘇州者佳

右等分爲細末 煉蜜丸彈子大 每服一丸 臨睡噙化

醫林杏仁煎 一八三 治欬嗽暴重聲音不出

杏仁泡去皮尖，研如泥 冬蜜 薑汁 砂糖各一小盞

木通 桑白皮炒去赤皮 貝母 紫菀茸

北五味各一兩 石菖蒲 欵冬花各半兩

右將後七味爲咀 用水五升 煎半 去滓 入杏蜜薑糖四味 合和 微火煎 取一升半 每服三合 而日夜服之

蜜附子 一八四　治膈陽咽閉，吞吐不通，及臟寒閉塞等證

用大附子一枚，去皮臍，切作大片，用蜜塗炙，令黃，含口中嚥津，甘味盡再塗蜜炙用，或易之。○或用炮附子以唾津調塗腳心。○一方用肉桂含之。

牛黃益金散 一八五　治虛火炎上，傷肺，咽喉生瘡破爛

黃柏 為末，用蜜丸炙數次，以熟為度，另研為極細末　白硼砂　白殭蠶各錢半　牛黃三分

右用蜜調如稀糊，塗敷患處，或丸如龍眼大，含化嚥之。○按此方必加冰片半分方妙。

秘方三黃丸 一八六　治咽喉極痛

大黃　黃連　黃芩各一兩　黃藥子　白藥子各七錢半　黃柏　山豆根　苦參各三錢　京墨各錢半　射香少許　冰片五分

几右

右爲末豬胆調麫内蒸三次臨後入片射硼砂爲丸豆大噙化一丸津嚥日夜常噙勿脫藥味方妙

人參平補湯 一八七 治腎虛聲啞不出

人參　川芎　當歸　熟地黃

白芍藥　白茯苓　兎絲子製　杜仲製

北五味子　白朮　巴戟去心　半夏麴

橘紅各半兩　牛膝酒洗　破故紙炒　益智仁

胡蘆巴炒　炙甘草各二錢半　石菖蒲一錢半

右㕮咀每服五錢薑五片棗二枚煎七分吞山藥丸百餘粒○凡五鼓後腎氣開時不得欬唾言語再進上藥則功效勝常

百合丸 一八八 治肺燥失聲不語

百合　百藥煎　杏仁去皮尖　訶子

薏苡仁等分

右為末雞子清和丸彈子大臨臥噙化或用蜜丸亦妙

秘方 竹衣麥門冬湯 一八九 治一切勞瘵痰嗽聲啞不出難治者服之神效

竹衣 取金竹內衣膜鮮者一錢　竹茹 如彈子大一丸即金竹上刮下內皮也刮取之

竹瀝 即取金竹者　麥冬 三錢　甘草　橘紅 各五分

白茯苓　桔梗 各一錢　杏仁 七粒去皮尖研

右㕮咀水一鍾半加竹葉十四片煎七分入竹瀝一盃和勻服

射干丸 一九十 治懸癰腫痛咽喉不利

射干　炙甘草 各半兩　川升麻　川大黃

木鱉仁 各二錢半　杏仁 去皮尖雙仁麩炒微黃 各半兩

右為細末煉蜜丸小彈子大常含一丸津嚥

醫林 鐵笛丸 一九一 治謳歌動火失音不語者神效

薄荷葉 四兩　連翹　桔梗　甘草 各二兩半

訶子煨　大黃酒蒸　砂仁各一兩　川芎一兩半

百藥煎二兩

右為細末雞子清和丸彈子大臨臥噙化一丸或煉蜜丸亦可

三因雄黃解毒丸一九二　治急喉風雙蛾腫痛湯藥不下

雄黃水飛　鬱金各一兩　巴霜十四枚

右為末醋糊丸綠豆大熱茶清下七丸吐出頑涎即甦未吐再服大效如口噤以物斡開灌之下咽無有不活者○如小兒驚熱痰涎壅塞或二丸三丸量大小與之○一法以此丸三粒用醋磨化灌之其痰立出尤妙

三因玉鑰匙一九三　治風熱喉痺及纏喉風

月石五錢　牙硝一兩半　白僵蚕一錢　冰片一字

右為細末每用以竹管吹入喉中立愈○此方加雄黃

二錢即名金鑰匙

濟生二聖散 一九四　治纏喉風急喉痺

膽礬二錢　白殭蠶炒，半兩

為細末用少許吹入喉中

秘方奪命散 一九五　治急喉風

白礬枯　殭蠶炒　月石　皂角炙烟盡，各等分

為細末每用少許吹喉中痰出即愈

馬牙硝散 一九六　治喉癰及傷寒熱後咽痛閉塞不通毒氣上衝

馬牙硝細研每服一錢綿裹含嚥津以通為度

燒鹽散 一九七　治喉中懸癰垂長咽中妨礙

燒鹽　枯礬各等分

右和勻研細以筯頭蘸點即消

寶鑑開關散 一九八　治喉風氣息不通

白殭蠶炒去絲嘴　枯白礬等分

右為細末每服二三錢生薑蜜水調下細細飲之

七寶散 一九九　治喉閉及纏喉風

殭蠶直者十個　硼砂　雄黃　全蝎十個全者去毒

明礬　牙皂一莢去皮弦各一錢　膽礬五分

右為細末每用一字吹入喉中郎愈

破關丹 二百　治乳蛾喉閉纏喉風等證

硼砂末五兩　霜梅肉一兩搗爛

右二味和勻丸芡實大每服一丸噙化嚥下內服荊防敗毒

通氣散 二百一　方在外科八十

治時毒腫甚咽喉不利取嚏以泄其毒

以下諸毒方

紫金錠 三百二 一名神仙太乙丹○一名玉樞丹○一名萬病解毒丹○解除一切中毒積毒蟲毒菌蕈砒石死牛死馬河豚等毒及時行瘟疫山嵐瘴氣喉閉喉風顛邪鬼氣狂亂迷死牙關緊急小兒急驚等證凡行兵興役之處尤不可無

文蛤 捶破 洗焙淨末三兩

山茨菰 去皮淨末二兩

千金子 去油取霜一兩

紅芽大戟 天蘆焙乾爲末一兩五錢

射香 另研三錢

右用糯米煮濃飲爲丸分作四十錠每服半錠用井花水或薄荷湯磨服利一二次用粥止之若治癰疽惡毒湯火蛇蟲犬獸所傷以東流水磨服并敷患處○如治癲邪鬼氣鬼胎攣急疼痛須煖酒磨服○凡修合時日須用端午七夕重陽

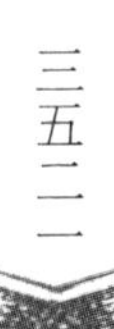

或天德月德日於淨室焚香修製凡奇怪之病屢用如神效驗不可盡述醫家大家皆不可一日無之

解毒丸二百三　治誤食毒草或中蟲毒并百物毒傷人於必死

板藍根乾四兩洗淨晒　貫衆去毛　青黛研　生甘草各一兩

右爲末煉蜜丸梧子大另以青黛爲衣如稍覺精神恍惚郎是誤中諸毒急取十五丸嚼爛用新汲水送下郎解或用水浸蒸餅丸尤佳

藍根散二百四　解毒藥熱藥諸毒

藍根剉一握　蘆根生一握　綠豆三錢研　澱腳一合研

右先將二根以水一碗煎至七分去滓次入後藥和勻分三服或一二服利下惡物不用再服

白扁豆飲二百五　解諸毒入腹及蠱毒

用白扁豆不拘多少爲細末入青黛等分細研再入甘草末少許巴豆一枚去殼不去油別研爲細末和勻半入藥內外以砂糖一大塊用水化開和藥共成一大盞飲之毒隨利去後却服五苓散之類

八毒赤丸 二百六 方在攻陣百四

治一切邪祟鬼疰等毒

飲食中毒 二百七

凡中飲食毒而覺煩熱脹滿者急用苦參三兩苦酒一升半煮半沸陸續飲之吐食出即差○或以水煮亦得○或用犀角湯亦可解

中酒毒 二百八 飲酒中毒者經日不醒是也謂之中酒

黑豆一升煮汁溫服一盞不過三盞即愈

解麪毒 二百九

只以蘿蔔生喫之或搗汁服之麥麵大熱蘿蔔能解其性

或用大蒜嚼食之亦善解麵毒

解一切食毒 二百十 解一切飲食之毒及飲酒不知中何毒

卒急無藥可解者

薺苨　生甘草各二兩

右剉細以水五盞同煎取二盞停冷去滓分三服〇一方加

蜜少許同煎服之解一切毒

食魚中毒 二一一

凡食魚後中毒物煩亂者用陳皮濃煎汁服之即解

河豚毒 二一二

五棓子　白礬等分

右爲細末水調服之〇一方凡中河豚魚毒一時困殆倉卒

無藥急以清油多灌之使毒盡吐出即愈

解河豚魚膾及食狗肉不消脹滿毒二一三
蘆柴根鮮者搗汁飲之乾者煎汁溫飲之

解食鱔魚龜鼈蝦蟆自死禽獸等毒二一四
豆豉一合新汲水煎濃頓溫服之可解

中蟹毒二一五
凡食蟹中毒用紫蘇葉濃煮汁飲之或用紫蘇子搗汁飲之赤㞬或搗藕汁或搗蒜汁飲之俱可解或用冬瓜汁或食冬瓜亦可

食牛馬中毒二一六
粉草攝無灰酒服當吐瀉若渴者不可飲水飲水必死○一方淡豆豉攝人乳服之卽解

食雞子毒二一七
好醋飲之卽愈未愈再服

食斑鳩毒二一八

葛粉一合水調服可解葛湯調服亦解

解花椒毒二一九　有服川椒氣閉欲絕者

冷水飲之解地漿水更妙

解諸菜毒二百二十

食後多服脹者是毒也以醋解之

解蕈毒二二一

忍冬葉生啖之愈或煎濃汁飲之○崇寧間蘇州天平山白雲寺僧五人行山間得蕈一叢甚大摘而食之可吐三人急採鴛鴦草生啖之即愈二人不甚吐至死此即忍冬藤亦名金銀花亦名鷺鷥藤也

解巴豆毒二二二　其證口乾兩臉赤五心熱下利不止

乾薑炮　黃連微炒各等分

右爲細末每服二錢水調下如人行五里許再服○又方煮綠豆湯冷服之即愈○一方黄連甘草煎汁涼飲之○一方芭蕉根葉搗汁飲之利止而安

解砒毒二二三　凡中砒毒者其人煩燥如狂心腹絞痛頭眩嘔吐面色青黑四肢逆冷六脉洪數飲食中得者爲易愈若空心酒醋服者難救

以地漿水頻服若吐出又服所謂洗淨腹中毒全憑地上漿是也○其法掘地成坑以水灌注攪成混水飲之謂之地漿

又方　解砒毒最良此爲第一

用生綠豆半升擂粉入新汲水攪和去柤取汁飲之

又方　用新鮮羊血鴨血飲之皆可解○一方用甘草汁同藍汁飲之即愈

鈎吻毒 二二四

鈎吻生池傍與芹菜相似無他異惟莖有毛以此別之誤食殺人解之之法用薺苨八兩水六升煮取二升分溫二服（此即甜桔梗也）一方用桂湯效

解附子等藥毒 二二五

凡服附子過多而覺頭腫唇裂血流或見內熱諸證急用綠豆黑豆嚼服或擣汁飲之或濃煎二豆湯常飲食之○凡服散風藥過多以致悶亂不省以醋灌之或濃煎甘草同生薑自然汁頻飲之○一方大豆汁餳糖漿湯並能解附子毒○一方用田螺擣碎調水飲之

解烏頭草烏毒 二二六

甘草煎濃湯服之○或米醋調沙糖俱可解

解半夏毒 二二七

生韭搗汁飲之有中此毒口不能言倒地將死者速用韭汁灌之須臾自甦

解斑蝥芫青毒 二二八

猪脂油和大豆汁飲之

解藜蘆毒 二二九

雄黄爲末溫酒調服一錢○一方煮葱汁服

解雄黄毒 二百三十

漢防已煎湯飲之○有用雄黄燒烟熏蚊熏瘡疥受毒者防已煎湯洗數次愈

解杏仁毒 二三一

藍子研水服則解

解服丹毒 二三二

地漿服之爲上○一方用蚌肉食之良

解中藥箭毒二三三　交廣黎人以焦銅作箭中人破皮即死糞清飲之立解患處以糞塗洗之

解鹽滷毒二三四

凡婦女有服鹽滷垂危者急取活鴨或雞斬去頭將頸塞口中以熱血灌之可解若滷多者必數隻方足盡收其鹹毒

解漆毒二三五

一州牧以生漆塗內眼因即盲適一村叟見而憐之語之曰汝急尋螃蟹搗碎取汁滴眼內漆當隨汁流散瘡亦愈矣如其言覓得一小螃蟹用之目睛果愈略無損○或成紅斑爛瘡取生螃蟹塗之不數次即愈○一方用杉木煎汁洗之

以下蟲毒方

解虎傷毒二三六

蔴油一碗飲之即無妨仍用葛根湯洗傷處[illegible]拭乾香油

塗之再以青布作條燃火入竹筒中放烟薰傷處口渴者沙糖調水飲之

蛇毒 二三七

凡被蛇傷即用鍼刺傷處出血用雄黄等藥敷之仍須中留一孔使毒氣得泄乃內服解毒等藥○凡傷處兩頭俱用繩扎縛庶不致毒氣內攻流布經絡

一方治毒蛇咬傷急取三七搗爛罨之毒即消散神妙無比

一方治蛇虺傷毒用五靈脂雄黄等分為末每服二錢酒調服仍敷瘡留口如乾燥須以油潤之

凡居山野陰濕之處每用雄黄如桐子大一丸燒烟以薰衣袍被褥之類則毒不敢侵百邪皆遠避矣

一凡蛇入七竅急以艾灸蛇尾又法以刀破蛇尾少許入川椒數粒以紙封之蛇自出即用雄黄硃砂末煎人參湯調

灌之或食蒜飲酒內毒即解

一山居人被蛇傷急用溺洗咬處拭乾以艾灸之立效又方用獨頭大蒜切片置患處以艾於蒜上灸之每三壯換蒜多灸爲妙凡被毒蛇所傷皆效

用後方　用小蒜搗汁服滓敷傷處

雄黃辟蛇毒　二三八

南海地多蛇而廣府尤甚某侍郎爲帥聞雄黃能禁制此毒乃買數百兩分貯絹囊掛於寢室四隅經月餘一日臥榻外常有黑汁從上滴下臭甚使人穿承塵窺之則巨蟒橫其上死腐矣於是盡令撤去障蔽蛇死者長丈許大如柱傍又得十數條皆蟠蚪成窠并他屋內所驅放者合數百自是官舍清寧

風犬傷人　二三九

急於無風處吮出瘡口惡血如或無血則以針刺出血用小便洗淨外用香油調雄黃少加麝香敷之○一凡遇惡犬咬傷如倉卒無藥即以百草霜麻油調敷或用葱搗爛貼之牛糞敷之或蚯蚓糞付之或口嚼杏仁爛傅之皆能救急如少延緩恐毒氣入經爲害○一方拔去頂上紅髮急令人吮去惡血以艾灸傷處五七壯甚者灸百壯神效○一方用米泔水洗淨沙糖敷之○一方用杏仁炒黑搗成膏貼之

避犬法 一百四十

瑣碎錄云凡行道遇惡犬即以左手大拇指掐寅上吹氣一口輪至戌上掐之犬即退伏

糯米散 二四一　治風犬傷毒

大斑蝥 二十一個去頭足翅

右用糯米一撮先將斑蝥七個入米內慢火炒勿令焦去蝥

又入七個炒令焦色變又去之再入七個炒米出赤烟爲度去螯不用只將米研爲末分三分冷水入香油少許空心調下一服須臾又進一服以二便利下惡物爲度若腹痛急以青靛調涼水解之或先用黃連甘草煎湯待冷服之不可食熱物或用涼水調益元散解之甚妙甚者終身禁食犬肉每見食犬肉而復作者不救又見單服班螯而死者亦有之益班螯毒之尤者雖曰以毒攻毒惟少用之茲用糯米以奪其氣尤宜預備青靛黃連以解其毒而況單服班螯者豈有不死

寶鑑定風散二四二　治諸犬傷毒

南星生用　防風等分

右爲末凡被犬咬先以口含漿水吮洗傷處或小便鹽湯俱可洗淨用綿拭乾方上藥末即不發○或用制過南星一二

錢爲末以童便調下亦可治破傷風

諸犬咬蟲傷灸法 二四三

凡猘犬蛇蝎蜈蚣諸傷痛極危急或因傷受風而牙關緊急腰背反張不省人事者速切蒜片或搗爛罨傷處隔蒜灸之或二三十壯或四五十壯無不應手而愈取效多矣故本草謂蒜療瘡毒有回生之功夫積在腸胃尚爲難療况四肢受患則經絡遠絶藥不易及故古人有淋洗灸刺等法正爲通經逐邪導引氣血而設也

解毒散 二四四 一名國老飲○治蠱毒及一切蛇虫惡獸所傷重者毒氣入腹則眼黑口噤手足强直此藥平易不傷元氣大有神效不可以易而忽之也

明礬 甘草各一兩

右爲末每服二錢不拘時冷水調下亦可敷患處

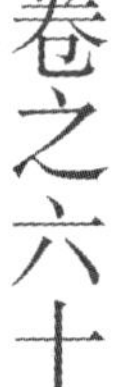

治馬咬傷二四五　毒氣入心則危

馬齒莧搗爛煎湯服外以栗子嚼敷患處

蜈蚣毒二四六

以鹽擦咬處或鹽湯洗傷處痛即止○用後蝎螫方最妙已試○一方用兒茶煎嚼爛擦之或取井底泥傅之

解誤吞蜈蚣方二四七

昔有婢用火筒吹火不知內有蜈蚣向火一吹蜈蚣驚竄入口不覺下喉求救人無措手適有人云取小雞一隻斷喉取血頓飲之復灌以香油取吐蜈蚣隨出

蝎螫毒二四八

用生半夏白礬等分爲末以醋和敷傷處亦治蜈蚣傷無白礬亦可○

又蝎怕胆礬蛇怕雄黄徐春甫云親見蝎螫腫痛用胆礬擦之立消可見南方人家不可無雄黄北方人家不可無

膽礬此制蝎第一藥也

解蜂螫毒 二四九

以小便洗擦拭乾，以香油塗之。○或以雄黄末擦之。○或以蝎螫方治之。

治鼠咬毒 二百五十

猫毛燒存性，入麝香少許，香油調敷傷處，則不害。

治誤吞水蛭 二五一

昔一人夜間飲水，誤吞水蛭入腹，經停日久，復生水蛭，食人肝血，腹痛不可忍，面目黄瘦，全不進食，不治必死。方用田中泥一塊，小死魚三枚，同猪膏溶搗勻，再用巴豆十粒，去油同魚膏四味搗勻，丸如緑豆大，用田中冷水吞下，大人五七丸，小兒三丸，須臾瀉下水蛭盡，却用八珍湯調理。

中蜒蚰毒 二五二

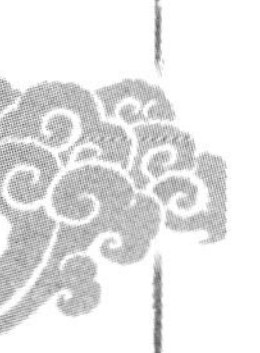

石灰泡熱水涼洗患處久浸之則愈○小兒多受蚯蚓毒則陰莖及囊俱腫如水泡用鴨血塗之或以鴨口含少時則消○一方用鹽湯溫洗之即效

治蠶咬毒　二五三　蠶咬人毒入肉中令人發寒熱

苧葉搗敷之汁塗之令治蠶家以苧近蠶則蠶不生發也

治蜘蛛咬毒　二五四

藍汁調胡粉敷瘡口或用清油搽之內飲羊乳

本草云蜘蛛咬人令人一身生絲惟羊乳飲之可解貞元十年崔員外從質云目擊有人被蜘蛛咬腹大如孕其家棄之乞食於道一僧遇之教飲羊乳未幾日而平

青囊神授散　二五五　治傳屍勞瘵血氣未甚虛損者不必多方只以此藥早服則虫自不能為患無有不愈者此方得之河南郡王府濟世之功不可盡述

川椒二升，去合口者，略炒出汗

右爲細末，空心米飲調服二錢，或酒煮米粉糊爲丸桐子大，每服三十丸，以漸增至五六十丸，或用酒送。

解射工溪毒 二五六 葱白散○治溪澗中射工毒，専射行人形影，人中其毒則病如瘧狀，或若傷寒，俗云沙發中之深者死，急用後方治之。

葱白一握，切　豉半升　葛根二兩　升麻七錢半

右剉如豆大，每服四錢，水二盞，煎一盞，去滓，不拘時溫服，移時再服。

千金 雄黄兑散 一五七 治時氣病，䘌下部生瘡

雄黄半兩　桃仁一兩　青箱子　黄連　苦參各三兩

右五味爲末，綿裹如棗核大，納下部，亦可用棗汁服方寸匕

千金 治大孔虫癢方 二五八

用大棗蒸爛爲膏以水銀和捻長二三寸許綿裹納大孔中過宿明旦虫皆出但水銀損腸宜慎之○愚按此方水銀不必生用但如治頭風法燒烟以棗肉拌之用必更妙

○頭髮生虱方在新因五三

雄麝散 二五九 治五種蠱毒

明雄黃 麝香 各一字另研

用生羊肺一指大以刀切開安藥在內吞下

醫林 丹砂丸 二百六十 治蠱毒

雄黃 朱砂 各另研 藜蘆 略炒 鬼臼

巴豆霜 各二錢半

右爲末煉蜜丸桐子大每服二丸空心薑湯下當利惡物並

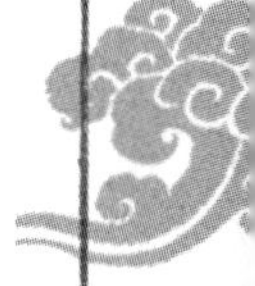
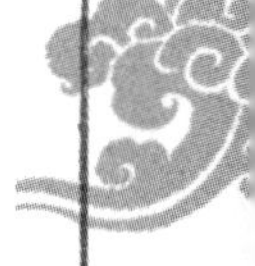

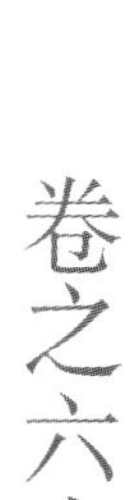

蠱毒如煩悶以鴨血爲羹食之

良方七寳丸 二六一 治蠱毒

敗鼓皮　蚕退紙　刺蝟皮各燒一炷 五棓子炒

續隨子　朱砂另研　雄黄另研等分

右爲細末糯米粥丸小豆大每服七丸空心白水下

蜜髓煎 二六二 治中蠱令人腹内堅痛面目青黄病變無常

眞蜜一碗　豬骨髓五兩研

右同煎熟分作十服日三服即瘥

歸魂散 二六三 凡初中蠱毒在膈上者當用此藥吐之

白礬　建茶各一兩

右二味爲細末每服五錢新汲水調下頓服之一時久當吐

毒出若此藥入口其味甘甜並不覺苦味者即其證也

麥麪散 二六四 治中蠱毒吐血

用小麥麪二合分爲三服以冷水調下半日服盡當下蠱
即瘥

挑生蠱毒簡易方 二六五

一方明礬芽茶等分爲末涼水調三錢

一方青藍汁頻頻服半合則解

一方石榴皮煎汁飲之當吐出活蟲而愈

以下雜方

嗽烟筒 二六六 治一切犯寒欬嗽遇冬便作

欵冬花 鵝管石 雄黄 艾葉各等分

右爲末鋪艾上用紙捲筒燒烟吸入口内呑下即飲茶水一口壓之日數○一方有佛耳草無艾葉用紙捲成條每切一節約長三五分許焚爐中吸烟嚥之

燻覺烟筒 二六七 治一切寒喘欬嗽

黃蠟　雄黃各三錢　佛耳草　款冬花各一錢
艾葉三分

先將蠟溶化塗紙上次以艾鋪之將三味細研勻摻捲成筒用火點一頭吸烟吞之清茶送下

七寶美髯丹 二六八 補腎元烏鬚髮延年益壽

何首烏赤白各一斤　川牛膝半斤

將何首烏先用米泔水浸一月以竹刀刮去粗皮切作大片用黑豆鋪甑中一層却鋪何首烏一層再鋪豆一層却鋪牛膝一層又豆一層重重相間面上鋪豆蓋之蒸以豆熟爲度取起晒乾次日如前換豆再蒸如此七次去豆用

破故紙半斤洗淨用黑芝麻同炒無聲爲度去芝麻

白茯苓半斤用人乳浸透晒乾蒸熟　赤茯苓半斤用黑牛乳浸透晒乾蒸熟

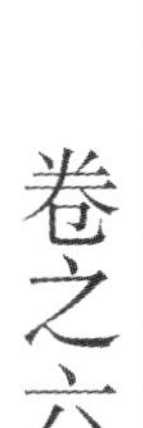

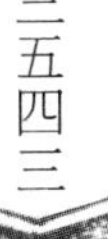

當歸身 半斤酒洗　枸杞子 半斤去枯蒂者

右共爲末煉蜜丸龍眼大每日空心嚼二三丸溫酒米湯鹽湯俱可送下○製藥勿犯鐵器○按此卽七珍至寶丹少兎絲子一味

北京烏鬚方 二六九　兩京各處烏鬚者惟此方頗好用之雖未至倘妙然不壞鬚傷肉制用得法者可黑一月

五棓子　擇川中之大者打作碎粒分粗細爲二先將粗者於鍋內用文火炒成糊次入細者同炒初時大黑烟起取出不住手炒將冷又上火炒則黃烟起又取出炒終冷再上火炒則靑黃白烟間出卽可住火先以眞靑布一大片浸濕將棓子傾在布上包成一團用脚踏成餅上用濕泥一扣盦一夜色如烏羽爲妙磁器收貯聽用

紅銅花　用細紅銅絲炭火煅醋中淬之不拘遍數以化盡爲度去醋取銅花晒乾

皂礬　明礬各三分　沒石子　食鹽各一分

砂淨一分

右每次染時旋配旋用以制棓子二錢爲則加銅花四分餘皆一二分和勻作一服研細以濃茶汁或燒酒用磁鍾調如稀糊坐湯中煮之看鍾內綠氣生面爲度先用皂角湯洗鬚淨拭乾以抿刷塗上用皮紙搭濕包之或以青布袋囊之過夜次早溫水洗之如不潤用胡桃油撚指潤之一連染二夜其黑如漆亦妙

擦牙烏鬚方二百七十　先期而擦者永久不白

青鹽一斤　嫩槐枝葉五斤切　黑鉛四兩　沒石子七錢尖者

右將黑鉛青鹽入鍋內槐枝攪炒俱成灰炭取起將沒石子

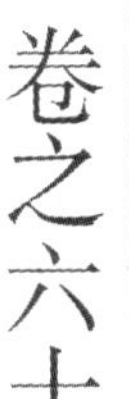

研細末和入用磁罐盛之每日早晚以藥擦牙漱水吐掌上擦鬚鬢久久自然潤黑

便易擦牙方 二七一

用五棓子大者一百個裝食鹽一斤鋪在鍋內大火燒過存性爲末每月擦之久則鬚髯皆黑

丹溪疝氣神方 二七二 其病甚至氣上衝如有物築塞心臟欲死手足冷者二三服除根

陳皮　荔枝核爲末炒焦黄　硫黄火中溶化即投水中去毒研細各等分

右爲末飯丸桐子大每服十四五丸酒下其疼立止若疼甚不能支持略加五六丸再不可多也

神仙六子丸 二七三 男子三十歲後服此藥一歲一單製服不息永不白鬚髮四十以上或見微白從少年鬚黄不潤者服此百日自然漆黑其效如神

兎絲子制　金鈴子　覆盆子　五味子
枸杞子　蛇床子炒各一兩　何首烏酒浸蒸極熟晒　牛膝酒浸蒸
熟地酒蒸搗　地骨皮各二兩　舶上茴香鹽炒　川木瓜各二兩

石十二味為細末，用浸兎絲酒作糊為丸，梧子大。每服五七十丸，食前溫酒或白湯送下。⑤○一方加人參、白朮、白茯苓各一兩，尤有神效。服此大忌三白。

疝氣二七四　方重

四製川楝子丸二七五　治疝氣一切下部之病，悉皆治之。凡腫痛縮小，雖多年亦可除根。

川楝子淨肉一斤，分四分：内一分用鹽一兩、茴香一合同炒黃色，去鹽茴不用；外三分，一分用巴豆四十九個，一分用斑蝥四十九個，一分用巴戟一兩，仍各加麥麪一合同炒黃色，俱去麪藥不用。

景岳全書卷之六十　畢

木香一兩　破故紙一兩炒

右爲末酒糊丸梧子大每服五七十丸鹽湯送下甚者日進二三服或空心或食前

木香導氣丸二七六　治男子小腸氣肚疼一切氣積下元虛冷脾胃不和並宜服之有效

木香　丁香　乳香　香附

川楝子肉　大茴香　破故紙　葫蘆巴炒

甘草炙　三稜各一兩　杜仲炒半兩

右爲細末酒糊丸梧子大每服三五十丸加至七八十丸用溫酒或鹽湯食前送下日進二三服

去鈴丸二七七　治疝消鈴

用大茴香一升以老生薑二斤取自然汁浸茴香一宿以薑汁滲盡爲度入好青鹽二兩同炒赤取出焙乾爲末用

無灰酒浸蒸餅爲丸梧子大空心食前酒下二三十丸或米飲亦可○此方實脾疏肝所以治疝多效非如常法之尅伐故爲妙也

事後中寒腹痛方二七八

凡房事後中寒厥冷嘔惡腹痛者用葱薑搗爛衝熱酒服之睡少頃出汗即愈○如腹痛甚者以葱白頭搗爛攤臍上以艾灸之或熨之亦可得鼻尖有汗其痛即止

濕疝陰丸作痛二七九

蘄艾　紫蘇葉炒乾熱　川椒炒熱各三兩

右三味拌勻乘熱用絹袋盛夾囊下勿令走氣冷即易之

薰熨脫肛方二百八十　治氣痔脫肛

枳殼麩炒　防風去叉各一兩　枯礬二錢半

右㕮咀用水三碗煎至二碗乘熱薰之仍以軟帛蘸湯熨之通

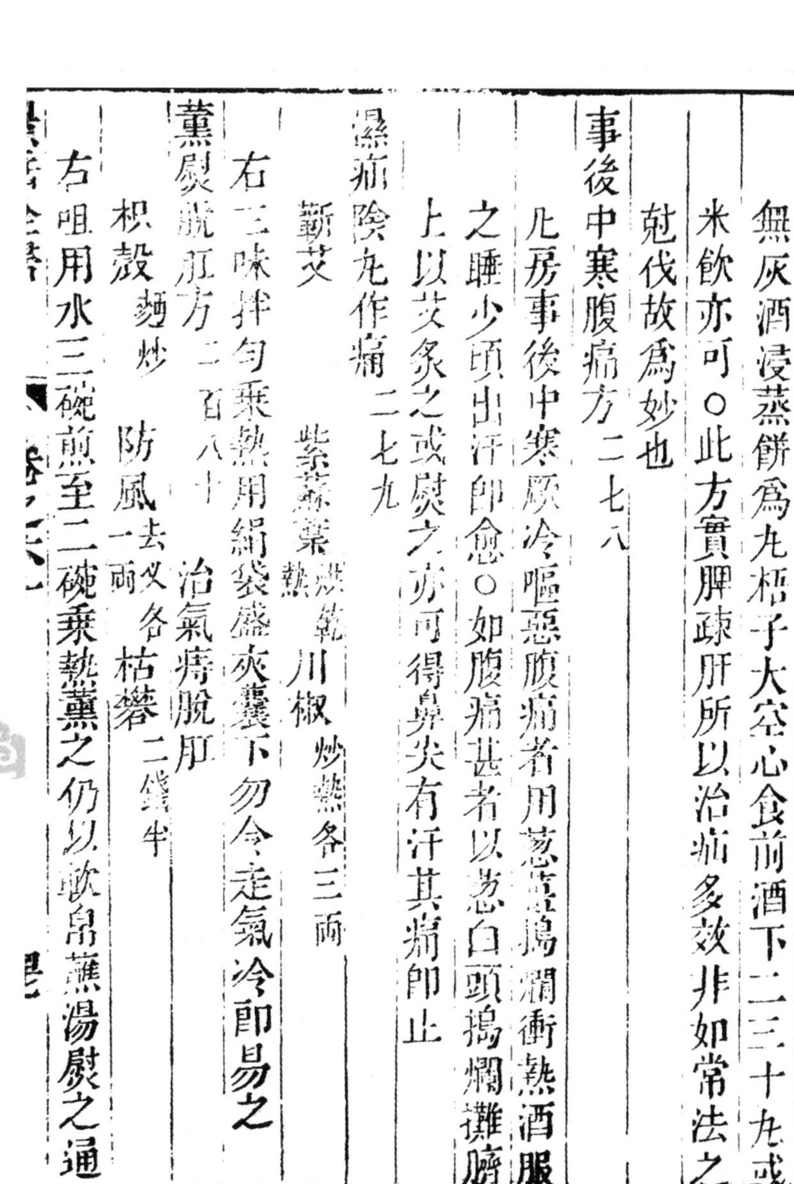

乘熱淋洗

熏洗脫肛法 二八一

用朴皮葱韮菜二味各帶根者煎湯入大楓子防風末各數錢乘熱熏洗立收上○一方用五棓子煎湯洗以赤石脂末摻上托入或脫長者以兩床相並中空尺許以磁瓶盛湯令病人仰臥浸瓶中逐日易之收盡爲度○又溢腸

散方在小兒五四

參朮芎歸湯 二八二　治瀉痢產育氣虛脫肛脉濡而弦者

人參　白朮　川芎　當歸

黃芪酒炒　山藥炒　白芍藥　白茯苓

升麻　炙甘草

右生薑水煎服○按此方若治泄痢虛滑脫肛仍須加製附子肉豆蔻方效

涼血清腸散 二八三 治大腸血熱脫肛

生地黃 當歸 芍藥各錢半 黃芩

黃連 防風 荊芥 升麻各一錢

香附 川芎 甘草各五分

水一鍾半煎服

縮砂散 二八四 治大腸伏熱脫肛紅腫

縮砂仁 黃連 木賊等分

右爲細末每服二錢空心米飲調下

訶子人參湯 二八五 治證同前

訶子煨去核 人參 白茯苓 白术

炙甘草 蓮肉 升麻 柴胡等分

水一鍾半加生薑煎服

澁腸散 二八六 治久痢大腸滑脫

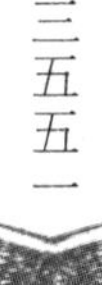

訶子　赤石脂　龍骨等分

右爲末，以臘茶少許和藥，摻腸頭上，用絹帛揉入。○又方用鼈頭煆存性，入枯礬少許，如上揉入。

蟠龍散二八七　治陽證脱肛腫痛

地龍曬乾，兩　風化硝二兩

右爲末，每用一二錢，肛門濕則乾摻，燥則清油調搽。先以見腫消、荆芥、生葱煮水，候温洗，輕輕拭乾，然後敷藥。

伏龍肝散二八八　治陰症脱肛

伏龍肝一兩　鼈頭骨五錢　百藥煎二錢半

右爲末，每用一二錢，濃煎紫蘇湯，候温洗過，以清麻油調藥，傅如前法。

獨蒜通便方二八九　治小便不通

獨蒜一枚　梔子三七枚　鹽花少許

右搗爛攤紙上貼臍良久即通未通塗陰囊上立通

小便不通經驗方 二百九十

以朴硝爲末每服二錢空心煎茴香湯下○又方用蚯蚓杵以涼水攄過濃服半碗立通大解熱疾不知人事欲死服之甚效

小水不通葱熨法 二九一

用葱三斤慢火炒香熟以絹帕裹更替熨臍下即通或用鹽炒熱熨之冷則再易須臾即通

雞內金散 二九二 治氣虛弱尿

用雄雞肶胵并腸燒爲末溫酒調服

狐腋氣方 二九三 治陰汗鴉臭兩腋下臭不可與人同行

枯白礬 密陀僧 黄丹各二錢半 麝香五分

右於乳鉢內研細以醋於手心內調藥搽腋下經兩時許即

以香白芷煎湯洗之一日用一次

又治腋氣神效方

蜜陀僧四兩 枯白礬二兩 輕粉三錢

右爲細末頻擦兩腋擦至半月見效半年全愈

又腋氣方

用熱蒸餅一枚擘作兩片摻蜜陀僧細末一錢許急挾在腋下略睡少時候冷棄之如一腋有病只用一半葉元方平生苦此疾來絕興偶得此方用一次遂絕根本

又腋氣方

單用枯礬爲極細末以絹袋盛之常以撲於腋下不過十度即愈一方以唾調塗之

又腋氣方

先剃去腋毛令淨用白定粉水調搽傅患處至六七日後

清晨看腋下有一黑點如針孔大者以筆點定即用小艾炷灸七壯灸過或有濁氣攻心作痛者當用後藥下之

丁香　青木香　檳榔　檀香

射香　大黃

右煎服以下為度

脚汗牡蠣散 二九四　治脚汗除穢氣

牡蠣煅　枯白礬　蜜陀僧　黄丹等分

右為細末每用少許乾摻脚指縫中即收

燥囊牡蠣散 二九五　治陰囊濕痒搔之則汁水流珠用此極效

牡蠣醋煅一兩　雄黄一錢　枯礬　硫黄

苦參　蛇牀子各一錢

右為細末先用蒼术椒鹽煎湯洗濕處後用此藥摻之

熏洗陰囊法 二九六　治一切陰囊濕痒

陳茶一撮　蒼术二錢　花椒　蛇床子

白礬各一錢　蒼耳草量取　炒鹽半兩　朴硝三錢

右用水四碗先將前五味煎湯去柤乃入後三味泡化先熏後洗三四次絶痒

梅蘇丸 二九七

龍腦薄荷　粉草　冰糖各四兩　烏梅肉三

白檀香　紫蘇葉各二兩

右爲極細末以熟棗肉搗丸芡實大勿用鐵器

冰梅丸 二九八

龍腦薄荷二兩　白糖　柿霜各四兩　烏梅肉

桔梗各五錢　兒茶三錢　甘草一錢　冰片一分

右爲極細末煉蜜丸龍眼核大

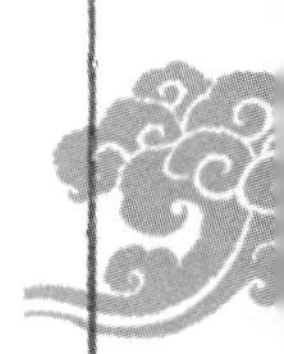

龍腦上清丸二九九

烏梅肉　腦荷各四兩　白檀香　蘇葉

兒茶　硼砂　沙糖各二兩　氷糖

柿霜各八兩　乾葛　粉草各一兩　氷片三分

右爲極細末蜜丸櫻桃大

上清丸三百　　佳方

腦荷二兩　雨茶　白硼砂七錢　烏梅肉

貝母　訶子各三錢　氷片三分

煉蜜丸

辟邪丹三百一　方在痘疹百三十

辟一切穢寒邪氣

福建香茶餅三百二　能辟一切瘴氣時疫傷寒穢氣不時噙

口中邪氣不入

沉香　白檀各一兩　兒茶二兩　粉草五錢

麝香五分　冰片三分

右為極細末，糯米調飲湯為丸，黍米大，噙化。

香髮木樨油

採桂花半開者，去莖蒂令淨，每花二升，用真麻油一斤，輕手拌勻，納磁瓶中，用油紙緊封器口，坐釜中湯煮一餉，持起頓燥處，十日後撅出，用麻布濾絞清油，封閉緊密收之，愈久愈香。○或用茶子油亦可。

玉容散三百四　治面生黑䵟雀斑

甘松　三柰　茅香各半兩　白芷

白芨　白斂　白殭蠶　白附子

天花粉　綠豆粉各一兩　防風　零陵香

藁本各二錢　肥皂二錢，去皮弦

右爲細末，每早晚蘸末洗面。

硫黄膏 三百五 治面部生瘡，或鼻赤風刺粉刺。

硫黄 白芷 天花粉 水粉各五分 全蝎一枚 蟬蛻五個 芫青七個，去頭足

右爲細末，用麻油、黄蠟約多寡，如合面油熬熟，離火方入前末藥和匀。每於臨臥時洗面淨，以少許塗面，勿近眼。數日間瘡瘍自平，赤鼻亦消，如退風刺，一夕見效。

全書卷六十終

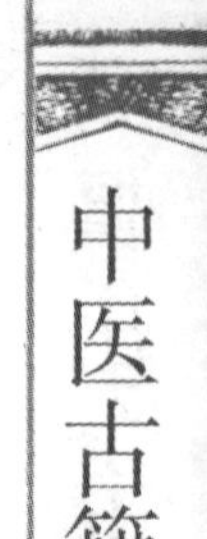

校注

①羊角：据文义当作『羚羊角』。
②巴頭：据文义当作『巴豆』。
③煠（yè）：烧。
④蟬酥：据文义当作『蟾酥』。
⑤三白：指酒。

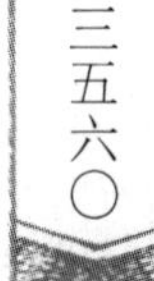

景岳全書卷之六十一長集　婦人規古方

會稽　張介賓　會卿著
會稽　魯　超　謙菴訂

婦人

安胎飲一　治妊娠五七個月用數服可保全產

人參　白朮　當歸　熟地
川芎　白芍藥　陳皮　甘草炙
紫蘇　炙黃芩各一錢

古用薑水煎服○一方有砂仁

安胎散二　治妊娠卒然腰痛下血

熟地　艾葉　白芍炒　川芎
黃芪炒　阿膠炒　當歸　甘草炙

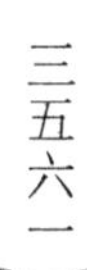

地榆各一錢

右加薑棗水煎服

泰山盤石散三　治婦人血氣兩虛或肥而不實或瘦而血熱或脾肝素虛倦怠少食屢有墮胎之患此方平和兼養脾胃氣血覺有熱者倍黃芩少用砂仁覺胃弱者多用砂仁少加黃芩更宜戒慾事惱怒遠酒醋辛熱之物可永保無墮○徐東皋曰婦人凡懷胎二三個月慣要墮落名曰小產此由體弱氣血兩虛藏府火多血分受熱以致然也醫家又謂安胎多用艾附砂仁熱補尤增禍患而速其墮矣殊不知血氣清和無火煎爍則胎自安而固氣虛則提不住血熱則溢妄行欲其不墮得乎香附雖云快氣開鬱多用則損正氣砂仁快脾氣多用亦耗真氣況香燥之性氣血兩傷求以安胎適又損胎而反墮也今惟太山盤石散千金保孕丸二方能奪化

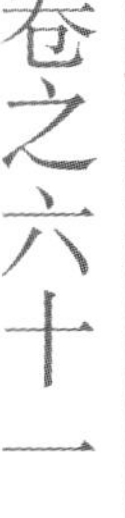

工之妙百發百效萬無一失甫故表而出之以爲好生君子共知也

人參　黄芪　當歸　川續斷
黄芩各一錢　川芎　白芍藥　熟地各八分
白术二錢　炙甘草　砂仁各五分　糯米一撮

水一鍾半煎七分食遠服但覺有孕三五日常用一服四月之後方無慮也

地黄當歸湯　一名内補丸○治妊娠衝任脉虚補血安胎

熟地二两　當歸一两

右每服五錢水煎服○爲丸法以當歸炒爲末熟地蒸搗膏和丸桐子大每服百餘丸温酒或滚湯下○葛學士曰大率妊娠惟在抑陽助陰然胎前藥最惡陰陽雜亂致生他病惟枳殼湯所以抑陽四物湯所以助陰耳然枳殼湯其味多寒

若單服恐致胎寒腹痛更以內補丸佐之則陽不致強陰不致弱陰陽調和有益胎嗣此前人未嘗論及也

良方當歸湯十五　治胎動煩燥或生理不順唇口青黑手足厥冷

當歸　人參各二三錢　阿膠炒　甘草炒各一錢

連根葱白一握

右水四碗煎四味至半去滓下葱再煎一碗分二服

良方阿膠散十六　或頓仆或因毒藥胎動不安或腰痛腹痛上搶短氣

阿膠　艾葉　當歸　熟地

川芎　白芍　黃芪　炙甘草等分

右每服四錢薑棗水煎

良方膠艾湯十七　治妊娠頓仆胎動不安腰腹疼痛或胎上搶或去血腹痛（）又金匱膠艾湯在後九十三

阿膠炒，一兩　艾葉數莖

右二味，以水五升，煮取二升，分三服。

七味阿膠散八　治胎動腹痛

阿膠炒　白茯苓　白朮炒　川芎

當歸　陳皮各一錢　甘草炒，三分

右薑棗水煎服。

黃芪湯九　治氣虛胎動腹痛下水

糯米一合　黃芪炒　川芎各一兩

右水煎，分三服。

鈎藤湯十　治妊娠胎動腹痛，面青冷汗，氣欲絕

鈎藤鈎　當歸　茯神　桑寄生

人參各一錢　苦梗一錢半

右水煎服。○如有煩熱加石膏

良方白朮散十一　治妊娠傷寒內熱等證

白朮　黄芩炒各二錢

右用薑棗水煎服○若陰證者不可用

良方三味白朮湯十二　治妊娠內熱心痛

白朮四錢　赤芍藥三錢　黄芩炒二錢

右水煎服○忌桃李雀肉

良方四味白朮湯十三　治妊娠胃虛惡阻吐水甚至十餘日漿粥不入

白朮炒一錢　人參五分　甘草炒　丁香各二分

右薑水煎服

全生白朮散十四　治妊娠面目虛浮四肢腫如水氣名曰胎腫

白朮一兩　生薑皮　大腹皮　陳皮

白茯苓各半兩

右爲末每服二錢米飲下○如未應佐以人參甘草

探胎飲十五　婦人經水不來三月疑似用此驗之

川芎不拘多少爲末不見火

空心煎艾湯調下方寸匕覺腹中動則有胎也臍之下動者乃血瘕也不動者血凝也病也

當歸芍藥湯十六　治妊娠心腹急痛或去血過多而眩運

當歸　白芍藥炒　白术炒　茯苓

澤瀉各一錢　川芎二錢

右水煎服

益母地黃湯十七　治妊娠跌墜腹痛下血

生地　益母草各二錢　當歸　黃芪炒各一錢

右薑水煎服

方很獨聖散十八　治妊娠有所傷觸激動胎元腹痛下血極效
砂仁不拘多少帶皮同炒勿令焦黑取仁爲末
右用熱酒調服四五分或一錢○此物有安胎導滯易產之功實妊婦之要藥也
方很安胎寄生湯十九　治妊娠下血或胎不安或腰腹作痛
桑寄生　白朮　茯苓各五分　甘草一錢
右水煎服
二黃散二十　治胎漏下血或内熱晡熱或頭痛頭暈或煩躁作渴或脇肋脹痛等證
生地　熟地
右爲末每服三錢煎白朮枳殼湯下
四聖散二一　治漏胎下血
條芩　白朮　砂仁　阿膠各等分

右爲細末每服二錢艾湯調下○一方有芎藭無阿膠○按此方若改爲湯砂仁用當減半

原方續斷湯二二 治妊娠下血尿血

當歸 生地黃各一兩 續斷 赤芍藥各半兩

右爲末每服二錢空心用葱白煎湯調下

枳殼湯二三 治胎漏下血或因事下血亦進食和中并治惡阻

枳殼炒 黄芩炙各半兩 白朮炒一兩

右爲末每服一錢白湯調下○前四證若因脾胃虛弱宜用補中益氣湯加五味○若因脾胃虛陷宜用前湯倍加升麻柴胡○若因晡熱內熱宜用逍遙散

滑胎枳殼散二四 此方能令胎瘦產易○湖陽公主每產累日不下南山道人進此方

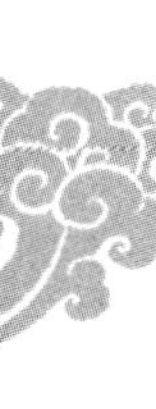

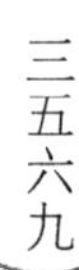

粉草炒一兩　商州枳殼麵炒二兩

右為末每服二錢空心沸湯調日三服凡孕六七月宜服之○溫隱居方加當歸廣木香各等分○或加香附一兩亦可

枳殼散二五　方在寒門百一

治婦人血熱氣滯經候不調

千金鯉魚湯二六　治妊娠腹脹胎中有水氣遍身浮腫小便不利或胎死腹中皆效

當歸　芍藥各一錢　白朮一錢　茯苓一錢半

橘紅五分　鯉魚一尾不拘大小

右作一服將鯉魚去鱗臟白水煮熟去魚用汁鍾半入藥加生薑五片煎一鍾空心服當見胎水下如水未盡胎死腹中脹悶未除再制一服水盡脹消乃已

竹葉湯二七　治妊娠心驚膽怯煩悶不安名曰子煩○一方

有当归防风栀子仁

白茯苓　麦门冬　黄芩各三两

右每服四钱，竹叶五片，水煎服。○若因血虚烦热，宜兼用四物。○若因中气虚弱，宜兼用四君。

紫苏饮二八　治妊娠失调，胎气不安，上攻作痛，名曰子悬。或临产气结不下等证。

大腹皮　川芎　白芍药　陈皮

苏叶　当归各一两　人参　甘草各五钱

右每服一两，姜葱水煎服。○一方有香附，无人参。○若肝脾气血虚而有火不安，宜兼逍遥散。○若脾气虚弱而不安，宜用四君芎归。

安荣散二九　治妊娠小便涩少，遂成淋沥，名曰子淋，甚妙。

麦门冬　通草　滑石　当归

燈心　甘草　人參　細辛 等分

右水煎服○一方人參細辛加倍爲末每服二錢麥冬湯調服○若因肺經鬱熱宜川芎黄芩清肺飲○若因膏粱厚味宜用清胃散○若因肝經濕熱宜用加味逍遙散

天仙藤散 三十　治妊娠三月之後足指發腫漸至腿膝飲食不甘狀似水氣或脚指間出黄水名曰子氣

天仙藤 洗略炒　香附 炒　陳皮　甘草

烏藥 等分

右每服三五錢加生薑木瓜各三片紫蘇三葉水煎食前日進三服○若因脾胃虛弱宜兼六君子○中氣下陷須用補中益氣湯

羚羊角散 三二　治妊娠虛風頸項强直筋脈攣急語言蹇澁痰涎不利不省人事名曰子癎

羚羊角鎊 川獨活 棗仁 五加皮
薏苡仁炒 防風 當歸 川芎
茯神 杏仁去皮尖各五分 炙甘草 木香各一分

右加薑五片水煎服○若因肝經風熱或怒火所致須用加味逍遙散

人參橘皮湯三二 治妊娠脾胃虛弱氣滯惡阻嘔吐痰水飲食少進益胃和中○一名參橘散

人參 陳皮 麥門冬 白朮各一錢
厚朴制 白茯苓各五分 炙甘草三分

右加淡竹茹一塊薑水煎溫服○若因中脘停痰宜用二陳枳殼○若因飲食停滯宜用六君加枳殼○若因脾胃虛宜用異功散

竹茹湯三三 治孕婦嘔吐不止惡心少食服此止嘔清痰

竹茹彈子大　陳皮　半夏　茯苓各錢半

生薑二錢

水鍾半粳米一撮煎七分温服忌羊肉雞魚麵食

良方半夏茯苓湯三四　治妊娠脾胃虚弱飲食不化嘔吐不止

半夏泡炒黄　陳皮　砂仁炒各一　白茯苓二錢

甘草炒五分

右用薑棗烏梅水煎服一二劑後用茯苓丸在三九

烏附湯三五　治孕婦惡心阻食養胃調和元氣

烏藥　香附制　白术土炒　陳皮各一錢

人參　炙甘草各八分

水鍾半薑三片煎七分服○吐甚者加丁香砂仁各七粒

千金保孕丸三六　治妊婦腰背痛善於小産服此可免墮胎之患○此即良方杜仲丸但彼等分用

杜仲四兩，同糯米炒去絲 川續斷二兩，酒洗

右爲末，山藥糊丸桐子大，每服八九十丸，空心米飲下。忌酒醋惱怒。

一母丸三七 一名知母丸。○治妊娠血熱，頓仆胎動不安，或欲墮產。

知母炒，爲末

右搗棗肉爲丸，彈子大，每服一丸，人參湯嚼送。或丸桐子大，每服二三四十丸，白湯下，或嚼嚥之。

束胎丸三八 懷胎七八個月，恐胎氣展大難產，用此扶母氣，束兒胎，易產。然必胎氣强盛者乃可服。

條黄芩酒炒，勿太熟，冬月一兩，夏月半兩 白术三兩 陳皮二兩 白茯苓七錢半

右爲末，粥糊丸桐子大，每服五十丸，白湯下。

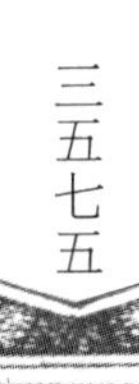

茯苓丸三九　治妊娠煩悶頭暈聞食吐逆或胸腹痞悶

赤茯苓　人參　桂心　乾薑炮

半夏酒洗炒　橘紅各一兩　白朮炒　甘草炒

枳殼麩炒各二兩

右爲末蜜丸桐子大每服五十丸米飲下日三服○右原方仍有葛根二兩似非所宜也用者審酌之

達生散四十　妊娠臨月服十餘劑則易產或加砂仁枳殼如兼別證以意增減○詩云誕彌厥月先生如達註曰先生首生也達小羊也羊子易生故以此名之

人參　白朮　當歸　白芍

陳皮　紫蘇各一錢　炙甘草二錢　大腹皮酒洗晒乾三錢

水一鍾半煎服○一方無當歸白芍白朮

佛手散四一　一名芎歸湯亦名當歸湯○治產後去血過多

煩暈不省并一切胎氣不安亦下死胎

川芎二錢　當歸三五錢

右㕮咀用半兩水煎服○若腹疼加桂○若腹痛自汗頭眩少氣加羊肉若不應用八珍湯○若用下胎當爲末以酒調服

錢氏生化湯四二　此錢氏世傳治婦人者

當歸五錢　川芎二錢　甘草炙五分　焦薑三分

桃仁十粒去皮尖雙仁　熟地三錢

右㕮咀水二鍾棗二枚煎八分温服○一方無熟地香附加減法○凡胎衣不下或血冷氣閉血枯氣弱等證連服生化湯二三劑即下或用此送益母丸一丸即下益母草行血養血性善走而不傷人者也○一凡婦人無論胎前産後皆宜此藥○一凡血暈虛暈加荆芥穗六七分○一凡産婦氣

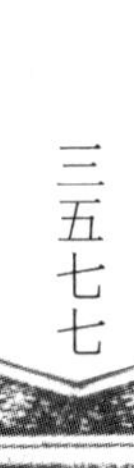

虚氣脱倦怠無力加人參黄芪○一凡陽虚厥逆加附子肉桂○一脈虚煩渴加麥冬五味○一氣壅有痰加陳皮竹瀝○一血虚血燥便結加麻仁杏仁茯苓○一多汗不眠加茯神棗仁黄芪上體多汗加麻黄根下體多汗加漢防已○一煩熱加丹皮地骨皮○一口噤如風反張痰壅者加荆芥防風各三四分○一惡露未盡身發寒熱頭痛脇脹其小腹必然脹痛加紅花丹皮肉桂各三四分玄胡一錢○一內傷飲食加山查陳皮砂仁或神曲麥芽○一外傷寒濕或加蒼术白术○一血積食積胃有燥糞臍腹脹痛加大黄二錢○一産後下血不止或如屋漏水沉黑不紅或斷或來或如水或有塊淋瀝不休此氣血大虚之候不可誤用寒凉其脉浮脱者可加附子輩諸陽分藥否則無救矣○佛手散單用當歸三錢川芎二錢此即其變方也

會稽錢氏世傳曰嘗論產證本屬血虛陰亡陽孤氣亦但病
如大補則氣血既生倘失調則諸邪易襲四物避芎藥之寒
四物得薑桃之妙氣耗散法兼補虛食必扶脾勿專消導
熱不可用芩連恐致宿穢凝滯寒不宜用桂附反拆新血流
崩三陽見表證之多似可汗也用麻黄則重竭其陽三陰見
裏證之劇似可下也用承氣則大涸其血耳聾脇痛乃腎虛
惡露之停休用柴胡譫語汗多乃元弱似邪之證非同胃實
厥由陽氣之衰難分寒熱非大補不能回陽起因陰血之虧
豈論剛柔非滋營何以潤絡潮熱似瘧以瘧治則遷延神亂
如邪以邪論則立困總屬大虛須從峻補去血多而大便燥
蓯蓉加於生化非潤腸和氣之能通惡汗出而小便難六君
倍用參芪必生津助液之可利加參生化頻服救產後之危
活命長生調攝須產前加意

当归川芎汤四三 治小产后瘀血心腹疼痛或发热恶寒

当归 熟地黄 白芍药炒 玄胡索炒

川芎 桃仁 红花 香附

青皮炒 泽兰 牡丹皮

右水煎入童便酒各小半○若以手按腹愈痛此是瘀血为患宜用此药或失笑散消之○若按之反不痛此是血虚宜用四物参苓白术○若痛而作呕此是胃虚宜用六君子○若或作泻此是脾虚宜用六君子送二神丸

加味芎归汤四四 治分娩交骨不开或五七日不下垂死者

生男女妇人发一握烧存性 白死龟壳一个或占过者亦可酥炙

川芎 当归各一两

右咀每用一两水煎服良久不问生死胎自下

当归黄芪汤四五 方在补阵九八

治妊娠下痢腹痛

芎歸補中湯 四六 治氣血虛半產

川芎 當歸 黄芪炙 白术炒

人參 芍藥炒 杜仲炒 艾葉

阿膠炒 五味子杵炒各一錢 甘草炙五分

右每服五錢水煎服○若脾氣虛弱須用補中益氣湯○若氣虛有火宜用安胎飲

保生無憂散 四七 臨產服之補其血順其氣或胞胎肥厚根蒂堅牢者皆可使之易產又治小產瘀血腹痛

當歸 川芎 白芍 乳香

枳殼 南木香 血餘

右等分每服二三錢水煎日二服○若胞衣既破其血已涸或元氣困憊急用八珍湯斤許水數碗煎熟時飲救之飲盡

再制亦有得生

人參黄芪湯四八　治小産氣虚血下不止

人參　黄芪炒　當歸　白术炒

白芍炒　艾葉各一錢　阿膠炒二錢

右作一劑水煎服

牛膝散四九　治胎衣不下腹中脹①病急服此藥腐化而下緩則不久②

牛膝　川芎　朴硝　蒲黄各三兩

當歸一兩半　桂心半兩

右每服五錢薑三片加生地黄一錢水煎服

黑神散五十　一名烏金散　䨼苑方名肉桂散○治産後惡露不盡胎衣不下血氣攻心腹痛不止及治脾腎陰虚血不守舍吐衄等證

黑豆二兩，炒 當歸去蘆，酒洗 熟地 蒲黄

白芍 甘草炙 乾薑炒 肉桂各一兩

右爲末，每服二錢，童便酒各半調服。○良方黑神散有炮附子半兩，無蒲黄。 方在和陣二一

簡易黑神散五一 治一切失血。

經驗滑石散五二 治産難，凡水下胎乾，胎澁不生，用此最效。

滑石一兩，飛過 白蜜 香油各半盞

右將油蜜慢火熬熟，三四沸，掠去沫，調滑石末頓服。外以油調於産婦臍腹上下摩之，立效。

難産方五三

令産婦以自己髮稍含於口中，惡心即下，亦治胎衣不下。

良桂心散五四 治妊娠因病胎不能安者，可下之。

桂心　瓜蔞　牛膝　瞿麥各五分或一錢

當歸一錢或二三錢

右水煎

桂香散 五五　治胎死腹中不下

桂心三錢　射香五分

右爲末作一服酒調下

下胎小品方 五六

用麥糵一升搗碎水二升煮一升服之即下神效○按麥糵能損氣破血如此故凡脾胃虛弱及飲食不化者不宜用明矣○又方用牛膝一兩酒一鍾煎七分作二服即下

廣濟下胎方 五七　并下死胎俱效

天花粉四兩　肉桂　牛膝　豆豉各三兩

右咀用水七碗煎二碗半分三服每服後一時許又進一服

扶羸小品方 五八 虚弱人欲下胎宜用此

人參　粉草　川芎　肉桂

乾薑　桃仁　黄芩　當歸

右等分每服一兩水二鍾煎八分空心服未效再服

下死胎 五九 凡胎死腹中其舌多見青黑口中亂穢而嘔腹中不動秖覺陰冷重墜者是

用平胃散一兩以黄酒河水各一鍾煎至一鍾入朴硝三五錢再煎三五沸溫服其死胎即化水而出萬不失一〇

又方 單用朴硝末三錢以熱酒和熱童便調服立出或用佛手散以酒調服亦妙

千金去胎方 六一

大麩麵 五升

清酒一斗煮二三沸去滓分五服隔宿勿食旦再服其胎如

縻母無所苦千金不傳

良方硫黄散 六二　治産後陽氣虛寒玉門不閉

硫黄　烏賊骨　五味子

右為末摻患處日三易

硫黄湯 六三　治産後玉門不斂陰戶突出

硫黄三錢　兎絲子　吳茱萸各二錢　蛇床子一錢半

右研勻用水二鍾煎湯頻洗自收

良方益母丸 六四　一名返魂丹（）治婦人赤白帶惡露時下不止及治婦人胎前産後經中諸般奇痾無所不療本草云此草胎前無滯産後無虛故名益母

益母草一味　一名充蔚子一名野天麻方梗對節生葉葉類火麻四五月間開紫花見白花者非

右於五月採取陰乾連根葉勿犯鐵器磨為細末煉蜜丸

如彈子大每服一丸用熱酒和童便化下或隨證用湯引送下○一方以此爲末每服二錢或酒或童便或隨證用引服之○一方凡産時倉卒未合只用生益母草擣汁入蜜少許服之其效甚大○一益母膏方依前採取搗爛以布濾取濃汁用砂鍋文武火熬成膏如黑砂糖色爲度入磁罐收貯每服二三匙酒便調下或於治血湯藥中加一匙服之尤妙方

良方奪命丹六五 治瘀血入胞脹滿難下急服此藥血即消衣自下○按此方頗有迴生丹之功用下死胎必效須用當歸

附子炮半兩 乾漆碎之炒烟盡 牡丹皮各一兩

右爲細末另用大黃末一兩以好醋一升同熬成膏和前藥丸桐子大溫酒吞五七丸○一方有當歸一兩

迴生丹六六 治婦人産後諸疾污穢未淨及一切實邪疼痛

死胎瘀血衝逆等證③

大黃膏法　用蘓木三兩河水五碗煎至三碗去柤聽用

紅花三兩炒黃色用好酒一大壺煮十餘滚去柤聽用

黑豆三升煮熟存汁三碗去豆去皮晒乾爲末俱聽用

大黃一斤爲末用好醋八碗熬成膏次下紅花酒蘓木湯

黑豆汁攪勻又熬成膏盆內收盛候用將鍋焦焙乾爲末

同豆皮末俱入之

人參　白朮　青皮　木瓜各三錢

當歸　川芎　元胡　蒼朮

香附童便炒　蒲黃　赤茯苓　桃仁泥

熟地各一兩　牛膝　三稜　山茱萸

五靈脂　地榆　甘草　羌活

陳皮　白芍各五錢　良薑四錢　烏藥二兩半

木香　乳香　沒藥各一錢

右爲末，用前大黄膏爲丸，彈子大。每服一丸，不拘時，隨證擇用湯引送下。一九

斷産灸法 六七　傳方。欲斷産者，灸臍下二寸三分陰動脉中三壯。此當以臍中至骨際，四折作五寸約之。

千金斷産方 又六七

四物湯一劑　芸薹子一撮，即油菜子　紅花

水鍾半，煎八分，經後空心服，則不受胎。

斷産小品方 六八　斷産蠶脫有驗

故蠶退紙方一尺

右燒爲末，空心酒調服，終身不受孕。

丹溪斷子法 六九

用白麵麴一升，無灰酒五升，作糊，煮至二升半，濾去滓，分作

三服候經至前一日晚五更及天明各吃一服經節不一無不字行經終身無子矣

仲景羊肉湯七十　治産婦腹中疞痛寒痛血氣不足虚弱甚者及寒月生産寒氣入於子門手不可犯臍下脹滿此産後之寒證也并治寒疝腹中痛及脇痛裏急者

精羯羊肉一斤　當歸三兩　生薑五兩

右用水八升煮取三升加葱椒鹽温服七合日三服○若寒多者加生薑成一斤○痛多而嘔者加橘皮二兩白术一兩

良方羊肉湯七一　治産婦腹虚寒邪内乘以致腹痛或頭眩臍脇急痛

精羊肉四兩　當歸　川芎各半兩　生薑一兩

右以水十盞煎至四盞分四次空心服

良方芎[illegible]湯七二　治産後血虚腹痛

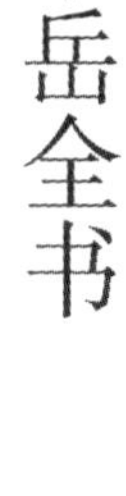

當歸　白朮炒　熟地黃　黃芪炒

桂心各半兩　小黃雌雞一隻去頭足腸翅細切

右先用水七碗煮雞至三碗，每用汁一碗，藥四錢，煎，日三服。

母雞湯七三　治產後褥勞虛汗不止。

人參　黃芪　白朮　白茯苓

麻黃根　牡蠣煅，各五錢

右用母雞一隻，去毛雜淨，水六七碗，同藥煮至三碗，任意服之。

豬腰湯七四　治產後褥勞寒熱如瘧，自汗無力，欬嗽頭痛腹痛俱效。

豬腰一對　當歸　白芍藥酒炒，各一兩

右以藥二味，用水三碗煎至二碗，去滓，將豬腰切如骰子塊，同晚米一合，香豉一錢，加葱椒鹽煮稀粥，空心日服一次，神

效○或加人參更妙

四神散　七五　治產後血虛或瘀血腹痛

當歸二錢　川芎　芍藥炒各一錢　炮薑五分

右水煎服

太巖蜜湯　七六

治產後陽氣虛寒心腹作痛不食嘔吐四肢厥逆

生地　當歸　芍藥炒　乾薑

吳茱萸　桂心　獨活　甘草炒

小草各一兩　細辛半兩

右每服半兩水煎服

良方人參湯　七七　治產後諸虛不足發熱盜汗內熱晡熱等證

○此即參歸湯亦名團參散

人參　當歸等分

右爲末先以豬腰子一枚切片糯米半合葱白二莖入水二鍾煎汁八分再入葯三錢煎服

白茯苓散七八

治產後蓐勞頭目肢體疼痛寒熱如瘧

白茯苓一兩　人參　當歸　黃芪

川芎　白芍藥炒　熟地　桂心各半兩

豬腰一枚

右以水三盞入豬腰并薑棗各三事煎至二盞去柤入前藥半兩煎一盞服

七珍散七九　良方　治產後不語

人參　石菖蒲　生地　川芎各一兩

細辛七錢　防風　朱砂另研各半兩

右爲末每服一錢薄荷湯調服

良方趁痛散八十　治產後骨節疼痛發熱頭重四肢不舉

牛膝酒炒　甘草炒　薤白各一兩　當歸

白朮炒　黃芪炒　桂心　獨活加薑各半兩

右每服半兩水煎

補脬飲八一　治產後傷動脬破不能小便而淋瀝

生黃絲絹一尺剪碎　白牡丹皮根

白芨各一錢俱爲末

用水一碗同煮至絹爛如餳空心頓服服時不得作聲作聲則不效

良方止汗散八二

牡蠣煅粉半兩　小麥麸八兩炒黃爲細末

右每服三五錢用豬肉汁調服

良方麻黃根湯八三　治產後虛汗不止身熱發渴驚悸不安

麻黄根　人參　黄芪炒　當歸

牡蠣煅粉　甘草

右每服四五錢，水煎服。

三味參蘇飲八四　治產後瘀血入肺，欬嗽喘急。

人參一兩　蘇木二兩

右作一劑，水煎服。○若既愈，當用六君子以補脾胃。○若口鼻黑氣起，宜急用此藥加附子五錢，亦有得生者。

良方黄龍湯八五　治妊婦寒熱頭疼，嘿嘿不食，脇痛嘔痰，及產後經後外感風寒，熱入胞宮，寒熱如瘧等證。○按此即小柴胡湯之去半夏者。

柴胡二錢　黄芩炒　人參　甘草各一錢

右用水煎服。

陳氏二母散八六　治產後熱血上攻，留於肺經，欬嗽喘促。

知母　貝母　人參　桃仁

杏仁俱去皮尖　白茯苓

右等分每服五錢薑水煎服

豬蹄湯八七　治氣血不足乳汁不下

用八物湯加黄芪漏蘆陳皮木通先以豬蹄煮汁二碗煎藥服之○或加天花粉

又方　用豬蹄一副通草二兩川芎一兩甘草一錢川山甲十四片炒將豬蹄洗切入水六碗同藥煎煮約至三碗加葱薑鹽料取汁飲之忌冷物要吃羹湯助其氣血乳汁自下夏月不可失蓋時用葱湯洗乳為佳

良湧泉散八八　下乳忌食薑椒辛辣飲食

方

王不留行　瞿麥　麥門冬　龍骨各二錢

右用豬蹄汁一椀酒一杯煎服以木梳於乳上梳下

玉露散八九　治產後乳脉不行，身体壯熱，頭目昏痛，大便澁滯

人參　白茯苓　當歸　炙甘草各五分

桔梗　川芎　白芷各一錢　芍藥七分

右水煎，食後服。如熱甚，大便秘結，加大黄三五分，炒用。

涌泉散
漏蘆湯九十　治婦人肥盛，脉氣壅結，乳少

漏蘆二兩　蛇退一條　土瓜根

右共爲末，酒調下二錢。

括蔞散九一　治吹乳腫痛

括蔞一個　乳香二錢

右用酒煎服。○外用南星爲末，以温湯調塗。

滑氏補肝散九二　治肝腎二經氣血虧損，脇脹作痛，或脇脹頭

暈寒熱發熱或偏身作痛經候不調

熟地　白朮兩炒各一　棗仁炒　獨活各四兩

當歸　川芎　黃芪炒　山藥

五味子炒杵　山茱萸肉　木瓜各半兩

右㕮咀每服五錢棗水煎服

金匱膠艾湯九三　治勞傷血氣衝任虛損月水過多淋瀝不止

阿膠炒　川芎　炙甘草兩各一　艾葉

當歸各兩半　白芍　熟地各二兩

右㕮咀每服五錢水煎服○一方加地榆黃芪即名安胎散

集驗加味八珍湯九四　治婦人思慮過傷飲食日減氣血兩虛月經不調夜夢交感或出盜汗寖成勞損

人參　白朮　茯苓　當歸

生地各一錢　炙甘草　川芎　芍藥

軟柴胡　黃芪各五分　香附制　丹皮各八分

水鍾半大棗一枚煎七分食前服

調衛養榮湯 九五 集驗 治婦人室女一切月經不調或先或後或絕閉不通憎寒壯熱口苦無味欬嗽躁煩頭眩漸成勞證者

當歸　生地　麥冬　沙參

陳皮　白朮各一錢　牡丹皮　地骨皮各八分

柴胡稍　桔梗各五分　穀芽一錢　甘草四分

右加蓮子薑棗水煎服○痰中見血加側柏葉○煩躁口乾加炒山梔倍麥門冬○脇下脹疼加青皮川芎○胸膈滿悶加黃連薑炒枳實去麥冬地骨皮○夜出盜汗加黃連黃芪去柴胡桔梗○大便秘結加桃仁倍當歸○欬嗽不已加爪蔞仁阿膠○小水不利加木通茯苓

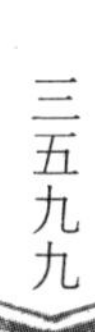

艮方當歸散九六　治經水妄行不止及產後氣血虛弱惡露內停憎寒發熱宜服此去之

當歸酒洗　川芎　白芍炒　白朮炒

黃芩炒各半兩　山茱萸肉一兩半

右為末每服二錢酒調日三服○一方無山茱萸○氣虛者去芩加桂心一兩

艮方丹參散九七　艮方用丹參一味其治與四物湯能破宿血補新血安生胎落死胎止崩中帶下調經下產後惡血兼治冷熱勞腰脊痛骨節煩疼

丹參酒洗去土曬乾切

右為細末每服二錢溫酒調下○經脈不調食前服○冷熱勞不拘時服

玄胡當歸散九八　亦名延胡索散○治血積小腹疼痛或因氣

逍月經不行肚腹作痛

當歸　赤芍藥　劉寄奴　沒藥

枳殼 麩炒　玄胡索 炒，等分

右爲末，每服一錢，熱酒調下。

牛膝散 九九　治月水不利，臍腹作痛，或小腹引腰，氣攻胸膈。

當歸 酒浸　牛膝 酒炒　赤芍藥　桂心

桃仁 去皮尖　玄胡索 炒　牡丹皮 各一兩　木香 三錢

右爲末，每服一錢，溫酒調下，或每服五七錢，水煎服。

良方　交加散 百　治經脉不調，腹中撮痛，或結聚癥瘕，產後中風。

○又交加散方在和陣二一五二

生地 一斤，取汁　生薑 十二兩，取汁

右以地黄汁炒薑柤，薑汁炒地黄柤，乾爲末，每服三錢，溫酒調服。○加芍藥、玄胡、當歸、蒲黄、桂心各一兩，沒藥、紅花各五

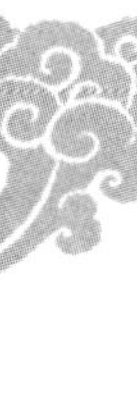

錢尤效

薑黃散百一　治瘀血凝滯肚腹刺痛或腹脹發熱等證

薑黃　當歸酒拌各二錢　蓬朮醋炒　紅花

桂心　川芎　玄胡索炒　丹皮各五分

右水酒各半煎服

琥珀散百二　治心膈迷悶肚腹撮痛月信不通等疾

烏藥二兩　當歸酒洗　蓬朮醋制各一兩

右為末每服二錢溫酒調服

溫經湯百三　治寒氣客於血室以致血氣凝滯臍腹作痛其脈沉緊

人參　牛膝酒炒　甘草炒各一　當歸

川芎　芍藥　牡丹皮　蓬朮醋炒

桂心各五分

右水煎服

經驗失笑散 百四 治婦人心痛氣刺不可忍及產後兒枕蓄血惡血上攻疼痛并治小腸氣痛

五靈脂 淨者炒 蒲黃 等分俱炒

右爲末每服二三錢用酒煎熱服○一方用好醋一杓熬成膏再入水一鍾煎至七分熱服○一方用醋糊和丸龍眼大每服一丸以童便和水各半鍾煎七分溫服○按此方若用以止痛蒲黃宜減半若用止血則宜等分或靈脂減半亦可

澤蘭湯 百五 治勞傷經閉

澤蘭葉二錢 當歸 芍藥炒各一錢 甘草炙五分

用水煎服

當歸沒藥丸 百六 治血瘀作痛及血風筋攣骨痺手足麻木疼痛

當歸　五靈脂炒各一兩　沒藥五錢

右爲末醋糊丸桐子大每服三十丸荳湯下

醋附丸百七　治元臟虛冷月候不調腹中急痛赤白帶下渾身寒熱胎氣壅滯不固

香附米半斤醋煮焙干爲末

右以醋糊爲丸桐子大每服三四十丸米飲下

栢子仁丸百八　治血虛有火月經耗損漸至不通日漸羸瘦而生潮熱慎勿以毒葯通之宜栢子仁丸或前澤蘭湯主之

栢子仁炒研　牛膝酒拌　卷柏各半兩　澤蘭葉

續斷各二兩　熟地黃三兩酒拌蒸爛杵膏

右爲末入地黃膏加煉蜜丸桐子大每服百餘丸空心米飲下

烏賊魚骨丸百九　此即内經治血枯方

烏賊魚骨去甲四兩　藘茹一兩即茜根

右爲末以雀卵搗丸小豆大每服五丸或十丸鮑魚煎湯下

以飯壓之○鮑魚即今之淡乾魚也

增損四物湯百十　治脾虛不攝血去不止

人參　當歸　芍藥炒　川芎

乾薑炒各一兩　甘草炙四錢

右每服四錢水煎服

奇效四物湯百十一　治肝經虛熱血沸騰而崩久不止

當歸酒拌　熟地　白芍　川芎

阿膠炒　艾葉炒　黄芩

右每服四錢水煎

良方加減四物湯百十二　治婦人血積

當歸　川芎　芍藥　熟地

蓬朮　三稜　肉桂　乾漆炒烟盡 等分

右㕮咀每服五七錢水鍾半煎七分食遠服

四物二連湯百十三　治婦人血虛發熱或口舌生瘡或晝安夜熱

當歸　川芎　芍藥　熟地

胡黃連　宣黃連各一錢

右作一劑水煎服

人參當歸湯百十四　治去血過多內熱短氣頭痛悶亂骨節作痛或虛煩咽燥

人參　當歸　生地　桂心

麥冬　白芍藥各等分

右用粳米一合竹葉十片水二鍾煎一鍾去米入藥五錢棗二枚煎服或總煎之亦可虛甚者用熟地黃

方一味防風散百十五　治肝經有風以致血得風而流不歸經者

用防風去蘆爲末每服一錢白湯調服○一名獨聖散每服二錢空心食前用酒煮白麵清飲調下極效

龍骨散百十六　治血崩不止

龍骨煅　當歸　香附炒各一兩　棕毛灰五錢

右爲細末每服四錢空心米湯調下忌油膩雞魚炙煿物

如聖散百十七　治血崩三服全愈

棕櫚子　烏梅肉　乾薑俱燒存性爲末各等分

右每服二錢空心烏梅湯調服○一方單用棕皮半燒半生爲末每空心服二錢亦妙

槐榆散百十八　治血崩及腸風下血

槐花　地榆等分炒焦

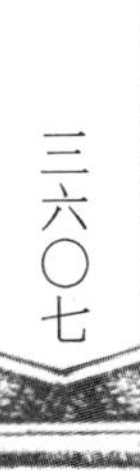

右二味用酒煎飲之

七灰散百十九　治血崩神效

蓮蓬殼　罌粟殼　醃蟹殼　益母草

旱蓮草　棕毛葉　藕節各分俱燒存性爲末

空心醋點湯調下三錢○一秘方用綿花子以銅鍋炒黑爲

末黃酒調下二三錢三兩次即止并治崩漏小產血不止

棕灰散百二十　方在和陣二一五

治大腸下血及崩漏失血

栢葉散一二十　治元氣虛弱崩中漏血年久不愈亦治白帶

栢葉炒　當歸　生地　續斷

川芎　龜甲炙　禹餘糧各一兩半　阿膠炒五錢

鱉甲炙兩半　赤石脂煅　牡蠣煅　地榆

艾葉炒　鹿茸炙各五錢

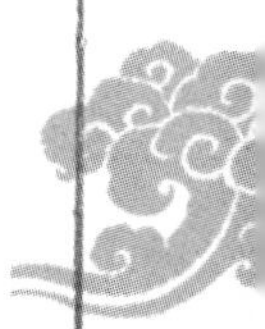
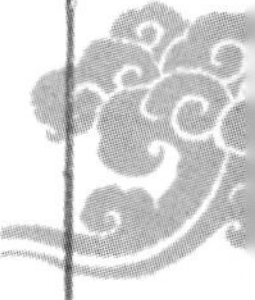

右爲末每服一錢粥飲調下

子芩散 一二二 一名黄芩散○治壯熱崩中下血是陽乘陰分故經血泛溢宜清其北方

條黄芩不拘多少爲細末

右燒秤錘焠酒食前調下三四錢○一方有乾薑白芷○一方以木耳黄芩等分爲丸俱效

良防風黄芩丸 一二三 治肝經風熱以致血崩便血尿血等證

條芩炒黑 防風等分

右爲末酒糊丸桐子大每服三五十丸食遠或食前米飲或溫酒送下

劫勞湯 一二四 治勞嗽發熱盜汗體瘦唾中有血或成肺痿

○此救本也非劫勞也能用此者庶可望生此外恐非佳劑

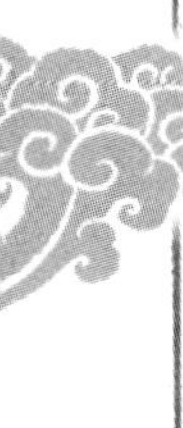

矣

白芍藥炒一錢　人參　黃芪炒　當歸

熟地　甘草炒　白茯苓　五味子杵炒

阿膠炒　半夏製各五分此上方其原方俱有不足用者仍宜加倍

右薑棗水煎日三服○鄉人楊元鼎女及笄病此甚危百藥無效偶遇名醫得此方服三十餘劑遂愈不發

秘驗歸神湯一二五　治婦人夢交盜汗心神恍忽四肢乏力飲食少進

人參　白朮　白茯苓　歸身各一錢

棗仁　陳皮各八分　圓眼肉七枚　甘草

羚羊角　琥珀末各五分

右羚羊琥珀一味不煎餘藥煎熟去柤入二末和勻食前服

白芷散一二六　治下元虛弱赤白帶下或經行不止等證

白芷一兩　海螵蛸一二枚燒　胎髮一團煆

右爲末每服二錢溫酒調下

海藏白芍藥散一二七　治婦人赤白帶下臍腹疼痛如神

白芍二兩炒　乾薑半兩炒

右爲細末每服三錢空心溫米湯調下晚又進一服十日見效

克應丸一二八　治婦人赤白帶下

熟地　赤芍各二兩　當歸三兩　赤石脂煆醋淬

龍骨　牡蠣煆酒淬　茯苓　丹皮

艾葉製　川芎各一兩

右爲末醋糊丸桐子大每服五十丸空心白湯送下

張氏滑石散一二九　治熱淋

滑石五分研　通草　車前子　葵子各四分

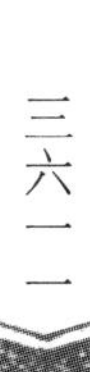

右爲末以漿水調服

芍藥散 百三十 治婦人血滯腰脇痛

白芍藥　玄胡 炒　肉桂 各一兩　香附米 二兩醋一升鹽半兩同煮乾

右爲細末每服二錢不拘時白湯調下

良方通氣散 一三一 治腎虛腰痛神效

破故紙 酒浸炒爲末

右每服二錢先嚼胡桃肉半個空心以溫酒送下

四製香附丸 一三二 調經養血順氣受孕

香附米 一斤分四制酒醋童便米泔各浸一宿晒乾用　當歸 酒洗

熟地 酒洗　白芍藥 四兩　川芎 各四兩　澤蘭葉

白术　陳皮 各三兩　黄蘗 酒炒　甘草 酒炒各一兩

右爲末酒糊丸桐子大每服七十丸空心白湯送下

大典女金丹 一三三　此韓飛霞方也一名不換金丹○內加熟地黃一兩即名勝金丹○治婦人久虛無子及產前產後一切病患此藥能安胎催生妊娠臨月服五七丸產時減痛婦人子宮寒冷無孕如服一月餘男女自至又治半身不遂帶濁血崩及產後腹痛吐逆子死腹中氣滿煩悶臍腹作痛月水不通中風口噤痢疾消渴敗血上衝頭疼寒熱血運血泄兒鬼迷悶產後傷寒虛煩勞瘦凡婦人諸疾不問久近並宜服之兼治男子下虛無力等證

人參　白朮炒　茯苓　炙甘草

當歸　川芎　白芍　白薇酒洗

丹皮　白芷　藁本　肉桂

玄胡　沒藥另研　赤石脂另研上各一兩

香附醋浸三日炒香十五兩

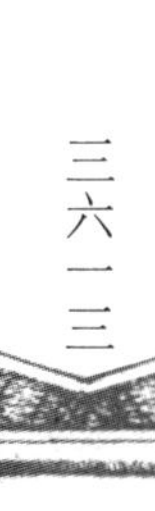

右共十六味為末煉蜜丸彈子大以磁瓶收貯封固每服一丸空心溫酒化下食乾物壓之服至四十九丸為一劑以癸水調平受妊為度妊中三五日服一丸產後二三日服一丸醋湯下亦妙

琥珀丸一三四　治婦人或老或少或產前產後百病及療三十六種諸病七癥八瘕心腹刺痛卒中癱瘓半身不遂八風十二痺手足痠疼乳中結核結毒懷胎驚動傷犯不安死胎不下並治

琥珀　硃砂各另研　沉香　阿膠炒珠

附子炮　川芎　肉桂　五味子

石斛各五錢　牛膝酒浸　當歸　肉蓯蓉酒洗去甲

人參　熟地　續斷　木香

沒藥各一兩

一方有牛黃　珍珠　乳香　玄胡索各一兩共二十一

右煉蜜為丸彈子大每服一丸空心食前午後溫酒化開服○凡服法或薑湯或米湯或酒或燈草湯或隨證用引皆可下○若傷寒中風角弓反張用麻黃煎湯隨證改湯引送下○孕婦臨月宜一日一服至產順利不覺疼痛○凡婦人服至五服十服之後日倍飲食其功言不能述服者當自覺也

延年益嗣丹一三五　滋補元氣益精黑髮○按此方即還元丹也但製法分兩不同宜參酌用之方在補陣一三九

人參　天門冬酒浸去心　麥門冬以上各三兩　熟地黃酒蒸搗

生地黃各二兩　白茯苓酒浸曬乾　地骨皮酒浸各五兩　何首烏鮮者半斤

右將何首烏去皮切片如乾者用米泔水浸軟抗切外用砂鍋入黑羊肉一斤黑豆三合量著水上用甑箅箅上放首烏煮而蒸之以肉爛為度鍋蓋須密勿令泄氣取起曬乾為末

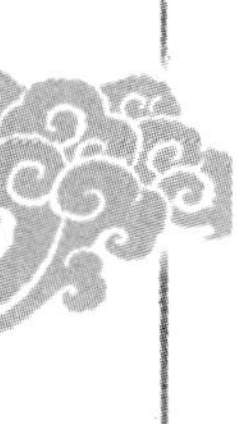

煉蜜丸梧子大每服七八十丸空心温酒送下

續嗣降生丹 一二六　治婦人五臟虛損子宮冷憊不能成孕○并治男子精寒不固陽事衰弱白濁夢泄婦人帶下寒熱諸虛百損盜汗短氣無不感應○此方乃温隱居求嗣保生篇所載云東京焦員外三世無嫡嗣後遇一神僧問其故曰無嗣者有三一祖宗無德自身無行二夫妻年命恐犯禁忌三精神不守妻妾血寒焦公曰治之有道乎僧曰先修德後修身三年之後到臺山令行童賜以方藥名續嗣降生丹依方服之後不及二十年子孫數人皆貴顯○此方無怪誕但伐之吊且温且固凡血海虛寒者服之必效但温力有餘補力不足倘益以人參白朮熟地川芎炙甘草各一兩則八珍全而温補兼行之功當非淺也因命名曰加味續嗣降生丹

當歸酒洗　杜仲酒炒　茯神　益智仁

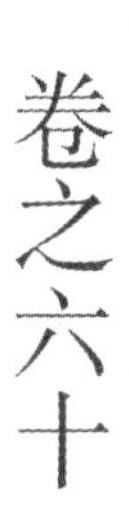

龍骨煅　桂心　吳茱萸制　乾薑半生半熟
川椒去目　台烏藥炒　白芍藥酒炒　川牛膝酒浸
半夏制　防風　秦艽　石菖蒲去毛
北細辛　桔梗各五錢　附子一枚重一兩者，臍下作一竅，入朱砂一錢，麵裹煨熟，取出朱砂留爲衣　牡蠣大片者，以童便浸四十九日，每五日一換，取出，用硫黃一兩爲末，酒和塗遍，用皮紙糊實，米醋浸濕，外以鹽泥厚固之，候乾，用炭五斤煅過爲末，每料止用二兩，餘可收貯再用

右爲末，以酒煮糯米糊爲丸，梧子大，以前朱砂爲衣。每服三五十丸，漸至七八十九丸，空心滚白湯或鹽湯、溫酒下。

河車種玉丸

紫河車一具　只要母氣壯盛厚大新鮮者，但去胞內瘀血，不必挑去鮮紅血脈，以米泔水洗淨，用布絞乾，石臼內生杵如糊，用山藥末四五兩收乾，捻爲薄餅八九個，於砂鍋內焙乾，以香如肉脯爲妙

大熟地酒洗烘乾八兩　枸杞五兩烘乾　白茯苓人乳拌晒三次　歸身酒洗

人參　菟絲制　阿膠四兩炒珠各　丹皮酒洗

白薇酒洗各二兩　沉香一兩　桂心　山茱萸

香附米用酒醋水三件各半碗浸三日晒干略烘各三兩　大川芎酒浸切片晒乾二兩

右煉蜜和丸桐子大每服百餘丸空心或酒或白湯鹽湯任下○如帶濁多者加赤白石脂各二兩須以清米泔飛過用

○服藥後忌生蘿卜生藕葱蒜綠豆粉之類

八珍益母丸一三八　治血氣兩虚脾胃並弱飲食少思四肢無力月經不調或腰痠腹脹或斷或續赤白帶下身作寒熱罔不獲效服一月之後即可受胎虚甚者用藥一觔必能受子

人參　白术土炒　茯苓　川芎各一兩

當歸酒洗　熟地酒洗各二兩　炙甘草五錢　芍藥醋炒一兩

益母草四兩五六月採取止用上半截帶葉者不見鐵器酒拌爲末

右爲末煉蜜丸彈子大空心蜜湯或酒下一丸或爲小丸亦可○脾胃虛寒多滯者加砂仁一兩薑汁炒○腹中脹悶者加山查肉一兩飯上蒸熟○多鬱者加香附一兩酒製○此徐思鶴醫統方又一方名八珍益母十全丸於前方內用益母草八兩外加沉香四錢○思鶴曰資益坤元補養氣血除淋帶壯形體胎前和氣産後補虛眞婦人之聖劑超古今之神方有室家者不可不知也予陋斯世之醫惟集古方香附勝金丹爲女人開鬱調經之要藥殊不辨古今虛實之異古人氣實故可用香附開導香附味辛性燥但能開破而已多用之大耗氣血虛者愈虛病者愈甚而於滋補何有哉今世十婦九虛非補不可再用香附以耗之寖成怯弱之證是辨之不早則危殆而難療矣○婦人經脈不調或氣血兩虛而

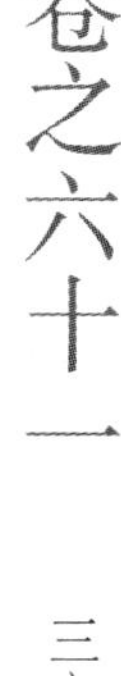

身體素弱者宜服此以調養之○經不通者服一料即通不調者一月即調○素不孕者服一月即孕○胎前間用一服則胎固而安○産後用一服以童便酒化開調下則無壅滯血運之候○多服之補虛活血凡治産後諸病極穩○若急欲取效以酒調化服

烏鷄丸一三九　治婦人羸弱血虛有熱經水不調崩漏帶下骨蒸不能成胎等疾

烏骨白毛公雞一隻重二斤半許者閉殺之去毛雜外用艾葉四兩青蒿四兩切碎納一半在鷄肚內以小酒壜一個入鷄并所剩蒿艾用童便和水灌令没雞二寸許煮絶乾取出去骨餘俱同搗如薄餅焙乾爲細末聽用

南香附去毛淨一斤分四分用米泔童便酒醋各浸一分春秋一二日夏一日冬四日取出晒乾略炒

人參　熟地　當歸酒浸洗　生地
川芎　白芍各三兩　黃芪　白术
川牛膝　柴胡　知母　丹皮各二兩
鱉甲醋浸炙[illegible]三兩　白茯苓三兩半　秦艽一兩半　黃連炒
地骨皮　貝母　玄胡索　乾薑炮焦各一兩
右俱爲末，用酒醋各半煮糊爲丸，桐子大，每服五六十丸，漸加至百丸，溫酒米飲任下，忌煎炒辛辣等物及莧菜。

又烏雞丸 百四十

熟地　當歸　白术　山藥
山茱萸　羊肉　柿餅　蓮肉各四兩
黃芪蜜炙三兩　鹿角膠　狗脊　杜仲
枸杞　蓮鬚　香附　阿膠
川芎各二兩　烏藥一兩半

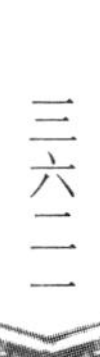

右藥製淨用烏骨雞一隻悶殺之乾去毛去雜連骨椎碎用酒醋各半同藥煮熟去骨烘乾共爲末即將餘汁少入麪打糊爲丸任意用引送下

唐氏烏鷄丸 一四一

人參　懷生　懷熟　青蒿子去梗

香附四制　鱉甲各三兩　白朮　棗仁肉

枸杞　麥冬　雲苓　地骨皮去骨

丹皮去骨　白芍各二兩　歸身二兩半　川芎

甘草各一兩

右先將諸藥備完聽用乃取絲毛烏骨白公雞一隻約重一斤許者撲倒去毛穢頭足腸雜不用將雞切作四塊先以鱉甲鋪銅鍋底次入雞藥以免焦腐漸漸加童便約至斗許煮至極爛撈起曬乾爲末將鱉甲去裙并雞骨俱以原汁醮炙

至乾爲末，同前藥煉蜜爲丸桐子大，每空心用清湯送下百餘丸。

祕方烏雞煎丸二一四二　治婦人百病，血氣虚勞，赤白帶下。

人參　官桂　地骨皮各二兩　茯苓三兩

黄芪蜜炙　當歸各六兩　生地　熟地

香附各四兩

右將烏骨白雞一隻，男用雌，女用雄，籠住，將黄芪末和炒麪丸如芡實大，餵雞二七日，將雞縊死，乾撏去毛，并腸雜令淨，槌碎其骨，入前藥於腹内，縫密，用酒、醋各一瓶煮一宿，取去骨，焙乾爲末，用前汁打麪糊丸桐子大，每服五六十丸，空心鹽湯下。

萬病丸一四三　治月經瘀閉，臍腹作痛，及産後癥瘕等病。

乾漆炒煙出，青白爲度　牛膝酒洗，焙，各一兩

右爲末生地黄汁一升用砂鍋慢火熬膏丸桐子大每服一十丸空心米飲下

以下通用方

四君子湯一四四　方在補陣一

治脾肺氣虚諸證

六君子湯一四五　方在補陣五

治脾胃虚弱嘔吐吞酸等證

五味異功散一四六　方在補陣四

治脾胃虚寒飲食少用等證

補中益氣湯一四七　方在補陣三十一

治勞倦傷脾外感不解寒熱瘧痢氣虚不能補血等證

四物湯一四八　方在補陣八

治一切血虚劣弱之病

八珍湯一四九　方在補陣十九
治氣血兩虛調和陰陽
十全大補湯百五十　方在補陣二十
治氣血俱虛補救元陽
歸脾湯一五一　方在補陣三三
治心脾虛損
人參理中湯一五二
温中補脾胃虛寒諸證
逍遥散一五三　方在補陣九三
治肝脾血虛鬱怒傷肝等證
加味逍遥散一五四　方在補陣九四
治肝脾血虛發熱等證
七味白术散一五五　方在小兒七

治虛熱作渴
六味地黃丸 一五六　方在補陣一二一
壯水制火之劑
八味地黃丸 一五七　方在補陣一二二
治命門火衰之劑
薛氏四神丸 一五八　方在熱陣一五一
治脾腎虛寒泄痢
五積散 一五九　方在散陣三九
治感冒寒邪
參蘇飲 百六十　方在散陣三四
治四時傷寒感冒
人參敗毒散 一六一　方在散陣三六
治四時傷寒瘟疫

當歸六黃湯一六二　方在寒陣六五

治血熱陰虛盜汗

柴胡清肝散一六三　方在寒陣五九

治肝膽風熱瘡瘍怒火寒熱

梔子清肝散一六四　方在寒陣六十

治肝膽三焦風熱

八平散④一六五　方在寒陣百十五

治藏府秘結小便赤澁

五苓散一六六　方在和陣一八二

治小便不利

犀角地黃湯一六七　方在寒陣七九

治心火動血及斑黃瘡疹

導赤散一六八　方在寒陣一二二

治心火及小腸熱秘淋澁

桃仁承氣湯一六九　方在攻陣五

治瘀血小腹作痛其人如狂

玉燭散百七十　方在攻陣二四

治血虛有滯經閉不通

腎著湯一七一　方在熱陣百三十

治腎虛身重腰冷

舒筋湯一七二　方在和陣七七

治産後血滯作痛

交加散一七三　方在和陣一五二

治産後口吐涎沫不省人事

加味小柴胡湯一七四　方在散陣二十

治乳母肝火發熱

治下焦結熱洩血崩淋

海藏愈風湯 一八二　方在和陣二一七

治一切失血及產後搐搦

鎖精丸 一八三　方在固陣二六

治白濁白帶

青娥丸 一八四　方在補陣一四五

治腎虛腰痛

獨參湯 一八五　方在補陣三六

治諸氣虛脫

奪命散 一八六　方在補陣三七

治陽邪傷氣暴喘煩燥發渴

全書卷六十一終

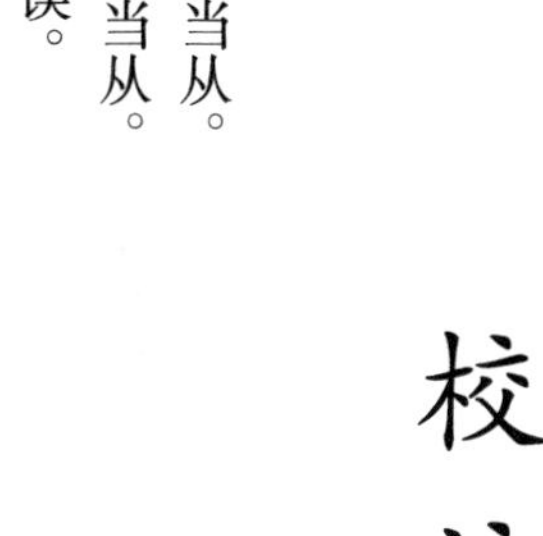

校注

①病：四库本作『痛』，据文义当从。

②久：四库本作『救』，据文义当从。

③送：据文义，疑为『逆』之误。

④八平散：据本书『寒阵』对应内容，当作『八正散』。

會稽　張介賓　會卿著
會稽　魯　超　謙菴訂

小兒

秘旨補脾湯一　治小兒久病面黄肌瘦，咬牙目劄，頭髮稀少，脾弱所致

人參　白术各一錢　白芍藥酒炒　白茯苓各八分

川芎　陳皮各六分　炙甘草　黄芪蜜炙

當歸各四分

右每服二三錢，薑水煎

調中湯二　治傷乳食瀉後，脾胃虚，嘔吐瀉

人參　茯苓　乾薑炒　藿香

白术　甘草炙　木香　丁香

香附炒去毛　砂仁等分

右水煎食前服

調中丸二十　治脾胃虛寒吐瀉

人參　白术炒　甘草炒各五錢　乾薑炮四錢

右爲末蜜丸菉豆大每服二三十丸白湯下○薛按云前二方乃本經自病之藥即人參理中丸也若肝木侮土而虛寒者當加升麻茯苓陳皮或嘔吐更加藿香泄瀉加木香

人參理中丸四　治中氣虛熱

人參　白术炒　炙甘草等分

右爲末薑汁糊丸菉豆大每服二三十丸白湯下

局方觀音散五　治內傷嘔逆吐瀉不進飲食漸至羸瘦

人參一兩　神麯炒　茯苓　炙甘草

綿黄芪　白术炒　白扁豆炒　木香各一錢
石蓮肉去心，錢半

右爲末，每服一二錢，入藿香三葉，薑棗水煎服。

助胃膏六　治脾胃虚寒吐瀉，飲食不化等證。

人參　白术炒　茯苓　甘草炙
丁香各五錢　山藥一兩，炒　砂仁四十个　木香三錢
白豆蔻十四個　肉豆蔻麵煨，四個　一方無木香，名香砂助胃膏

右爲末，蜜丸芡實大，每服十丸，米飲化下。

錢氏七味白术散七　一名人參白术散。○治虚熱而渴

人參　白术　白茯苓　炙甘草
藿香　木香各一錢　乾葛二錢

右爲末，每服三錢，水煎温服。如飲水多，多服之爲妙。○按此方治小兒虚熱而渴，如無氣滯吐瀉等證，則當減去木香藿

香以避燥而耗氣

白术散八 方在和陣三十

治自汗盜汗極效

太和餅九

人参 白术 白茯苓各五錢 山藥炒四錢

木香 炙甘草各二錢 肉果麪煨四個 白豆蔻十四個

砂仁十四個 山查肉一兩 史君子肉六十個

煉蜜搗和爲小餅量兒大小與服○或再對證加減藥味用之

團参散十 治心虛血熱自汗盜汗

人参 當歸等分

右爲末用雄猪心一個切三片每服二錢以猪心一片煎湯調服或用水煎服亦可

止汗散十一　一名敗蒲散○治睡而自汗

故蒲扇燒存性

右爲末每服三錢温酒調下

調元散十二　治小兒變蒸脾弱不乳吐乳多啼

人參　白术　陳皮　厚朴制

香附各一錢　炙甘草　藿香各五分

右每服一二錢薑棗煎服

平和飲子十三　治小兒變蒸於三月後每三日進一服可免

百病百日内宜服

人參一錢半　白茯苓一錢　炙甘草五分　升麻二分

右㕮咀水半盞煎三分不時服○弱者加白术一錢

調氣散十四　治變蒸吐瀉不乳多啼欲發慢驚

人參　陳皮　木香　藿香

香附　炙甘草各一錢

右爲末每服一錢薑棗水煎服

錢氏當歸散十五　治夜啼不乳

人參　當歸　白芍藥各二錢半　炙甘草一錢二分

桔梗　陳皮各一錢

右每服一二錢水煎灌之

增[illegible]當歸散十六　治變蒸有寒無熱

當歸二錢　人參　炙甘草　木香

官桂各一錢

右每服二三錢薑一棗水煎

人參黃連散十七　治心經蘊熱夜啼

人參二錢半　黃連一錢半炒　炙甘草五分　竹葉二十片

右薑水煎服

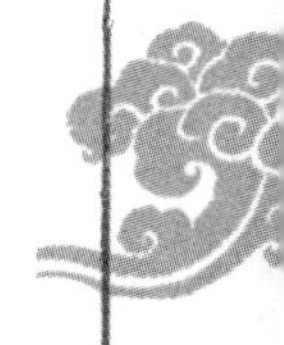

無擇燈花散十八　治心躁夜啼

燈花二三顆

右研細用燈草煎湯調塗口中乳汁送下日三服一法用燈花塗乳上令兒吮之○如無燈花用燈草燒灰加辰砂少許亦妙○一法用燈花七枚硼砂一字辰砂少許蜜調塗唇上立安

寶鑑天麻散十九　治小兒急慢驚風發熱抽搐痰涎壅盛或脾土虛弱肝木乘之吐瀉不食嗜卧困倦

半夏七錢　天麻二錢半　甘草炙　白茯苓

白术各三錢

右為末每服一二錢薑棗湯調服

湯氏異功散二十　止瀉消暑生津補脾胃

豬苓　澤瀉各三錢　人參　白术

茯苓各五錢　陳皮二錢半　朱砂一錢

右爲末，蜜丸芡實大，每服一丸，燈心竹葉湯化下

柴胡散二一　治嬰孩骨熱，心煩啼叫不已

人參　炙甘草　麥冬各二錢　龍胆草酒炒黑

防風各一錢　柴胡五分

右每服二三錢，水煎

柴苓散二二　治壯熱來去

柴胡　赤茯苓　人參　麥冬

甘草各半兩　黄芩一兩

右每服二三錢，入小麥二十粒，青竹葉三片，水煎服

惺惺散二三　治小兒傷寒時氣風熱，頭痛目疼，多睡痰壅欬嗽喘急，或瘡疹已出未出疑似之間

人參　白朮炒　茯苓　甘草

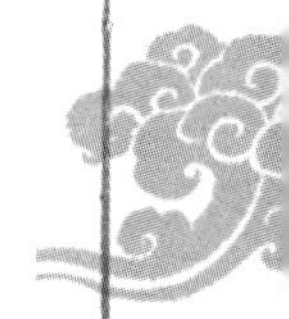

北細辛　川芎　桔梗炒各等分

右為末每服二錢入薄荷五葉水煎服○一方有防風天花粉

星蘇散二四　治諸風口噤不語

南星略炮切

右每服五七分紫蘇五葉薑四片水煎入雄豬膽少許溫服

錢氏黃龍散二五　治發熱不退或往來寒熱

柴胡五錢　赤芍藥三錢　黃芩炒　甘草炙各二錢

右每服二三錢薑棗水煎

人參羌活散二六　治傷風驚熱

人參　羌活　川芎　白茯苓

柴胡　前胡　獨活　桔梗

枳殼　地骨皮　天麻各等分炙甘草減半

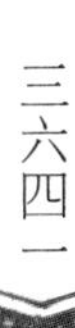

右用生薑薄荷水煎○治驚熱加蟬蛻

牛黃散二七　治溫熱壯熱或寒熱往來

牛黃研　甘草各半兩　柴胡　梔子酒炒

龍膽草酒炒　黃芩炒各二錢半

右爲末每服五七分以金銀薄荷湯調下

錢氏生犀散二八　治心經風熱

犀角鎊三錢　柴胡　葛根　赤芍藥

地骨皮各一兩　甘草五錢

右爲末每服一二錢水煎

三黃犀角散二九　治溫熱心神不安火腑秘結

犀角屑　大黃酒浸蒸　鉤藤鉤　梔子仁

甘草　黃芩等分

右爲末每服五七分熱湯調下量兒加減

柴胡饮子三十　解肌热、蒸热、积热，或汗后余热，脉洪实弦数，大便坚实者。

柴胡　人参各五分　黄芩　芍药各七分

当归一钱　甘草四分　大黄八分

右每服一二钱，水煎。○按此方用药颇善，但大便如常者勿得轻用大黄。

地骨皮散三一　治虚热壮热。

地骨皮　知母　人参　柴胡

茯苓　半夏　甘草等分

右每服水煎。有惊热，加蝉退、天麻、黄芩。

天麻定喘饮三二　治喘嗽惊风。

天麻　防风　羌活　白术

甘草炒　人参　桔梗　川芎

半夏麴等分

右每服二三錢水煎服

補肺散三三　一名阿膠散○治肺虛惡心喘急久患欬嗽有痰

阿膠兩半炒　鼠粘子炒　馬兜鈴各半兩　杏仁七粒

糯米一兩　甘草三錢

右每服二三錢水煎服

錢氏阿膠散三四　治小兒肺病欬嗽喘急或欬而咽氣喉中有聲

阿膠一兩蛤粉炒　鼠粘子炒香二錢半　炙甘草一錢　馬兜鈴半兩炒

杏仁七個去皮尖　糯米一兩

右每二三錢水煎

丹溪保和丸三五　治飲食酒積停滯胸膈痞滿腹脹

神曲炒　陳皮　半夏　茯苓各一兩

山查肉蒸晒三兩　連翹　蘿蔔子炒各五錢

右爲末粥丸綠豆大〇一方尚有炒麥芽一兩黃連五錢

大安丸三三六　治證同前

即前保和丸加白朮二兩

湯氏消食丸三七　治乳食過多胃氣不能消化

砂仁　陳皮　神麯炒　麥芽炒

三稜　蓬朮各半兩　香附炒一兩

右爲末麵糊丸麻子大白湯送下量兒加減

消乳丸三八　治嘔吐消乳食脉沉者傷食不化也

香附炒　砂仁　陳皮　神麯炒

炙甘草　麥芽炒等分

右爲末米糊丸黍米大每服二十丸薑湯下

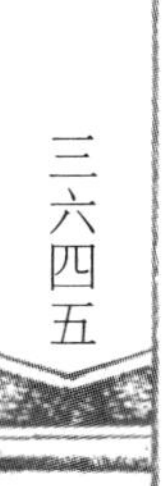

白餅子三十九　治傷食腹中有癖嘔吐肚疼先用此藥一服推下食積然後調治不可服冷藥

滑石　輕粉　半夏湯浸焙　南星各一錢

巴豆二十四粒去皮膜用水一升煮乾研爛

右爲末糯米飯丸綠豆大捻作餅每服二三餅煎葱白湯或紫蘇湯下忌熱物量兒加減

薛曰凡用此方及利驚丸紫霜丸三味牛黃丸褊銀丸之類乃斬關奪門起死回生之重劑也必審形病俱實方可施之恐至失手命在反掌經云邪之所凑其氣必虛留而不去其病乃實實者病氣實而形氣則虛也東垣先生云形病俱實者當瀉不當補形病俱虛者當補不當瀉治者審焉

宣風散四十　治濕痰去積滯通秘結攻黑陷裹實以代百祥丸牛李膏

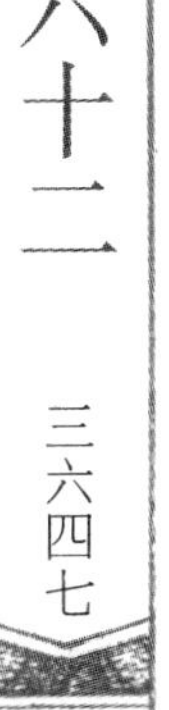

檳榔二个　陳皮　甘草各五錢　牽牛四兩半生半炒取頭末一兩

右爲末每一錢量大小增减與服白湯調下○一方有大黄木香連前三味煎成後加牽牛末調服

人參養胃湯四一　治外感風寒内傷生冷寒熱如瘧或嘔逆惡心

人參　厚朴薑製　蒼朮炒　半夏製

草果仁　藿香　茯苓各五錢　橘紅三錢半

炙甘草二錢

右每服二三錢薑三片烏梅一個水煎

人參安胃散四二　治脾胃虚弱傷熱乳食嘔吐瀉痢

人參一錢　黄芪二錢　生甘草　炙甘草各五分

白芍藥酒炒七分　白茯苓四分　陳皮三分　黄連炒一分

右每服二三錢水煎

生附四君湯四三　治吐瀉不思乳食凡虛冷病宜先與數服以正胃氣

人參　白朮　茯苓　炙甘草

附子　木香　橘紅等分

右爲末每服一二錢薑棗水煎服

醸乳法四四　治胃虛吐瀉睡中吐舌搖頭帕乳額上汗流驚啼面黃令兒飢飲

人參　藿香　木香　沉香

陳皮　神麯炒　麥芽炒各等分　丁香

右每服四五錢薑十片紫蘇十葉棗三枚水煎每服半盞〇令母食後捏去舊乳方服因少時却與兒飲撥小兒不能飲藥者凡用補瀉諸劑皆宜此法

銀白散四五　治胃虚吐瀉

糯米炒，二兩　扁豆蒸，二兩　白术炒，一兩　炙甘草三錢

丁香　藿香各二錢

右爲末，紫蘇米飲調下。○一方加炮白附子、全蝎、木香、石蓮子，薑水煎。

朱君散四六　治吐瀉後而爲驚，爲瀉及盜汗者

人參　白术　茯苓　炙甘草

鈎藤鈎　朱砂各一錢　麝香半分　燈心一團

右爲末，每服一錢，白湯調下。

二順散四七　治中暑霍亂吐瀉，煩悶燥渴，小便赤澁，便血肚疼

白术　炙甘草　茯苓　猪苓

澤瀉　乾薑炒　肉桂　杏仁去皮尖，炒，各等分

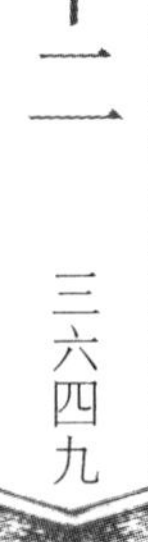

右爲末每服五七分不拘時水調下或用水煎服

香朴散 四八　治積冷嘔吐

藿香葉　厚朴薑汁炒　陳皮各七錢　半夏湯泡七次一兩

炙甘草一錢

右每服二錢薑棗水煎○瀉甚者加木香肉荳蔻

沉香散 四九　順胃氣止嘔吐

茯苓二錢　沉香　丁香　木香

藿香　厚朴　炙甘草各一錢

右爲末每服一字米飲湯調服

玉露散 五十　治傷熱吐瀉

石膏煅　寒水石各五錢　甘草二錢半

右爲末每服五分白湯調下

六神散 五一　治面青啼哭口出氣冷或泄瀉不乳腹痛曲腰

四肢厥冷

人參　白朮炒　山藥炒，各五錢　炙甘草一錢

白茯苓　白扁豆炒，各一兩

右爲末，每服二三錢，薑棗水煎。

香橘餅五二　治傷冷積瀉。

木香　青皮各一錢　陳皮二錢半　厚朴

神麴炒　麥芽炒，各半兩

右爲末，蜜和爲餅，每服一枚，米飲調下。

錢氐黃芩湯五三　治挾熱下痢，頭痛胸滿，大渴，或寒熱脇痛，脈洪大而實者。

黃芩一兩半　芍藥　甘草炒，各一兩

右每服二三錢，薑水煎。〇如嘔，加半夏一錢。

澀腸散五四　治小兒久痢，腸頭脫出。

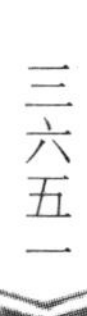

訶子炮　赤石脂　龍骨各等分

右爲末臘茶少許和藥摻腸頭上絹帕揉入

破故紙散五五　治膀胱虛冷夜間遺尿或小水不禁

破故紙炒

右爲末每服一錢熱湯調下

陳氏肉豆蔻丸五六　治瀉痢水穀或淡黃或白不能止者

肉豆蔻　訶子肉　白龍骨各半兩　木香

砂仁各二錢　赤石脂　枯白礬各七錢半

右爲細末麪糊爲丸黍米大周歲兒每服三五十丸三歲兒服百丸溫米飲下瀉甚者煎木香散或異功散送下不止多服○薛按前方治陽氣虛寒腸滑之澀劑蓋腎主大便若因腎氣不固而致前證者宜用木香散送四神丸如不應急煎六君子湯送四神丸補之蓋豆蔻丸治滯之功多補益之功

少也

寧神湯五七　治心虛火盛熱躁驚搐等證

人參　當歸身　生地　麥冬各一錢

山梔仁　黄連炒　炙甘草各二分　石菖蒲三分

辰砂入二分

右加燈心半錢水一盞煎七分調辰砂攪勻食後溫服

當歸養心湯五八　治心虛驚悸

歸身　麥冬　生地酒洗　人參

炙甘草　升麻少用

水一鍾半加燈草一圓煎七分食遠服

養心湯五九　治心血虛怯驚惕或驚悸怔忡盜汗無寐發熱煩躁

人參　黄芪　遠志　當歸

川芎　棗仁　五味子　栢子仁
肉桂　白茯苓　茯神　半夏麴各三錢
炙甘草四錢

右每服二三錢薑棗水煎

茯神湯六十　治膽氣虛寒頭痛目眩心神恐懼或是驚癇

人參　黄芪炒　棗仁炒　熟地
白芍炒　栢子仁炒　五味子炒　茯神各一兩
桂心　甘草炒各五錢

右每服二三錢水煎

寧神湯六一　治驚癇心虛血熱

犀角鎊屑　遠志薑汁焙　白蘚皮　石菖蒲
人參　甘草各等分

右爲末每服五七分麥門冬煎湯調服

錢氏酸棗仁湯六二 治心肺虛熱煩躁驚悸啼渴汗血熱血燥等證

棗仁　炙甘草　人參　生地

麥冬　當歸身　梔子仁各等分

右加燈心水一盞煎六分溫服

黑附子湯六二 治慢脾風四肢厥冷

附子三錢炒去皮　木香　人參各一錢半　白附子一錢

炙甘草五分

右爲散每服二錢薑五片水煎○若手足即溫即止後服

鈎藤散六四 治吐利脾胃氣虛慢驚生風

鈎藤鈎　人參　天麻　蝎尾去毒

防風　蟬蛻各半兩　麻黃　殭蚕炒

炙甘草　川芎各二錢半　射香五分

右㕮咀每服二三錢水煎服○虛寒加附子一錢

薛按慢驚之證多屬脾胃虧損所致前方乃辛温散表之藥而無調補之功須審用之

鈎藤飲子六五　治小兒一切驚風潮搐目視昏迷

鈎藤鈎　防風　獨活　天竺黃

羌活各三錢　麻黄　升麻　甘草

草龍膽各一錢　川芎三錢　蟬退五个去頭足

右每服二三錢薑棗水煎服○薛立齋按右方若外感風寒形證俱實者宜用之若形氣虛而病氣實者宜用惺惺散①如鈎藤麻黄若外邪少而形病俱虛者宜異功散

錢氏鈎藤飲六六　治小兒臟寒夜啼陰極發躁

鈎藤鈎　茯神　茯苓　當歸

川芎　木香各一錢　甘草五分

右每服二錢薑棗水煎服○嬰方有芍藥一錢○若心經有熱臉紅便赤去木香加朱砂末一錢木通湯下

林氏抑肝散 六七 治肝經虛熱發搐或發熱咬牙或驚悸寒熱或木乘土而嘔吐痰涎腹脹少食睡卧不安

軟柴胡 甘草各五分 川芎八分 當歸

白朮炒 茯苓 鈎藤鈎各一錢

右水煎子母同服○以蜜丸名抑青丸

大青膏 六八 治傷風痰熱發搐

天麻 青黛各一錢 白附子煨 烏蛇肉酒浸取肉炒

蝎尾各五分 天竺黃 麝香各一字

右爲末生蜜丸豆大每用半粒薄荷湯化下

地黃清肺飲 六九 治肺熱疳蝕穿孔或生瘜肉或鼻外生瘡

桑白皮炒半兩 紫蘇 前胡 赤茯苓

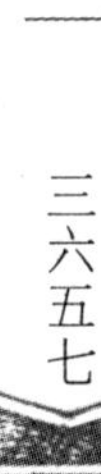

防風　黄芩　當歸　天門冬
連翹　桔梗　生地　甘草炙各二錢
每服五七錢水煎服次用化蟹丸
甘草湯七十　治撮口
甘草生用一錢
右水煎以棉毬蘸吮令出痰涎却以猪乳點入口中即瘥
秘旨安神丸七一　治心血虚而睡中驚悸或受驚嚇而作
人參　棗仁　茯神　半夏各一錢
當歸　芍藥炒　橘紅各七分　五味子五粒杵
炙甘草三分
右為末薑汁糊丸芡實大每服一丸生薑湯下
七味安神丸七二　治心經蘊熱驚悸
黄連　當歸身　麥門冬　白茯苓

甘草各半兩 硃砂飛一兩 冰片二分半

右爲末湯浸蒸餅和猜猪心血搗丸黍米大每服十丸燈心湯下

十味安神丸七三 治驚

人參 茯神 麥門冬 山藥各一錢

片腦一分 龍齒一錢 朱砂 甘草

寒水石各五分 金箔二十片

右爲末蜜丸雞豆大燈心湯調下 一方有馬牙硝

硃砂安神丸七四 方在寒陣一四二

清心火養血安神

錢氏安神丸七五 方在寒陣一四三

除火邪熱渴清心化痰

安神鎮驚丸七六 驚退後調理安心神養氣血和平預防之

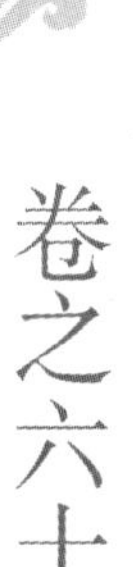

劑也

天竺黃另研　人參　南星薑製　茯神各五錢

當歸　棗仁炒　麥冬　生地

芍藥炒各三錢　黃連薑汁炒　薄荷　木通

山梔炒　硃砂另研　牛黃另研　龍骨煅各二錢

青黛一錢另研

右爲末蜜丸綠豆大每服三五丸量兒大小加減淡薑湯送下

錢氏龍腦安神丸七七　治驚癇及痘中悸悶譫妄良方

大辰砂一錢飛　牛黃二分　龍腦十分

右研細末取豮猪心血小猪尾尖血和丸如綠豆大每服一丸或二三丸新汲水化下或燈心湯麥冬湯俱可下

鎮心丸七八　治急驚化痰鎮心

朱砂　龍齒　牛黃各一錢　鐵粉

人參　茯苓　防風　琥珀各二錢

全蝎七枚，焙

右爲末，蜜丸桐子大。每服一二丸，薄荷湯送下。

金箔鎮心丸七九　治風癇痰熱，心神不寧，驚悸煩渴，唇焦頰赤，夜臥不安，譫語狂妄。

金箔十二片，爲衣　朱砂一兩，飛　人參　白茯苓

甘草各半兩　山藥一兩半　牙硝一錢半　麝香五分

片腦一分

右爲末，煉蜜丸，每一錢作十丸，以金箔爲衣。每服一丸，薄荷湯化下，或含化亦可。

辰砂膏八十　治眼閉口噤，啼聲不出，吮乳不得，口吐白沫。

辰砂三錢　硼砂　馬牙硝各一錢半　玄明粉

全蝎　真珠各一錢　射香二分

右為末每服一豆許諸驚薄荷湯下潮熱甘草湯下月內者用乳汁調塗乳頭令吮之

琥珀散八一　治急慢驚風涎潮昏冒驚搐目瞪內釣腹痛或驚癎時發

琥珀　牛黃　膽星此當倍用　白附子
天麻　殭蚕炒去絲嘴　代赭石　全蝎
蟬退　乳香各一錢　朱砂一錢半

右為末每服一二分白湯調下

龍膽湯八二　治月內臍風撮口四肢驚掣發熱吐乳及客忤鬼氣驚癎加人參當歸

龍膽草炒黑　釣藤鈎　柴胡　黃芩炒
芍藥炒　桔梗　茯苓　甘草

大黄煨，各二錢半　蜣螂一隻，炙，去足

右爲末，每服一二錢，水煎，量兒加減。

梅花飲 八二　治五臟積熱，喉中有痰，面色赤白，鼻流青涕，氣逆喘急，目赤咳嗽，或因驚夜啼。

硼砂　馬牙硝　芒硝　辰砂各一錢

人參二錢　甘草五分　片腦半分　麝香一分

右爲末，磁器收貯，每服半匙，麥冬湯調服，或薄荷湯亦可。

擦牙通關散 八四　治風搐關竅不通，痰塞中脘，留滯百節。

南星二錢　麝香一字　牙皂二錢，燒存性　僵蚕一錢，炒

赤脚蜈蚣一條

右爲末，薑汁蘸藥少許，擦牙，或調服二三點，涎自出。

陳氏抱龍丸 八五　治風痰壅盛，或發熱咳嗽，或發驚搐等證。

膽星九製，四兩　天竺黄一兩　雄黄　硃砂各五錢

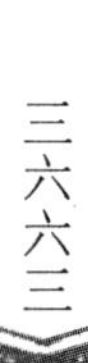

射香五分另研或減半亦可

右為細末用大甘草一斤煎極濃汁搗丸每兩作二十丸陰晾乾用薄荷湯或燈草湯下一二丸〇此方加牛黃四錢即名牛黃抱龍丸加琥珀即名琥珀抱龍丸

至聖保命丹 八六 治胎驚內釣肚腹緊硬啼叫不安乃急驚風眼目上視手足抽搐不省人事

全蝎十四个去毒　防風二錢　炮南星　白附子

蟬脫　僵蚕炒去絲嘴　天麻　硃砂各一錢

射香五分　金箔

右為末米糊和每兩作四十丸每服一丸白湯化下有熱者以南星易膽星〇此方去天麻加琥珀用捏成錠以薄荷湯磨服即名保生錠子亦名太乙保生丹治慢驚尚有陽證者

定命丹 八七 治天釣撮口通極痰熱

全蝎七枚　天麻　南星炮　白附子各一錢半

硃砂　青黛各半 一錢　輕粉　射香各五分

片腦一字

右爲末，米糊丸綠豆大。每服一二丸，荊芥薄荷湯下。可先研半丸吹入鼻中。

九還金液丹八八　此藥有斡旋造化之功，專治男婦痰氣急中風，不語，口眼歪斜，左癱右瘓，牙關緊急，及小兒急驚風，手足抽搐，不省人事，痰多氣急等證，功效不可盡述。

膽星九製者，一兩　硃砂一兩　半夏五錢　殭蚕五錢，炒

牙皂去皮絃，炒焦，三錢　冰　射各五分

小麥麵炒熟，煉蜜和勻，搗丸芡實大，金箔爲衣，甆罐收藏。〇如大人牙關緊急，先以通關散開其竅，隨用淡薑湯化下一二丸。〇若治小兒，用薄荷湯化下一丸。

膽星天竺丸 八九　治小兒痰涎上壅喘嗽不休

膽星一兩　天竺黃三錢　半夏薑制　白附子湯泡去皮臍各五錢

天麻　防風各二錢　辰砂一錢飛

右爲末甘草湯爲丸芡實大每服一丸空心薄荷湯或淡薑湯下

陳氏溫白丸 九十　驅風豁痰定驚

人參　防風　白附子生用　直殭蠶炒

全蝎炒各一錢　南星湯泡七次焙　天麻各二錢

右用末水糊丸桐子大每服三五丸薑湯下

粉紅丸 九一　治小兒心虛困倦驚惕痰涎不利或發熱痰嗽等證

天竺黃五錢　天南星二錢　硃砂研各一錢　冰腦麝各一錢

右以牛膽汁和丸芡實大每服一丸砂糖湯下

錢氏牛黃丸 九二 治風癇因汗出風邪乘虛而入痰涎迷悶手足搐掣

牛膽南星 全蝎焙 蟬脫各二錢 防風
白附子生用 天麻 殭蠶炒各一錢半 射香半字

右爲末棗肉和丸加水銀半錢同研細丸綠豆大每服一二丸荆芥生薑湯下

寶鑑牛黃丸 九三 治小兒驚風五癇天吊客忤潮熱痰涎壅盛等證

白花蛇酒浸 白附子 川烏 全蝎
天麻 薄荷 雄黃各五錢 硃砂二錢
牛黃 射香各一錢 冰片五分

右各另研爲極細末和匀用麻黃煎酒搗丸芡實大每服一

丸薄荷湯下

薛氏牛黃清心丸 九四　治心熱神昏

黃連生半兩　黃芩　山梔仁各三錢　鬱金二錢

辰砂一錢半　牛黃二分半

右為細末臘雪調麵糊丸如黍米大每服七八丸燈心湯下

三味牛黃丸 九五　治驚熱消痰積

雄黃飛　牽牛各一錢　天竺黃二錢

右為末麵糊丸粟米大每服五七丸薄荷水下

涼驚丸 九六　治驚疳熱搐瘈赤潮熱痰涎牙關緊急

龍膽草炒焦　防風　青黛各三錢　鉤藤鉤二錢

黃連炒五錢　龍腦一錢　牛黃　麝香各二分

右為末麵糊丸粟米大每服十丸煎金銀花湯下

利驚丸 九七　治急驚

天竺黄二錢　輕粉　青黛各一錢　黑牽牛炒五錢

一方無天竺黄

右爲末，煉蜜丸豌豆大，每歲一丸，薄荷水化下。

錢氏抑青丸九八　治肝熱急驚搐搦

羌活　川芎　當歸　防風

龍膽草等分

右爲末，煉蜜丸芡實大，每服一二丸，竹葉湯入砂糖化下。○

此方加大黄、梔子仁，即名瀉青丸。

化痰丸九九　治驚搐喉内痰響者暫用

膽星　半夏制　礞石制　枳實各二兩　射香二分

右爲末，薑汁糊丸綠豆大，硃砂爲衣，薑湯研化量送。

比金丸　治驚癇先用此藥

人參　遠志薑製取肉炒　白茯苓　南星

川芎　石菖蒲者紙蜜　天麻　硃砂

青黛　琥珀各一錢　射香一字

右為末蜜丸桐子大每服一二丸金銀薄荷湯下

虎睛丸百一　治驚癇邪氣入心

虎睛細研　遠志薑汁浸　犀角鎊屑　石菖蒲

大黃濕紙包煨　麥冬　等分　蜣螂去足翅炒三枚

右為末米糊丸梧子大每服一二丸竹葉煎湯或金銀薄荷湯下

五癇丸百一　一名五色丸〇治五癇

硃砂　真珠各五錢　雄黃一兩　水銀二錢半

黑鉛三兩同水銀結成砂

右為末煉蜜丸麻子大每服二三四丸煎金銀薄荷湯下

斷癇丹百二　治五癇瘥後復發證候多端諸藥不除者

黃芪蜜炙　釣藤鈎　細辛　炙甘草各半兩
蛇脫二寸，酒浸　蟬脫四個　牛黃一錢，另研

右爲末，煮棗肉丸麻子大，煎人參湯下。每服數丸，量兒加減。

消風丸百四　治風癇，先宜此藥。

膽星二錢　羌活　獨活　防風
天麻　人參　荆芥　川芎
細辛各一錢

右爲末，蜜丸桐子大。每服一二丸，薄荷紫蘇湯調化下。

妙聖丹百五　治食癇，因驚而停食，吐乳發熱，大便酸臭者是也。

赭石煅，醋淬，二錢半　巴霜三分　硃砂　雄黃
蝎稍各一錢　輕粉　麝香各一匙　杏仁微炒，一錢

右爲末，棗肉丸梧子大。每服一二丸，木賊草煎湯送下。

褊銀丸百六　治癲癇，膈熱，風涎壅盛，腹脹喘促，實滯者。

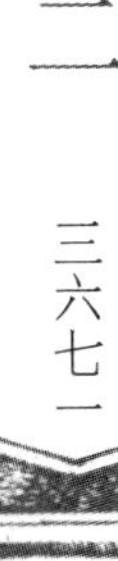

巴豆　水銀各五錢　京墨八錢，火燒醋淬　黑鉛二錢半，水銀煎

射香五分，另研

右為末，陳米粥丸綠豆大，每服一二三丸，煎薄荷湯下

秦氏紫河車丸四七　治癲癇

紫河車一具，不拘大者　人參　當歸二味酌用為末

右將河車生研爛入前藥，搗丸桐子大，每服五七十丸，日進三服，人乳化下〇按此方凡先天不足後天虧敗者俱可隨宜增用藥物照此制服無不可也然河車必用酒頓熟方善雖薛氏之意用其生氣但生者腥膩恐不利於胃氣且此物既離本體尚何生氣之有亦不過取其應求之性味為血氣之資而已矧求之血氣亦皆熱物之所養成故欲全之類凡生用熱用其補瀉有比相遠於生熱之間無益而生之果無礙耶余故曰熱之為宜

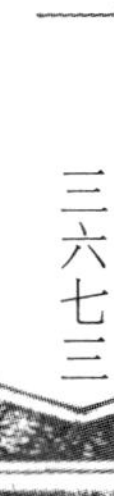

大蕪荑湯百八　治小兒脾疳發熱作渴少食大便不調髮黃脫落面黑鼻下生瘡能乳啗土等證

蕪荑　山梔各五分　當歸　白朮

茯苓各四分　柴胡　麻黃　羌活各三分

防風　黃連　黃柏　炙甘草各二分

右作二劑水煎服

生熟地黃湯百九　治疳眼閉合不開

生地黃　熟地黃各半兩　川芎　赤茯苓

枳殼　杏仁去皮　川黃連　半夏麯

天麻　地骨皮　炙甘草各二錢半

右每服一二三錢黑豆十五粒薑水煎服

蘭香散百十　治鼻疳赤爛

蘭香葉二錢燒灰　銅青　輕粉各五分

右爲末乾貼

四味肥兒丸 百十一 治小兒食積五疳目生雲翳牙根腐爛口舌生瘡發熱體瘦肚大筋青髮稀成穗或白禿瘡疥小便澄白等証

蕪荑炒　神麴炒　麥芽炒　黃連各等分

右爲末猪膽汁丸黍米大每服二三十丸木通煎湯下

六味肥兒丸 百十二 治疳化虫退熱

黃連　陳皮　川楝子去核　神麴炒

麥蘖炒各一兩　白蕪荑二兩

右爲末糊丸麻子大每服一二十丸空心米飲吞下

薛氏曰前方又治脾疳飲食少思肌肉消瘦肚大頸細髮稀成穗項間結核發熱作渴大便酸臭嗜食泥土或口鼻頭瘡肚見青筋齧齒便白五疳川止丸加乾蟾一兩尤妙

七味肥兒丸百十三　治小兒食積五疳頸項結核髮稀成穗

發熱作渴消瘦等證

黃連炒　神麯炒　木香各一兩　檳榔二十个

史君子酒浸　麥芽炒各四兩　肉豆蔻麵煨一兩

麪糊丸麻子大每服三五十丸米飲下　長久用五味異功散

一服以助胃氣

蘆薈肥兒丸百十四　治疳熱

蘆薈　龍膽草酒洗　木香　人參

史君子肉　蝦蟆酥炙去頭足即土蟾　麥芽炒各二錢　檳榔

黃連去蘆鬚酒炒　白蕪荑各三錢　胡黃連一錢五

右為細末豬膽汁為丸黍米大每服五六十丸米飲下

大蘆薈丸百十五　一名九味蘆薈丸　治小兒肝脾疳積發

熱體瘦熱渴大便不調或瘰癧結核耳內生瘡牙齦蝕爛目

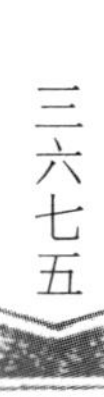

生雲翳等證

胡黃連　黃連　蘆薈　白蕪荑炒

白雷丸用偸者不　木香　青皮　鶴虱草微炒各一兩

射香一錢另研

右爲末蒸餅糊丸麻子大每服一錢空心白湯送下○立齋曰內青皮以龍膽草代之射香不用尤效

加減蘆薈丸百十六　治證同前尤治小兒痞積腹脹

蘆薈錢各五　宣黃連去鬚　胡黃連　枳實

青皮各二錢半　青黛　木香　山查肉各二錢

麥芽炒三錢　射一分　乾蝦蟆一隻酥炙

右爲細末湯浸蒸餅爲丸綠豆大每服七八分量兒大小與之○按此方加史君子肉三錢治濕熱生虫亦佳

當歸龍薈丸百十七　方在寒門一六七

治肝經實火大便秘結　方在寒陣一六八

一百十八　龍薈丸

治疳癖發熱諸證

一百十九　龍膽丸　治腦疳腦熱瘡

龍膽草　升麻　苦楝根皮炒　赤茯苓　防風　蘆薈　油髮灰各二錢　青黛　黄連各三錢

右爲末，牡猪膽汁浸米糕丸麻子大，薄荷湯下，仍以蘆薈末敷入鼻内。

一百二十　木香丸　治疳痢

黄連炒，三錢　木香　紫厚朴制　夜明砂紙炒，各二錢　訶子肉炒，一錢

右爲末，飯丸麻子大，乾艾生薑煎湯，食前下。

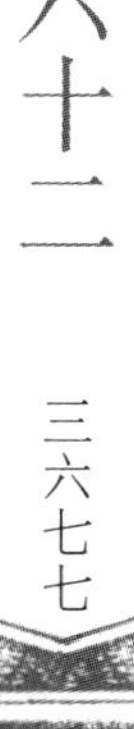

黃連丸　一二一　治疳勞

黃連半兩猪牛膽汁浸曬　石蓮子　瓜蔞根　杏仁去皮尖　烏梅肉各二錢

右爲末，牛膽汁浸糕丸麻子大，煎烏梅薑黃湯下

胡黃連丸　一二二　治熱疳

胡黃連　黃連各五錢　硃砂二錢

右爲末，填入猪膽內，以線扎懸掛銚中，淡漿水煮數沸取出，研蘆薈、射香各二錢入之，飯和丸麻子大，每服一二十丸，米飲下

蟾蜍丸　一二三　治小兒頸項結核，面色痿黃，飲食不甘，腹大發熱，名曰無辜疳證。一服虛熱退，二服煩渴止，三服瀉痢愈

蟾蜍一個，夏月溝渠深土中取腹大不跳不鳴者，是身多癩者佳

右將糞蛆一杓置桶中以尿浸之，却將蝦蟆跌死投與蛆食一晝夜用布袋盛蛆置急流中一宿取出瓦上焙乾為末入射香一字粳米飯丸麻子大每服二三十丸米飲下其效如神

天麻丸 一二四 治肝風疳眼

天麻 青黛 黃連 五靈脂

夜明砂微炒 川芎 蘆薈各二錢 龍膽草

防風 蟬退去足各一錢半 全蝎二枚焙 乾蟾頭炙焦三錢

射香

右為末豬膽汁浸米糕丸麻子大每服十丸薄荷湯下

靈脂丸 一二五 治脾疳食疳

白豆蔻 麥芽炒 五靈脂 砂仁

蓬术煨 青皮 橘紅 史君子焙各二錢

蝦蟇炙焦三錢

右為末米糊丸麻子大每服十丸米湯下

如聖丸一一六　治疳熱泄瀉

白蕪荑炒　川黄連　胡黄連各二兩半　史君子肉一兩

射香五分另研　乾蝦蟇五個酒煮杵膏

右為末以蝦蟇膏杵丸麻子大每服一二十丸煎人參湯下

○薛按疳之為患乃肝脾虚熱津液乾涸之證前方乃專於治疳清熱之劑若脾胃虚弱者當佐以六君子湯調補脾胃使邪氣退應可收全功也

褐子丸一一七　治疳腫脹

蘿蔔子一兩微炒　陳皮　青皮炒　檳榔

五靈脂　蓬术煨　黑牽牛頭末半生半炒　赤茯苓

木香二錢半

右爲末麵糊丸綠豆大每服十五丸紫蘇湯下

消積丸 一二八 治食積大便酸臭發熱

丁香九個 砂仁十二個 烏梅肉二個 巴豆二粒去皮心膜

右爲末麵糊丸黍米大每服五七丸溫水下

塌氣丸 一二九 治肚腹寒脹

胡椒一兩 蠍尾五錢去毒

右爲末麵糊丸粟米大每服一二十丸陳米飲下

紫霜丸 百三十 治驚積及變蒸發熱不解或食癇先寒後熱

或乳哺失節宿滯不化腹痞便結

代赭石火煅醋淬七次 赤石脂各一兩 杏仁五十個 巴豆三十粒去心膜油

右先將巴豆杏仁研成膏入代赭石脂研勻湯浸蒸餅丸粟

米大每服三五丸米飲送下

化䘌丸 一三一

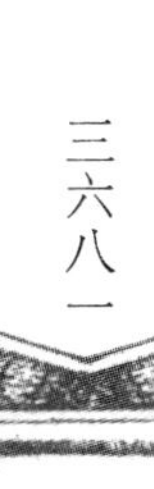

黃連五錢　蜀椒去閉口者炒出汗　苦楝根白皮各一錢

右為末用烏梅肥者七個艾湯浸去核搗爛和丸艾湯量兒大小送下

下虫丸一三二　諸疳蛔諸虫

苦楝根皮新白者酒浸焙　綠包貫衆　雞心檳榔

桃仁浸去皮焙　蕪荑焙　木香各二錢　鶴虱炒一錢

輕粉五分　乾蝦蟇三錢炙焦　史君子五十取肉煨

右為末麵糊丸麻子大每服一二十丸天明清肉汁下〇一方內加當歸川連各二錢五分

史君子丸一三三　治五疳蚘虫脾胃不和心腹膨脹時復作痛不食漸瘦

史君子肉一兩　厚朴制　橘紅　白芍藥

甘草炒　川芎各十錢

右爲末，蜜丸芡實大，每服一丸，陳米飲化下。

白玉散 一三四 治丹瘤

白土二錢半 寒水石五錢

右爲末，米醋或新水調塗。

以下通用方

四君子湯 一三五 方在補陣一

治脾肺氣虛諸證

六君子湯 一三六 方在補陣五

治脾胃虛弱嘔吐等證

五味異功散 一三七 方在補陣四

治脾胃虛寒飲食少思等證

四物湯 一三八 方在補陣八

治一切血虛等證

八珍湯一三九　方在寒陣十九

治氣血兩虚

十全大補湯百四十　方在補陣二十

治氣血俱虚大補元氣

獨參湯一四一　方在補陣三六

治氣虚氣脱挽回元陽

歸脾湯一四二　方在補陣三三

治心脾虚損

參术湯一四三　方在補陣四一

治氣虚泄瀉嘔吐等證

參术膏一四四　方在補陣四十

治中氣虚弱諸藥不應者

參苓散一四五　方在補陣五四

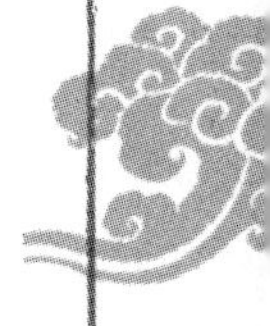

治腑中汗出
参附汤一四六　方在补阵三八
治真阳虚极，喘急呃逆
参苓白术散一四七　方在补阵五五
治脾胃虚弱，食少吐泻
理中汤一四八　方在热阵一
治上中二焦虚寒诸证
生脉散一四九　方在补阵五七
治热伤元气，止渴消烦，定欬嗽喘促
五福饮百五十　方在新补六
补五脏虚损
五君子煎一五一　方在新热六
治脾胃虚寒，呕吐泄泻

理陰煎一五二　方在新熱三

治脾腎虛寒諸證

溫胃飲一五三　方在新熱五

治中寒嘔吐吞酸泄瀉少食

養中煎一五四　方在新熱四

治中氣虛寒嘔泄

參薑飲一五五　方在新熱八

治脾肺胃氣虛寒嘔吐欬嗽

六味回陽飲一五六　方在新熱二

治陰陽將脫等證

六味異功煎一五七　方在新熱七

治脾胃虛寒吐瀉兼滯者

六味丸一五八　方在補陣一二一

壯水補腎

八味丸　一五九　方在補陣一二二

益火補陽

胃關煎　百六十　方在新熱九

治脾腎虛寒瀉痢

佐關煎　一六一　方在新熱十

治生冷傷脾瀉痢

五德丸　一六二　方在新熱十八

治脾腎寒滯一切瀉痢飧泄

二陳湯　一六三　方在和陣一

和脾消痰

芍藥枳术丸　一六四　方在新和十六

健脾消積止腹痛除脹滿

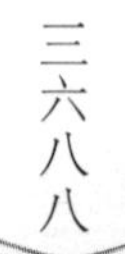

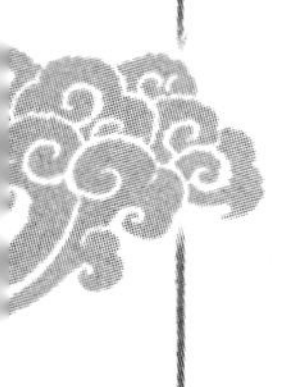

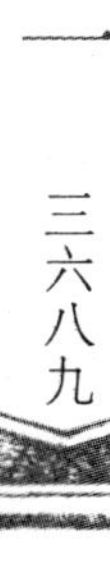

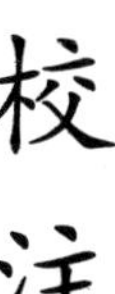

校注

①如：据文义，疑当作『加』。

會稽　張介賓　會卿著

會稽　魯　超　謙菴訂

痘疹

保元湯一　治痘瘡氣虛倒陷者

人參二三錢　炙甘草一錢　肉桂五七分　黃芪二三錢灌膿時酒炒，回漿時蜜炙

水一鍾半，加糯米一撮，煎服。○此藥煎熟，或加人乳、好酒各半盞和服更妙，酌宜用之。○頭額不起，加川芎三五分。○面部，加升麻三四分。○胸腹，加桔梗三四分。○腰膝，加牛膝四分。○四肢不起，加桂枝。○嘔惡，加丁香三四分。○元氣虛寒，加大附子七八分或一錢。

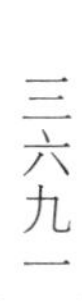

調元湯二　按此即保元湯無肉桂者名爲調元湯即東垣之黄芪湯也東垣用爲小兒治驚之劑魏桂巖用以治痘多效因美之名保元湯也蓋小兒元氣未充最易傷殘用此保全誠幼科王道之妙方但能因此廓充則凡氣分血分虚寒虚陷等症皆可隨症增減用之無不可奏神效也

[illegible]補湯三　治痘瘡中虚等症

人參　黄芪　當歸　白术

川芎　甘草　茯苓　陳皮

厚朴

右等分水煎服

托裏散四　治痘毒元氣虚弱或妄行尅伐不能潰散用之未成自消已成自潰并治癰毒内虚不能起發

人參　黄芪炒各二錢　當歸酒洗　白术

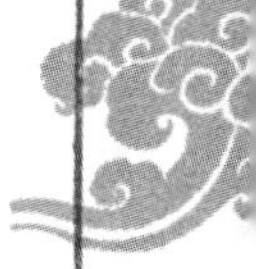

熟地　芍藥炒　茯苓　牛膝各一錢　炙

右每用三五錢水煎服○外科樞要方有陳　無甘

草

解毒內托散五　治痘癰

金銀花　黃芪　當歸　赤芍藥

防風　甘草節　荆芥　連翹

木通

右水煎入酒少許服

陳氏托裏消毒散六　治痘毒氣血虛弱不能起發腐潰收斂或

發寒熱肌肉不生

人參　黃芪炒　當歸酒洗　川芎

芍藥炒　白朮炒　茯苓　陳皮各一錢

金銀花　連翹　白芷各七分　炙甘草五分

右每服三五錢水煎服○外科方無陳皮

參芪內托散 七　治痘瘡裏虛發痒或不潰膿或爲倒靨及癰瘍膿毒不化膿潰作痛等證

人參　黄芪蜜炙　當歸　川芎

厚朴薑制　防風　桔梗炒　白芷

紫草　官桂　木香　甘草等分

入糯米一撮水煎服○色淡白者去防風紫草白芷多加粘米○一方有芍藥

參芪四聖散 八　治痘瘡已出至六七日不起發不成膿

人參　黄芪炒　白朮炒　當歸

川芎　芍藥炒　茯苓各五分　紫草

防風　木通各三分

右用水煎服

陳氏四聖散 九　治痘瘡出不快及倒靨因內虛者

紫草茸　木通　炙甘草　枳殼 麸炒

黃芪 等分

右每服二錢加糯米一百粒水煎待米熟溫服

加味四聖散 十　治痘瘡黑陷倒陷

人參　黃芪 炙　川芎　甘草

紫草　木通　木香 等分　蟬蛻 二十個

右加糯米一百粒水一盞煎服

如聖湯 十一　治痘瘡不起

芍藥　升麻　乾葛 各一錢　甘草

紫草　木通 各三五分

水一鍾薑一片煎七分溫服不拘時

人參固肌湯 十二　治痘瘡發表太過致肌肉不密或痘痂久

粘者

人參　黄芪　當歸酒洗　甘草

蟬蛻去土等分

水一鍾入糯米一撮煎服

人參透肌散十三　治痘瘡虛而有熱雖出快而不齊隱於肌膚間者

人參　紫草如無紅花代之　白术　當歸

芍藥　茯苓　甘草　木通

蟬退　糯米等分

右每服三錢水一盞煎半盞徐服之

十宣散十四　一名托裏十補散○調氣補血內托瘡毒五日後必用之方也亦治癰疽

人參　黄芪　當歸各二錢　川芎

防風　桔梗　白芷　川芎

厚朴各一錢　桂心三分

右爲細末每服一錢或二錢木香湯下

芎歸湯十五　亦名活血散○大能養營起痘

當歸倍用　川芎

右爲細末每服一錢紅花湯調服

活血散十六　治痘瘆血虛血熱已出未盡煩躁不寧腹痛

白芍藥酒炒

右爲末每服一匙糯米湯調下或荔枝湯亦可○此方對四

君子湯加歸芪名參歸活血散

當歸活血散十七　治痘色淡白

當歸酒焙　赤芍酒炒　川芎　紫草

紅花各五分　木香二錢　血竭一錢

右為末，每五歲者服一錢，十歲已上服二錢，酒下。

養血化斑湯十八　治白疹白斑

當歸身　人參　生地　紅花

蟬蜕等分

水一盞，生薑一片，煎六分，溫服無時。

人參胃愛散十九　治痘疹已發未發，吐瀉不止，不思飲食等證

人參　茯苓　甘草　丁香

藿香　紫蘇　木瓜　糯米

右每服三錢，薑棗水煎。

二仙散二十　治體寒肢冷，腹痛口氣冷，陰盛陽衰，嘔吐泄瀉難發等證

丁香九粒　乾薑炒一錢

右爲細末每服五七分白湯送下被蓋片時令脾胃温煖陰返陽回則痘變潤矣量大小加減與之

陳氏木香散 二二 又名十一味異功散○治小兒痘疹虛寒多滯者宜此

木香 丁香 大腹皮 人參

桂心 炙甘草 半夏制 訶黎勒

赤茯苓 青皮 前胡等分

右每服二三錢薑水煎

薛按曰前方治痘瘡已出未愈之間其瘡不光澤不起發不紅活五七日內泄瀉作渴或肚腹作脹氣促作喘或身雖熱而腹脹足指冷或驚悸或汗出或寒戰咬牙或欲靨不靨瘡不結痂或靨後腹脹泄瀉作渴此皆脾胃虛寒津液衰少急用此藥治之若誤認爲實熱用寒涼之劑及飲蜜水生冷瓜

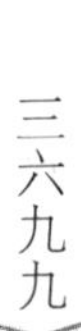

果之類必不治

陳氏十二味異功散 二三二 治元氣虛寒小兒痘瘮色白寒戰咬牙泄瀉喘嗽等證

人參　丁香　木香　肉豆蔻

陳皮　厚朴各二錢半　白朮　茯苓

官桂各二錢　當歸二錢半　製附子　半夏各錢半

右㕮咀每服二三錢薑棗水煎熱服○愚按陳氏此上二方溫性有餘補性不足用治寒證則可用治虛證則不及也用者更當詳酌

陳氏人參麥門冬散 二三三 治痘瘡微渴

麥門冬二兩　人參　炙甘草　白朮

陳皮　厚朴薑製各五錢

右每服三四錢水一大盞煎六分徐徐溫服量兒增減

薛氏曰：前方治痘疹熱毒氣盛宜用之。若因氣虛作渴，宜人參白术散。

柴胡麥門冬散 二四 治痘疹壯熱，經日不止，更無他證者。

柴胡 二錢半　龍膽草 一錢　麥門冬 三錢　甘草 炙
人參　玄參 各錢半

右㕮咀，每服三錢，水一大盞，煎至六分，不拘時徐徐溫服，量大小加減。

按：此方解表之功居六，清火之功居四，若營退熱，此方最宜。

升均湯 二五 治痘瘡已出不匀，或吐瀉發熱作渴。

升麻　乾葛　人參　白术 炒
芍藥 炒　茯苓　甘草　紫草 如無，紅花代之

右每服三五錢，薑水煎。

升麻葛根湯 二六 亦名升麻湯 ○ 解發痘毒之良方。

升麻　葛根　芍藥　甘草等分

右㕮咀水一盞煎七分温服無時

萬氏曰古人治痘以升麻葛根湯為主後世好奇多立方法法愈多而治愈難矣苟能通變則痘疹諸證皆可增減用之不特發表解肌而已今以葛根湯為主治隨證立增損法於後○初發熱解表加柴胡羌活白芷桔梗防風○口乾渴內熱也加葛粉天花粉麥門冬○自利加條實黄芩○嘔吐加半夏生薑○腹中痛加木香青皮枳殼山查肉○腰痛加獨活北細辛○頭痛加羌活藁本蔓荆子○淋痛加木通生地黄燈心○小便少加木通車前瞿麥○大便秘加大黄○衄血加山梔仁玄參生地黄○發熱三四日熱甚不減須解其毒加大力子連翹紫草○痘不出加防風蟬蛻荆芥穗紅花子○目痛加龍胆草密蒙花柴胡○痘出太稠密加人參當歸

木香紫草大力子防風桔梗○咽痛加桔梗連翹○痘乾或帶紫或太赤者血熱也加當歸梢生地黄紅花地骨皮牡丹皮○痘平陷灰白色氣虚也加人参白术防風木香官桂○手足瘡不起脾胃不足也加人参黄芪防風官桂○泄瀉者裏虚也加人参白术訶子白茯苓○瘡不著痂者濕也加黄芪防風官桂白芷

愚謂前方乃胃經發表之劑薛氏增減之法大意已悉但此方性味清凉純於疎泄必陽明多實多熱者乃宜用之然小兒氣血體質大都虚弱平和者十居七八故凡痘瘡初起乍見發熱用藥最貴和平兼養營氣則庶乎盡善若預用清凉未免傷其胃氣全用解散未免虚其表氣二者受傷變患有不可測矣故余制柴歸飲為治痘之先着所當酌宜用之若治麻疹則多屬火證此方乃所宜也

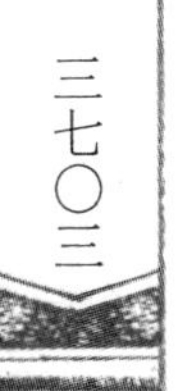

蘇葛湯二七　初熱未見點發表之劑暫用之分兩宜酌兒大小以爲增減

蘇葉二錢　葛根二錢　甘草一錢　白芍藥錢半

連鬚葱白三根生薑三片水鍾半煎七分熱服○原方有陳皮砂仁各五分此惟氣滯腹痛者宜用之否則不必

連翹升麻湯二八　散毒清火

連翹一錢　升麻　葛根　桔梗

甘草各七分白芍藥五分薄荷少許

右加淡竹葉燈草水一盞半煎一盞溫服無時

柴胡橘皮湯二九

柴胡　橘皮　人參　半夏

茯苓　黄芩等分

右加竹茹一團水一盞煎七分溫服不拘時

人參敗毒散三十　方在散陣三六

治時疫斑疹

荊防敗毒散三一　亦名消風敗毒散（一[illegible]散痘疹俱可用及

時氣風毒邪熱

柴胡　荊芥穗　防風　羌活

獨活　前胡　川芎　枳殼

人參　甘草　桔梗　茯苓等分

右切細加薄荷葉水一盞煎七分去滓温服

柴葛敗毒散三二　疑似傷寒以此解散

柴胡　乾葛　人參　羌活

防風　荊芥　桔梗　蘇葉

甘草

右用生薑三片水煎服

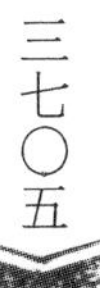

參蘇飲三三　方在散陣三四

治傷風欬嗽傷寒痘疹

加減參蘇飲三四　初熱見點解利之藥但表邪未達而元氣强壯者宜暫用之或前後感冒風寒俱可暫用

蘇葉一錢　乾葛錢半　前胡八分　陳皮七分

枳殼六分　桔梗　甘草各四分

水一鍾半加生薑三片煎服

麻黃甘草湯三五　冬月痘毒熾盛表實者宜用之

麻黃一二錢　生甘草減半

水煎服

柴葛桂枝湯三六　表散痘熱

柴胡　乾葛　桂枝　防風

甘草　人參　白芍藥

水一盞加生薑三片煎七分溫服

桂枝葛根湯三七 解散寒邪

桂枝 葛根 升麻 赤芍藥

防風 甘草各一錢

右加生薑三片淡豆豉一錢水一鍾煎七分溫服無時

十味羌活散三八 此初熱見點解利之劑若小兒身壯力強者可用蘇葛以行表其次者宜此和解疏利之藥若虛而宜補者必當兼顧元氣不得單用此類

羌活 前胡 防風各一錢 荆芥

獨活各八分 細辛 白芷各三分 柴胡

炙甘草 蟬退各四分

水一鍾半加薄荷三葉煎五分不拘時服○發搐及熱盛不退者調入制過珠砂末服之神效

十三味羌活散三九　解熱散毒治風壅欲作痘疹者

羌活　獨活　防風　桔梗

荊芥　柴胡　前胡　地骨皮

炙甘草　蟬退　川芎　天花粉

天麻等分

右爲細末每服二三錢水一盞入薄荷葉二片煎四分温服

羌活湯四十　解發痘瘡兼治肝熱驚狂

羌活　川芎　防風　山梔仁

龍胆草　當歸等分　甘草減半　淡竹葉

薄荷葉

水煎温服無時

雙解散四一　痘疹表裏俱實者用此不解

防風　川芎　當歸　連翹

芍藥　薄荷　大黄各五分　石膏

桔梗　黄芩各八分　荆芥穗　白术

桂枝各三分　滑石二錢四分　甘草二錢

水二鍾，加生薑三片，煎一鍾，温服無時。○此即防風通聖散減去麻黄、芒硝、梔子，外加桂枝也。

柴胡散子四二　治痘瘡表裏俱實良方

柴胡　防風　當歸　人參

白芍藥　甘草　黄芩　滑石

大黄等分

右加生薑一片，水煎服。

桂枝大黄湯四三　治腹痛大便不通良方

桂枝　白芍各二錢　甘草五分　大黄一錢半

右剉細，加生薑一片，水一鍾半，煎八分，食前温服。

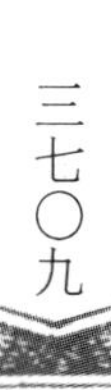

防風芍藥甘草湯四四　解痘毒及陽明經痘出不快

防風　芍藥　甘草等分

右每服一二錢水煎服

荆芥防風甘草湯四五　解痘毒及太陽經痘出不快

荆芥　防風　甘草等分

右每服一二錢水煎

蟬退膏四六　治痘瘡虚陷不起

蟬退　當歸　川芎　甘草

升麻　防風　荆芥穗等分加人參

白芍藥

右爲末煉蜜丸如芡實大每服一丸薄荷湯下

消毒散四七　亦名消毒飲○治痘瘡六七日間身壯熱不大便其脉緊盛者用此藥微利之

荆芥穗　炙甘草各一兩半　牛蒡子四兩炒

右爲粗散每服三錢水一盞煎七分不拘時徐徐服

四味消毒飲四八　治痘瘡熱盛毒氣壅遏無間前後皆可服

人參　炙甘草　黄連　牛蒡子等分

右爲粗末每服一錢加薑一片水一盞煎四分去滓溫服不拘時

六味消毒飲四九　解痘毒

牛蒡子　連翹　甘草　綠升麻

紫草　山豆根等分

水一盞煎七分溫服不拘時

消毒化斑湯五十　消風散毒清眼目咽喉

升麻　柴胡　桔梗　甘草

連翹　龍膽草　牛蒡子　防風

蟬蜕　　密蒙花

水一鍾半加淡竹葉十片煎服

解毒湯五一　治一切熱毒腫痛或風熱搔痒

黄連　　金銀花　　連翹

右水煎服

真人解毒湯五二　治痘毒

忍冬花半斤　甘草節一兩　木通　　防風

荆芥　　連翹各三錢

右分作三劑用水酒各一鍾煎服以腫消痘出爲度

葛根解毒湯五三　解痘毒止渴良方

葛根　　升麻減半　生地黄　　麥門冬

天花粉等分　甘草減半

右取糯米泔水一盞煎七分入茅根自然汁一合服之

實表解毒湯五四

人參　黃芪　當歸　生地黃

甘草　白芍藥　柴胡　升麻

酒芩　玄參　地骨皮

右八味，荷葉少許，淡竹葉十片，水煎服。

廻源解毒湯五五　解胎毒之良方

當歸身　川芎　生地黃　白芍藥

人參　生甘草　黃連　連翹

陳皮　木通各等分

水一盞，加淡竹葉十片，煎半盞，溫服無時。

陳氏解毒防風湯五六　治痘疹毒氣熾盛

防風　黃芩　地骨皮　白芍藥炒

荊芥　牛蒡子

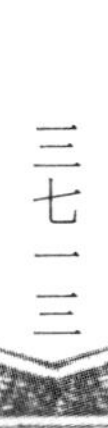

右銼，服四五錢，水煎服，或爲末，白湯調下。○外科解毒防風湯方見本門六三

化毒湯 五七　治痘未出腹痛者

白芍藥　炙甘草各一錢　木香　青皮

枳殼各七分　山查肉　連翹　肉桂各五分

水一盞，煎七分，溫服，不拘時。

洗風化毒湯 五八

防風　黃耆　桂枝　荆芥穗

升麻　白芍　牛蒡子等分　甘草減半

右加薄荷葉七片，水一盞，煎七分，溫服，無時。

涼血化毒湯 五九　治痘瘡初出頭焦黑

歸尾　赤芍藥　生地黄　木通

連翹　牛蒡子　紅花　紫草

桔梗　山豆根

右水煎服〇或加童便一小盏亦可

犀角化毒丸 六十　治諸積熱及痘疹後餘毒生瘡口舌牙齦糜爛等證

犀角屑 錢　生地黄　當歸　防風
荆芥穗 各一兩　牛旁子 炒杵　赤芍藥　連翹
桔梗 各七錢　薄荷　黄芩 炒　甘草 各五錢

右爲末煉蜜丸芡實大每服一丸薄荷湯下

五福化毒丹 六一　治胎毒及痘後頭面生瘡眼目腫痛

生地黄　天門冬　麥門冬　玄參
熟地黄 各三兩　甘草　甜硝 各二兩　青黛 一兩半

右爲末煉蜜丸芡實大每服一丸白湯或薄荷湯化下

外科五福化毒丹 六二　方在外科七六

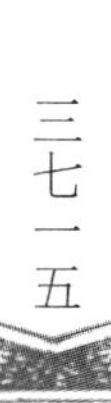

治一切熱毒瘡癤

犀角散 六三 治痘瘡癰毒時毒熱盛煩躁多渴小便赤澁或赤斑

犀角 鎊 甘草 炙，各半兩 防風 黄芩 各一兩

右爲粗末每服二錢水一小盞煎五分温服無時

紫草化毒散 六四 解實熱毒發痘

紫草 升麻 炙甘草 等分 糯米 五十粒

水煎服

紫草散 六五 治痘疹黑陷氣血虚弱瘡疹不起

紫草 黄芪 炙 炙甘草 糯米 各錢半

右水煎服

紫草飲 六六 治痘瘡黑陷不起

紫草 當歸 芍藥 甘草

麻黄等分

水一盏煎，不拘时服

紫草饮子六七　治倒陷腹胀，大小便秘

紫草　人参　枳壳　山查

木通　穿山甲炒　土蝉蜕等分

水一盏，煎五分，作二四次温服

紫草快斑汤六八　一名紫草汤○治痘疹血气不足，或血热不能起发，色不红活，不灌脓等证

紫草　人参　白术　当归

川芎　芍药　茯苓　甘草

木通等分　糯米

右每服三五钱，水煎

紫草木香汤六九　治痘疮里虚痒塌，黑陷闷乱

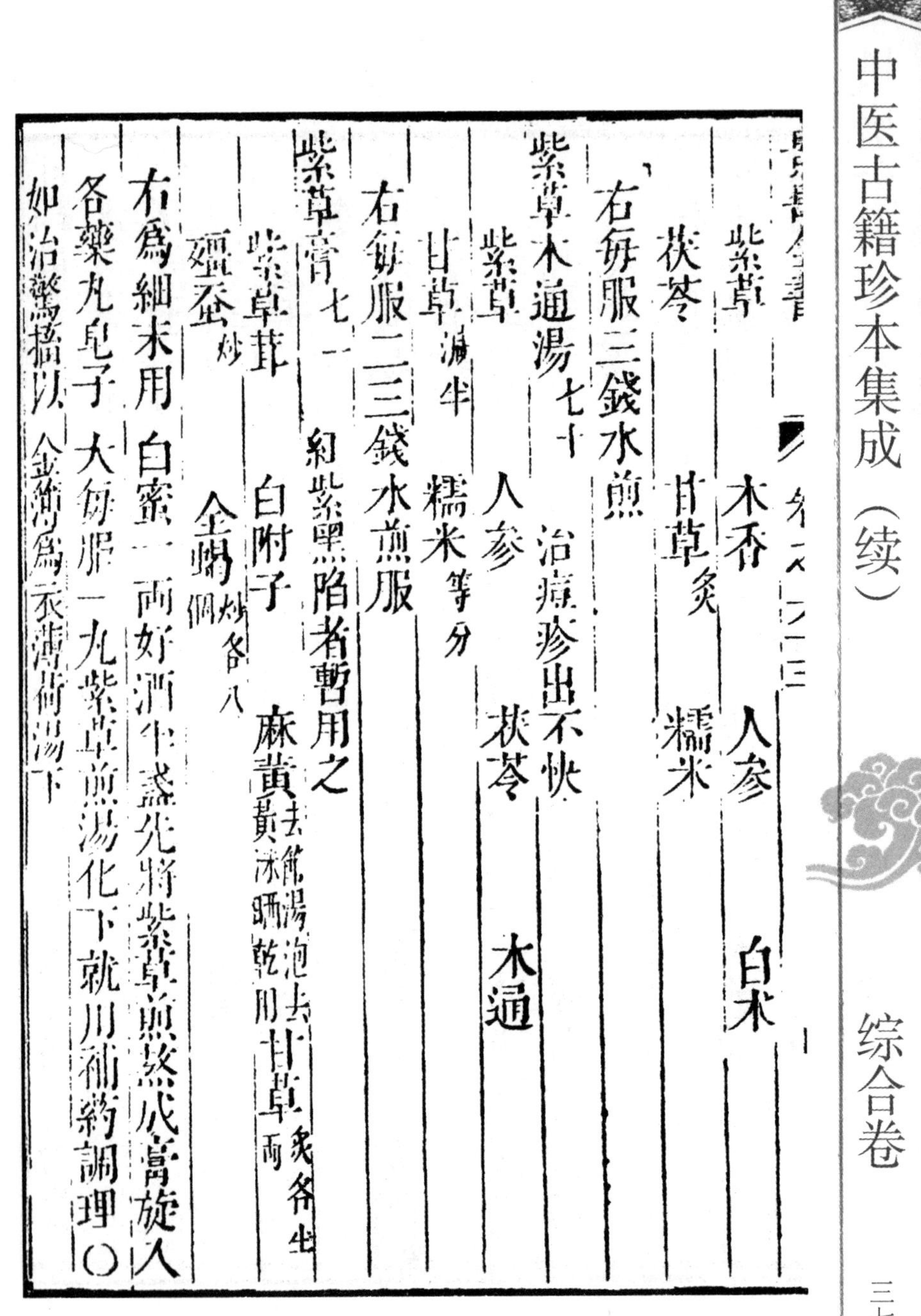

紫草　木香　人参　白术
茯苓　甘草炙　糯米
右每服三錢水煎

紫草木通湯 七十 治痘疹出不快

紫草　人参　茯苓　木通
甘草減半　糯米等分
右每服二三錢水煎服

紫草膏 七十一 紅紫黑陷者暫用之

紫草茸　白附子　麻黄去節湯泡去黄沫曬乾用　甘草炙各半兩
殭蠶炒　金蝎炒各八個
右爲細末用白蜜一兩好酒半盞先將紫草煎熬成膏旋入各藥丸皂子大每服一丸紫草煎湯化下就用補藥調理〇如治驚搐以金銀薄荷湯下

紅綿散七二　亦名天麻散○治痘疹身有大熱面赤氣粗無汗而表未散者可服之此藥以麻黃天麻發表爲主有汗者不可服蓋腠理已開不可再發汗也若有汗而熱則當以惺惺散爲和解之劑故仲景之治表證有宜發汗者有宜和解者有宜調和營衛者若有汗而熱者則和解爲宜虛而熱者則調和營衛爲宜如和中散之類是也

麻黃去節　天麻　荊芥　炙甘草各二錢

全蝎全者七枚

右爲末每服一錢以水半盞薄荷葉二片入酒四五滴煎二三沸帶熱服之如疹未出再進一服次又一服即傷風寒證服亦無妨

快斑湯七三　治起發遲

人參五分　當歸　防風　木通各一錢

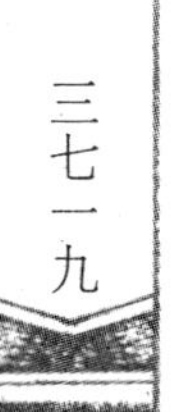

甘草三分 木香 紫草 蟬蛻各二分

水一盞煎七分溫服不拘時

快斑越婢湯七四 治痘瘡手足不起發

黄芪炙 白芍藥 桂枝 防風

炙甘草

右加生薑一片棗一枚水煎服

快透散七五 治痘出不快

紫草 蟬蛻 木通 芍藥

炙甘草等分

右每服二錢水煎

王海藏先生云身後出不快足太陽經也用荆芥甘草防風湯身前出不快手陽明經也用升麻葛根湯四肢出不快足陽明經也用防風芍藥甘草湯此皆解毒升發之藥也不可

不知

鼠粘子湯 七六 治痘稠身熱毒盛服此以防青乾黑陷并治班疹稠密

牛旁子炒 歸身 黄芪 炙甘草 柴胡 黄芩酒炒 連翹 地骨皮

右等分水煎熱退則止服

射干鼠粘子湯 七七 治痘瘡壯熱大便堅實或口舌生瘡咽喉腫痛皆餘毒所致

鼠粘子四兩炒杵 甘草炙 升麻 射干各一兩

右每服三錢水一大盞煎六分徐徐温服

薛氏曰前方若痘疹初出發熱焮痛根盤赤盛或咽喉口舌疼痛作渴引飲者宜用若因胃氣虚弱發熱而致前症者宜人參麥門冬散

獨聖散 七八 治痘瘡倒靨陷伏

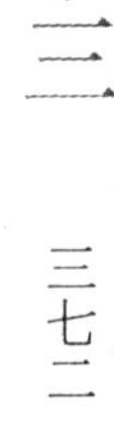

用川山甲取前足嘴上者燒存性爲末每服四五分以木香湯入少酒服之或紫草湯亦可

無價散 七九 治一切痘瘡倒陷焦黑危急之症

人牙　猪牙　狗牙　猫牙

右以炭火燒去烟存性等分爲末每服三分熱酒調下○如痒瘍寒戰泄瀉湯煎異功散調下○一方人牙散只用人牙燒去烟存性爲末酒調服

三酥餅 八十 治初發熱用以表汗解毒稀痘神效

辰砂　擇上好明淨無砂石者以絹囊盛之用麻黄升麻紫草荔枝殼同煮一日夜研細仍用前湯飛過晒乾再研極細用真蟾酥另調作餅子

麻黄　去節湯泡過晒乾爲極細末亦用蟾酥另調作餅

紫草　研極細亦用蟾酥另調作餅

蟬酥　於端午日捉蟬取酥捻煎三餅每餅加麝香少許

微炒

右方如遇時行痘疹小兒發熱之初每三歲者將三餅各取半分熱酒化下蓋覆出汗如不能飲酒用敗毒散煎湯化下更好○若痘已出滿頂紅紫色爲熱毒之盛宜煎紫草紅花湯或化毒湯將辰砂紫草二餅調下少許以解之但痘出之後不可服麻黄餅也蓋辰砂能解毒寧心火製過亦能發痘解毒麻黄能發表發痘蟬酥能驅臟腑中毒氣從毛竅中作臭汗而出此四藥誠解毒稀痘之神方也

神應奪命丹　八一　治風邪倒陷及痘毒入裏

辰砂　擇墻壁鏡面者以白絹袋盛之用升麻麻黄紫草連翹四味同入砂罐以新汲水桑柴火煮一晝夜取出將砂研細仍將熟砂藥汁去滓飛取末待乾聽用二錢

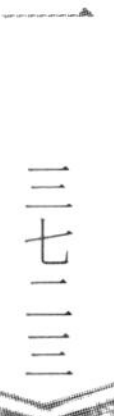

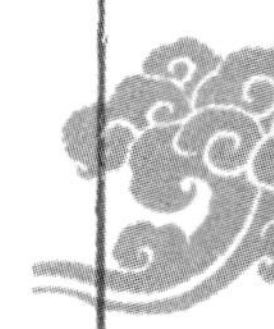

麻黃（連根節酒蜜拌炒焦）八分　蟬蛻（洗淨去足）三分　紫草（酒洗）五分　紅花子三分

穿山甲（酒炒焦）五分　真蟾酥二分

右共研細末用醋酒糊丸分作千粒周歲者半丸二歲者一丸服止三丸熱酒化服厚盖取汗汗出痘隨出也擇天醫生炁日修合　此方與二酥餅功同

萬氏奪命丹（八二）　治倒陷解發痘毒

麻黃（蜜酒炒焦）　升麻（各五錢）　山豆根　紅花子

大力子　連翹（各二錢半）　蟬蛻　紫草

人中黃（各三錢）

右研細末酒蜜和丸辰砂為衣薄荷葉煎湯下

東垣涼膈散（八三）　解痘疹裏熱良方

黃芩　連翹（[illegible]）　甘草　梔子

薄荷　桔梗　竹葉

右水煎服

退火丹 八四 治痘中狂妄神方

滑石 硃砂 飛各一錢 冰片 三厘

共爲細末冷水調一分服得睡少時神安氣寧痘轉紅活矣

陳氏通關散 八五 通心經降心火利小便良方

山梔仁 大黄 炒各一錢五分 木通 甘草 炙

車前子 炒 赤茯苓 人參 瞿麥

滑石 各三分 扁蓄 炒五分

右用水一盞燈草十根煎半盞温服

玄參地黄湯 八六 治痘疹衄血

玄參 生地黄 牡丹皮 梔子仁 各錢半

甘草 升麻 各半錢 白芍藥 一錢 蒲黄 炒五分

水一鍾煎七分温服 ○愚謂此方宜去升麻以塞上衝之源

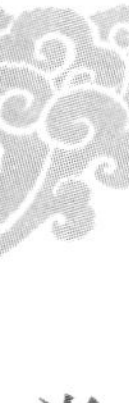

勿謂但屬陽明即宜川升麻也

萬氏清肺飲 八七 治肺熱喘嗽聲啞

麥門冬　桔梗 各二錢　荊芥穗　天花粉

知母 各一錢　石菖蒲　訶子仁 各八分

右水煎服○此當與清肺湯參用方在後一四五

導赤通氣散 八八 治心虛聲不揚者

木通　生地黄　人参　麥門冬

當歸身　石菖蒲　甘草

右加燈心水煎服

甘桔清金散 八九 治肺熱咽痛聲不清

桔梗 二兩　甘草　連翹 各半兩　訶子皮 三錢

牛旁子 炒七錢

右爲細末每服一錢薄荷葉少許同煎服

加味甘桔湯 九十 咽喉腫痛暫用

桔梗 八分 甘草 錢二分 牛蒡子 射干 各六分

防風 玄參 各四分

水一鍾煎服或加生薑一片 ○熱甚者加黃芩去防風亦可

大如聖飲子 九一 治瘡疹痘毒攻咽嗌腫痛熱渴或成腫毒不消等證

桔梗 甘草 鼠粘子 炒各一兩 麥門冬 五錢

右每服二錢水煎

萬氏橘皮湯 九二 行滯消痰止嘔吐

橘皮 半去白炒二錢 半夏 一錢 白茯苓 錢半

右加生薑三片水一盞煎七分溫服

匀氣散 九三 行氣化滯

木香 青皮 各五錢 山查肉 二錢半

右爲末每服一錢甘草湯調服

前胡枳殻湯九四 治痰實壯熱胸中煩悶大便堅實卧則喘急

前胡一兩 枳殻 赤茯苓 甘草炙 大黄各半兩

右㕮咀每服三五錢水一大盞煎至六分不拘時温服此方宜量大小加減如身温脉微并瀉者不可服

薛氏曰前症若屬肺胃實熱氣鬱痰滯大便秘結小便赤澁煩渴飲冷身熱脉實者宜用之以疏通内臟使邪無壅滯則瘡疹輕而易愈也

當歸丸九五 治便堅三五日不通者

當歸半兩 紫草三錢 黄連錢半炒 炙甘草一錢 大黄一錢半

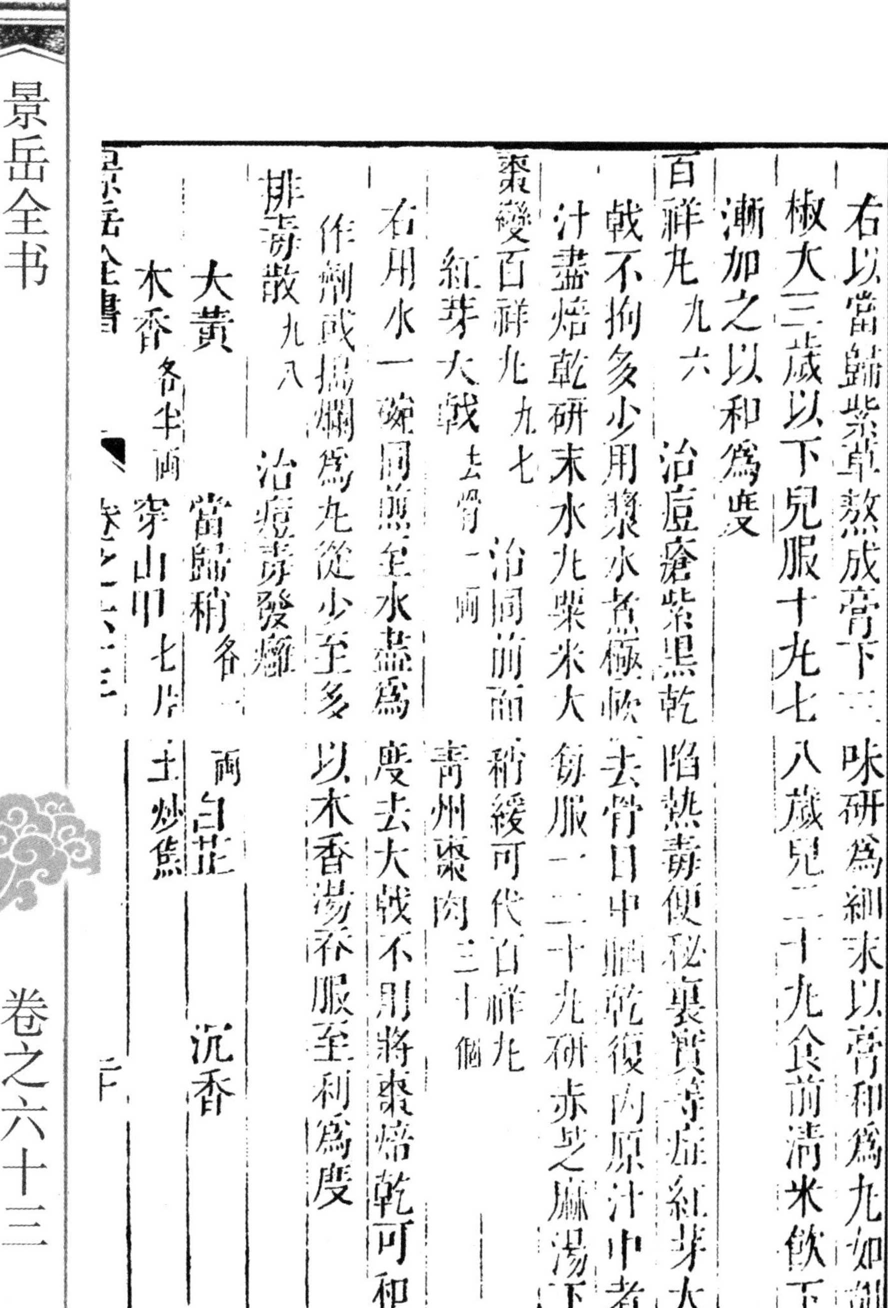

右以當歸紫草熬成膏下二味研爲細末以膏和爲丸如韶椒大三歲以下兒服十丸七八歲兒二十丸食前清米飲下漸加之以和爲度

百祥丸九六　治痘瘡紫黑乾陷熱毒便秘裏實寒戰紅芽大戟不拘多少用漿水煮極軟去骨日中曬乾復內原汁中煮汁盡焙乾研末水丸粟米大每服一二十丸研赤芝麻湯下

棗變百祥丸九七　治同前而稍緩可代百祥丸

紅芽大戟去骨一兩　青州棗肉三十個

右用水一碗同煎至水盡爲度去大戟不用將棗焙乾可和作劑或搗爛爲丸從少至多以木香湯吞服至利爲度

排毒散九八　治痘毒發癰

大黃　當歸稍各一兩　白芷　沉香

木香各半兩　穿山甲七片土炒焦

右爲細末合虛實大小加減長流水煎沸調服

錢氏苦參丸 九九 治瘡後遺爛瘡毒疥癩

苦參一兩　白蒺藜　何首烏　牛蒡子

荆芥穗各半兩

右爲末酒調麵糊爲丸竹葉湯下○外科苦參丸見本門八八

稀痘方 百

用老鼠去皮取肉水煮熟量兒大小與食數次出痘甚稀未食當時與食尤效屢試屢驗

稀痘酒 百一 最能散毒稀痘

麻黃去節洗　紫草各一兩

右二味細切布囊盛之浸無灰酒一小壜泥封固凡遇天行小兒發熱時與半杯或一杯量兒大小服之出微汗爲佳

三痘湯 百二 痘發時預服之

大黑豆 赤小豆 綠豆等分淘淨

右用甘草浸水去渣以甘草水煮豆熟為度逐日空心任意飲其汁自然出少○此方冬月煮熟令兒常食豆尤妙

絲瓜湯 百三 解痘毒○一方無山查

絲瓜 升麻 芍藥酒炒 生甘草

山查 黑豆 赤小豆 犀角鎊等分

右為粗散每服二錢水一大盞煎至六分不拘時徐徐溫服量大小加減

辰砂散 百四 預解痘毒

好辰砂一錢飛 老絲瓜近蒂三寸連子燒灰存性此物發痘瘡最好

右研末蜜水調服多者可少少者可無或以紫草甘草湯調服尤佳

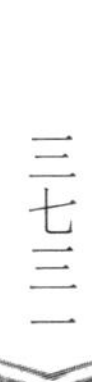

保嬰丹 百五 稀痘

纏豆藤 或黃豆或綠豆梗上纏繞細紅藤是也於八月生采日曬陰乾聽用一兩

防風 荊芥穗 牛蒡子 炒 紫草茸 去根酒浸一兩

新升麻 鹽水炒 甘草 去皮各五錢 天竺黃 真者三錢 蟾酥 真者一錢

牛黃 真者一錢 赤小豆 黑豆 綠豆 各三十粒浸炒勿焦

好硃砂 三錢用麻黃紫草荔枝殼升麻同煮過復以北汁飛過

右另用紫草二兩入水二碗煎膏至少半碗入沙糖一小鍾將前各藥為細末同紫草膏丸如李核大即以硃砂為衣於未痘之先濃煎甘草湯研磨服一丸大者一丸若已發熱用生葺湯磨服蓋被臥而表之多者可少少者可無大有神效

〇一方無紫草茸仍有纏藤者絲瓜一箇連藤帶五寸燒存性同用

洗肝明目散 百六 治痘後目疾

當歸　羌活　柴胡　密蒙花

川芎　防風　木賊　山梔仁

龍膽草各等分

右爲末，每服一錢，淡沙糖水調服。

洗肝散百七　翳膜遮睛暫用

歸尾錢二分　防風八分　大黃八分　羌活

川芎　薄荷各四分　梔子錢半　甘草三分

水一鍾，薑一片，煎服。〇熱盛便秘，加芩①栢。

羊肝散百八　治疳毒入眼，或無辜疳氣入眼。

密蒙花二錢　青葙子　決明子　車前子炒，各一錢

右爲末，用羊肝一大葉，薄批摻上，濕紙裹煨熟，空心食之。

蒺藜散百九　治疳瘡入眼腫痛

白蒺藜　穀精草　防風　羌活

生蛤粉 等分

右爲細末每服二錢溫水調服即退

蟬菊散 百十 治痘疹入目或病後生翳障

蟬退 去土淨　白菊花 等分

每服二三錢水八分加蜜少許煎四分食後溫服

秦皮散 百十一 治大人小兒風毒赤眼痛痒澁眵淚羞明

秦皮　滑石　黃連 等分

湯泡熱洗日二三次

通神散 百十二 治痘瘡入眼生翳膜

白菊花　穀精草　綠豆皮

右爲末每服一錢用柿餅一個米泔水一盞同煎候水乾只喫柿餅每日三五次不拘至七日效

錢氏黃柏膏 百十三 用此護眼可免痘毒入目

黃栢一兩　綠豆末二兩　生甘草三兩

右爲細末，以麻油調成膏，用塗耳前眼角目下四五遍，若早塗之，痘出必稀，若既患眼，塗之必滅。

痘疔散百十四

雄黃一錢　紫草三錢

右爲細末，胭脂汁調，用銀簪脚挑破黑痘，入藥在內，此下二方皆治痘疔之良方也。

四聖丹百十五　治黑疔

牛黃錢二分　兒茶錢七分　硃砂八分　珍珠二

右爲極細末，以綿胭脂汁或油胭脂調勻，先用銀針挑破黑疔，拭去惡血，乃點藥疔上。

萬氏四聖散百十六　治痘不起發，變黑而痛者，痘疔也

亦名鬼痘

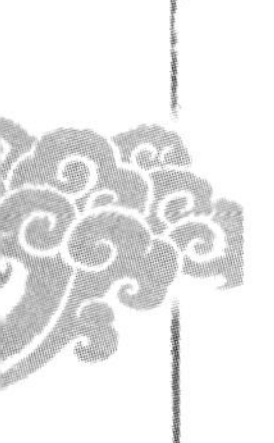

綠豆四十九粒　菀豆四十九粒各燒存性　珍珠一分　油頭髮一分燒存性

右爲細末用胭脂水調先以簪脚撥開黑疔以此塗之

神效隔蒜灸法 百十七　治痘疔毒氣熾盛使諸痘不能起發已起發者不能貫膿已貫膿者不能收靨或大痛或麻木痛者灸至不痛不痛者灸至痛其毒隨火而散其法用大蒜頭切三分厚安痘疔上用小艾炷於蒜上灸之每五壯易蒜再灸若紫血出後腫痛不止尤當用灸治者審之○愚在京師嘗見治痘疔者卽以線鍼挑破出毒血諸痘隨卽貫膿若挑破不痛不出血者難治若用此法灸之卽知痛更用鍼挑破紫血隨出諸痘隨貫亦有生者

胡荽酒 百十八　辟穢氣使痘疹出快

用胡荽一把以好酒二盞煎一兩沸令乳母每含一兩口噴兒遍身或噴頭面房中須燒胡荽香以辟除穢氣能使痘疹

出快煎過胡荽懸房門上最妙○或用爇灸之兒聞爽香尤能開胃氣進飲食解毒氣○按此酒惟未出之前及初報之時宜用之若起脹之後則宜避酒氣亦忌發散皆不可用也

茵陳薰法

用乾茵陳研末搗棗膏和丸如雞子大晒乾用烈火燒烟薰之

水楊湯百十九　治倒陷之良方

水楊即忍冬藤也春冬用枝秋夏用枝葉生水邊細葉紅梗枝上有圓果滿果有白鬚散出切斷用長流水一大釜煎六七沸先將三分之一置浴盆內以手試其適可仍先服煎藥然後浴洗漸漸添湯以痘起發光壯為度不拘次數洗畢照視若纍纍然起處暈暈有系此漿影也如漿不滿宜再浴之若弱者只浴頭面手足亦可此則不厭多洗洗後如無起

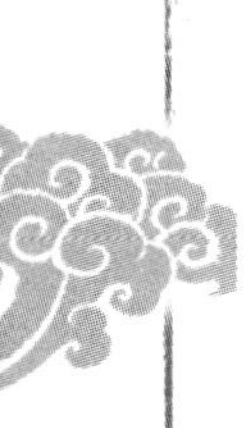

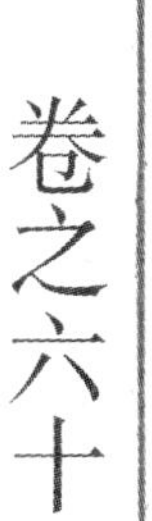

勢乃氣血敗而津液枯多不可治

秘傳茶葉方一二一　鋪床蓆用

茶葉要多揀去粗梗入水一煮取起再揀去梗濕鋪於床上用草紙隔層令兒睡上一夜則膿水皆乾

猪髓膏一二二　治痘瘡不靨及痂靨不落者塗之卽落

猪骨髓　白蜜

右二味以火熬一二沸退涼用鷄翎掃上卽落

百花膏一二三　治痘燥痂皮濺起作痛或瘡痂欲落不落者

白蜜不拘多少以器用湯和時時以鵝翎潤痛處瘡痂亦易落無痕

蕎麥散一二四　治痘瘡潰爛以此使之

蕎麥一味磨取細麵痘瘡破者以此敷之潰爛者以此遍撲之絹袋盛撲或以此襯卧尤佳

臙脂汁 一二五 治黑痘之良方

先用升麻一味煎濃湯去滓，却用綿胭脂浸於湯內揉出紅汁，就以本綿蘸湯於瘡上拭而塗之

敗草散 一二六 治痘瘡擦破成瘡，膿血淋漓謂之斑爛，用蓋屋蓋牆爛草多年者佳，或曠野自爛者亦佳，爲末摻之。○或氣血虛熱不愈，而遍身患者，須多摻席鋪上，令兒坐卧其上，其瘡即愈

白龍散 一二七 治爛痘及抓破者

用乾黃牛糞在風露中多久者，火煆成灰，取中心白者爲末，以薄絹囊盛裝，於瘡上撲之

救苦滅瘢散 一二八 治爛痘以此傳面，如誤抓破者，用之傳貼最良

蜜陀僧 滑石各二兩 白芷半兩

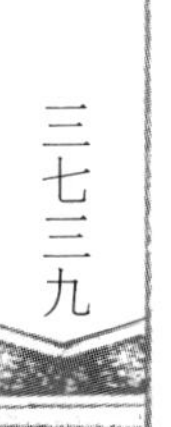

右爲細末濕則乾摻之或用好蜜調傳

滅瘢散一二九　治痘後面瘡以此傳之

蜜陀僧　白附子　白殭蠶　白芷

鷹矢白等分

右研極細末以水調搽面䵟神效

辟邪丹百三十　用燒於房中能辟一切穢惡邪氣

蒼朮以黃速代之更妙②　乳香　降真香　甘松

北細辛　芸香各等分

右爲末水丸如豆大每焚一丸爇之良久又焚一丸不可太多只是略有香氣使之不斷可也

砭法一三一　治丹瘤

用細磁器擊碎取鋒鋩者以筯一根劈開頭夾定用綫紮住兩指輕撚筯梢令磁鋒正對患處懸高寸許另用一筯輕擊

針頭多多刺血過刺而出血可解散

槇鍼法 一三二 治痘癰及丹瘤

用水蛭大者五六根放腫毒頭上吮去惡血可以消丹瘤決癰腫

雄黃散 一三三 治痘後牙齦生瘡蝕爛

雄黃一錢 銅綠二錢

右爲末乾摻之

綿繭散 一三四 治痘瘡餘毒發體關節生瘡蝕爛膿水不絕

出蛾綿繭不拘多少 生白礬入繭內以炭火煆枯

右爲細末乾貼瘡口內○此總治瘡毒膿水淋漓收斂之

外劑

搽牙散 一三五 治痘後餘毒攻牙生瘡一日爛進一分急用

此搽之

銅綠　雄黃　五棓子　枯礬

胡黃連　北細辛　烏梅同糯子包固火煆存性

右等分爲末搽之

吹口丹　一三六　治疳

黃連　青黛　兒茶　片腦

右等分爲末吹之

生肌散　一三七　痘後癰毒不收口用之神效

枯礬三錢　海螵蛸　赤石脂煆各二錢　龍骨煆

黃丹飛炒　乳香出汗　沒藥出汗各一錢　血竭五分

輕粉　麝各一分

爲細末摻瘡口內外以太乙膏貼之

馬鳴散　一三八　治走馬疳良方

人中白新尿缸底白者拭以物刮取新瓦盛之火煆如白鹽乃佳半兩　五棓子生者一錢

另用一錢同礬煅之馬鳴退即蠶退紙也火燒過二錢半枯白礬二錢即用五倍子一錢入礬於內煅枯者

右為極細末，先以濃米泔水浸洗瘡口，以此傅之。

以下麻疹方

升麻湯一三九 ○解散疹毒

升麻去鬚 葛根去皮，各一錢 芍藥酒浸，二錢 炙甘草一錢

水一盞，煎五分，食遠稍熱服。量人大小加減。

弓按：此方即升麻葛根湯也。麻疹之證多屬陽明火毒，凡欲解表散邪，但表實邪盛者，最宜用此。然愚謂以柴胡代升麻用之更妙。若血氣稍虛而邪有未解者，惟柴歸飲為最安。

升麻透斑湯百四十 治疹瘡初見紅點一日至三日

升麻 枳殼麸炒，各五分 柴胡一錢半 桔梗

前胡各一錢 乾葛 川芎 茯苓各七分

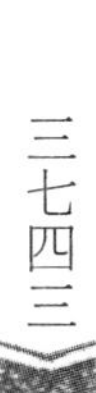

陳皮　半夏　甘草各四分

右加生薑一片水一鍾煎五分作十餘次徐徐服之

葛根麥門冬散一四一　治小兒熱毒斑疹頭痛壯熱心神煩悶

葛根三錢　麥門冬四錢　人參　川升麻

茯苓　甘草各二錢　石膏半兩　赤芍藥一錢

右㕮咀每服三錢水一大盞煎至六分不拘時徐徐溫服仍量兒大小增減

薛氏曰前方足陽明胃經之藥也外除表邪內清胃火兼補元氣若非發熱作渴表裏有熱者不可用若表裏俱虛而發熱作渴者宜用人參麥門冬散

葛氏麥門冬湯一四二　治表邪內熱欬嗽甚者○此即前方去人參者但分兩稍異耳

麥門冬、葛根去皮各錢　升麻去鬚四分　赤芍藥酒炒
茯苓各六分　炙甘草四分　石膏煅一錢半
右水煎服
萬氏柴胡四物湯一四三　治疹後餘熱
柴胡　當歸身　川芎　生地黃
白芍藥　人參　麥門冬　知母
淡竹葉　黄芩　地骨皮
右剉細，水一盞煎七分，不拘時溫服
生地黃散一四四　治小兒瘡疹身熱口乾欬嗽心煩者
生地黃半兩　麥門冬七錢　款冬花　陳皮
杏仁各三錢　炙甘草一錢半
右每服三五錢，水一大盞煎六分，不拘時徐徐溫服，量大小加減

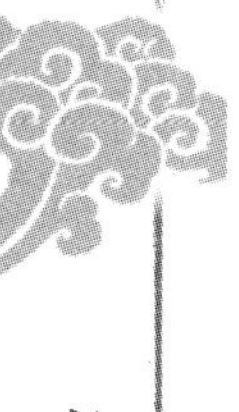

清肺湯一四五　治班疹欬嗽甚者或二母散或麥門冬湯

桔梗去蘆　片芩　貝母各七分　防風去蘆

炙甘草各四分　知母七分

右水一鍾煎五分入搗碎蘿蔔子五分再煎溫服

清肺消毒湯一四六　治疹瘡收完不思飲食鼻乾無涕

防風　枳殼各五分　連翹　前胡

黄芩　桔梗一錢　荆芥　炙甘草

右水一鍾煎至五六分作十餘次徐徐服之

門冬清肺湯一四七　治疹後欬嗽不止

天門冬去心　麥門冬去心　欵冬花　知母

貝母　桔梗　牛蒡子　地骨皮

杏仁去皮尖馬兜鈴　甘草等分

水一鍾半煎七分食後溫服

清肺消毒化痰汤一四八　治疹后喘嗽声音不清不思饮食眼目不清唇口乾燥

牛旁子　防风　荆芥穗　贝母各五分

连翘　黄芩　前胡　茯苓各七分

桔梗　枳殻各一钱　甘草三分

右水一锺煎五分作十馀次徐服之

清金降火汤百四九　治疹后肺热声哑欬喘

当归　白芍药酒炒　生地黄酒洗　瓜蒌仁

白茯苓　陈皮　贝母去心　甘草

麦门冬　桑白皮　枯芩酒炒　山栀炒

玄参　杏仁去皮尖　桔梗　天门冬

黄连炒　石膏

右等分加姜一片水煎服

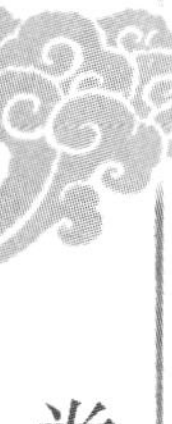

二母散 百五十 方在寒陣四九
治肺熱欬嗽及疹後嗽甚者

透斑和中湯 一五一 治疹瘡二三日泄瀉
升麻 乾葛 猪苓 澤瀉
陳皮 半夏 川芎 茯苓各七分
前胡 桔梗各一錢 柴胡錢半 甘草三分
右加生薑三片水一鍾煎至五分作數次徐服之

解毒化滯湯 一五二 治疹後喫食太早咬指甲撕口唇搬眼
毛扯手咬人等證
防風 荆芥 枳殼 神麯炒
麥芽炒各五 連翹 黃芩 茯苓
前胡各七分 桔梗一錢 山查 甘草各三分
右水一鍾煎五分作十餘次徐徐服之

大青汤 一五三 解斑疹大毒良方

生地黄 石膏 玄参 地骨皮

知母 木通 甘草 青黛

荆芥穗各等分

右水一盏，加淡竹叶十二片，煎七分，温服无时。

羚羊角散 一五四 治小儿斑疹后，余毒不解，上攻眼目，羞明，

云翳眵泪，俱多红赤肿闭。

羚羊角镑 黄芪 黄芩 草决明

车前子 升麻 防风 大黄

芒硝半钱

水一盏，煎半盏，稍热服。

无菊散 一五五 治痘疹热毒上攻，眼目生翳，并暴赤羞明。

羌活 甘菊花 蝉蜕 蛇蜕

防風　穀精草　木賊　甘草

白蒺藜　山梔子　大黃　黃連

沙苑蒺藜各等分

右爲末每服一錢淸米湯調下

以下通用方

人參理中湯一五六　方在熱陣一

治脾胃虛寒諸證

六物煎一五七　方在新因二十

治痘疹血氣不足隨證加減用

六氣煎一五八　方在新因二一

治痘瘡氣虛癢塌倒陷

九味異功煎一五九　方在新因二三

治痘瘡虛陷寒戰咬牙虛寒諸證

柴歸飲 百六十 方在新因十五

治痘疹初起托散妙劑

柴葛煎 一六一 方在新因十八

治痘疹表裏俱熱散毒養陰

疎邪飲 一六二 方在新因十六

治痘疹初起表邪强實者

五積散 一六三 方在散陣三九

溫散寒邪

四順清涼飲 一六四

治血脉壅熱大便秘結

涼血養榮煎 一六五

治痘瘡血虛血熱地紅熱渴

搜毒煎 一六六 方在新因十九

解痘疹熱毒紫黑乾枯

犀角地黃湯一六七　方在寒陣七九

治痘疹血熱諸證

仲景黃芩湯一六八　方在寒陣百五

治熱利

透邪煎一六九　方在新因二三

治痘疹初熱未出者宜此蘇表達邪

化斑湯百七十　方在寒陣三

治陽明熱渴化斑除煩

小柴胡湯一七一　方在散陣十九

散肝膽經表邪往來寒熱

益元散一七二　方在寒陣百十二

解煩熱止渴利小水

四苓散 一七三 方在和陣一八七

利小水去濕滯

導赤散 一七四 方在寒陣一二三

降心火及小腸熱證

全書卷六十三終

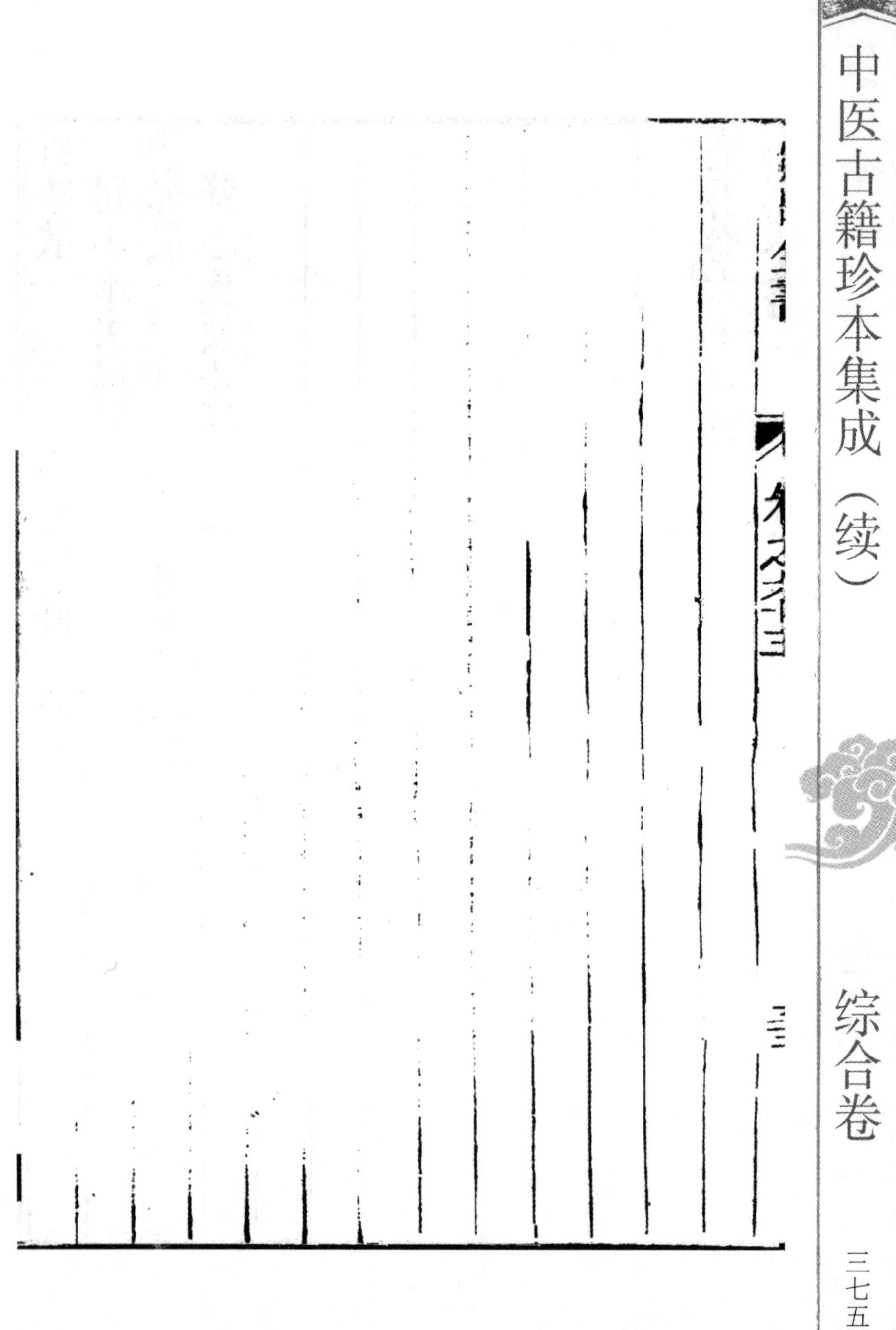

校注

①苓：据文义当作『芩』。

②速：据文义当作『连』。

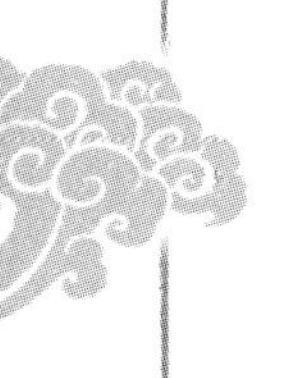

景岳全書卷之六十四春集　外科鈐古方

會稽　張介賓　會卿著
會稽　魯　超　謙菴訂

外科

仙方活命飲一　治一切瘡瘍未成膿者内消已成膿者即潰此止痛消毒之聖藥也

川山甲蛤粉炒黄　白芷　防風　天花粉
赤芍藥　歸尾　乳香　没藥
貝母　皂刺　甘草節各一錢　金銀花
陳皮各三錢

酒一碗煎數沸溫服

托裏消毒散二　治瘡疽元氣虚弱或行攻伐不能潰散服之

未成即消已成即潰腐肉即去新肉即生若腐肉既潰而新肉不能收斂屬氣虛者四君子湯爲主屬血虛者四物湯爲主氣血俱虛者十全大補湯爲主並忌寒涼消毒之劑

人參（隨證增減）　黄芪（鹽水拌炒）　當歸　川芎

芍藥（炒）　白术（炒）　茯苓（各一錢）　金銀花

白芷（各七分）　甘草　連翹（各五分）

右水煎服○陳氏托裏消毒散內多陳皮方在癰瘡○

秘方托裏散（三）　治一切瘡毒始終常服不致內陷

瓜蔞（大者一個杵）　當歸（酒拌）　黄芪（鹽水炒）　白芍藥

甘草（各一兩半）　熟地　天花粉　金銀花

皂刺（炒各一兩）

右每用藥五兩以無灰酒五茶鍾入磁器內厚紙封口再用油紙重封置湯鍋內蒸煮三炷香取出分服直至瘡愈○立

齋曰：此方藥品平易，消毒之功甚大，且不動臟腑，不傷血氣，不問陰陽腫潰，屢用屢效，眞仙方也。常治發背腦疽勢盛者，更用隔蒜灸之；若脈沉實，大小便秘者，先用疏通而後用此，其功甚捷。若火毒已退，不作膿，或不潰者，更宜托裏。潰而不飲及膿清者，用峻補。

神功托裏散四　一名金銀花散〇　治癰疽發背，腸癰乳癰，及一切腫毒，或焮痛憎寒壯熱。

金銀花　黄芪　當歸　甘草等分

右用酒水各一鍾，煎至一鍾，分病上下，食前食後服之，少頃再服。劑柤敷患處。不問老少虛實皆可服。若爲末，酒調服尤妙。

參芪托裏散五　治瘡瘍氣血俱虛，不能起發，或腐潰不能收飲，及惡寒發熱者。

人參（氣虛多用之） 黃芪（炒） 白术（炒） 當歸
熟地 芍藥（酒炒） 茯苓 陳皮（各一錢）
右水煎服

參芪內托散六 方在痘疹七
治癰疽膿毒不化及潰後作痛

托裏養營湯七 治瘰癧流注及一切癰疽不足之證不作膿或不潰或潰後發熱或惡寒肌肉消瘦飲食不思睡臥不寧盜汗不止

人參 黃芪（炙） 當歸（酒拌） 川芎
芍藥（炒） 白术（炒各一錢） 熟地（二錢） 五味子（炒研）
麥冬 甘草（各五分）
水二鍾薑三片棗一枚煎七分食遠服

托裏黃芪湯八 治癰疽氣虛作渴甚效

黃芪蜜炒六錢　甘草　天花粉各一錢

水二鍾煎八分頻服之○加人參一錢亦可○若氣血俱虛膿血大泄而作渴或兼發熱者宜用托裏養營湯

內補黃芪湯九　治癰毒內虛毒不起化及潰後諸症迭見

黃芪炙　麥冬各一兩　人參　熟地

茯苓　甘草炙各七分　白芍藥　當歸

川芎　遠志　官桂各五分

右每服一兩薑棗水煎服

托裏當歸湯十　治潰瘍氣血俱虛或晡熱內熱寒熱往來或婦人諸瘡經候不調小便頻數大便不實等證但瘡瘍氣血虛而發熱者皆宜服之久服亦收斂瘡口

人參　黃芪　當歸　熟地

川芎　芍藥炒各一　柴胡　甘草各五分

右水煎服

托裏健中湯十一　治瘡瘍元氣素虛或因凉藥傷胃飲食少思或作嘔瀉等證

人參　白术　茯苓各二錢　半夏

炮薑各一錢　黃芪一錢半　炙甘草五分　肉桂三分

右薑棗水煎服

托裏溫中湯十二　治瘡瘍膿潰元氣虛寒或因尅伐胃氣脫陷腸鳴腹痛大便溏泄神思昏憒此寒變內陷緩則不治

附子炮去皮臍二錢　乾薑炮三錢　益志　丁香

羌活　沉香　木香　茴香

陳皮各一錢　炙甘草二錢

右薑水煎服

托裏益中湯十三　治中氣虛弱飲食少思或瘡不消散或潰

而不欲

人參 白朮 茯苓 炮薑

陳皮 半夏各一錢 木香 炙甘草各五分

右薑棗水煎服

托裏溫經湯十四 治瘡瘍寒覆皮毛鬱遏經絡不得伸越熱伏營中聚結赤腫作痛惡寒發熱或痛引肢體若頭面腫痛焮甚仍宜砭之

麻黃 升麻 防風 乾葛

白芷 人參 當歸 芍藥

甘草 蒼朮各一錢

右水二鍾煎一鍾服臥煖處得汗乃散○或加柴胡

托裏益黃湯十五 治脾土虛寒水反侮土以致飲食少思或嘔吐泄瀉等證

人參　白术　茯苓　陳皮

半夏各一錢　炮薑　丁香　炙甘草各五分

右薑棗水煎服

托裏清中湯十六　治脾胃虛弱痰氣不清飲食少思等證

人參　白术　茯苓　陳皮各一錢

半夏八分　桔梗七分　甘草五分

右薑棗水煎服

托裏抑青湯十七　治肝木侮脾脾土虛弱以致飲食少思或

胸膈不利等證

人參　白术　茯苓　半夏

陳皮各一錢　芍藥　柴胡　甘草各五分

右薑棗水煎服

托裏榮衛湯十八　治瘡瘍外無焮腫內便調和乃邪在經絡

也宜用此藥

人參　黄芪　當歸　甘草炙

紅花　柴胡　連翹　蒼术米泔浸炒

羌活　防風　黄芩各一錢　桂枝七分

右酒水煎服

托裏越鞠湯十九　治六鬱所傷脾胃虚弱飲食少思等證

人參　白术各二錢　陳皮　半夏各一錢

山梔　川芎　香附　蒼术各七分

炙甘草五分

右薑棗水煎服

定痛托裏散二十　治瘡瘍血虚疼痛之聖藥也

粟殼去蒂炒二錢　當歸酒拌　白芍藥炒　川芎各一錢半

乳香　没藥　肉桂各一錢

右薑棗水煎服

内托復煎散 二一 治瘡瘍腫在外其脉多浮邪勝必侵於內宜用此托之

人參　白术炒　當歸　黄芪鹽水炒

芍藥炒　茯苓　甘草炙　地骨皮

肉桂　防已酒炒　黄芩炒各一錢　防風二錢

右先以蒼术一斤水五升煎去术入藥再煎至二升終日飲之

内托羌活湯 二二 治臀癰堅硬腫痛兩尺脉緊無力

羌活　黄柏各一錢　防風　當歸尾

藁本　肉桂各一錢　連翹　白术米泔浸炒

陳皮各五分　黄芪鹽水炒一錢半

右水酒各一鍾煎八分食前服

内塞散 二三 治陰虛陽邪凑襲患癰或潰而不斂或風寒襲於患處血氣不能運行久不能愈遂成漏證

附子 童便浸炮　肉桂 去皮　赤小豆　炙甘草

黄芪 鹽水炒　當歸 酒拌　茯苓　白芷

桔梗 炒　川芎　人參　遠志 去骨

厚朴 制各一兩　防風 四錢

右爲末每服二錢空心溫酒下或酒糊丸鹽湯下或煉蜜爲丸亦可

冲和湯 二四 治瘡屬半陰半陽似潰非潰似腫非腫此因元氣虛弱失於補托所致

人參　陳皮 各二錢　黄芪　白术

當歸　白芷 各一錢半　茯苓　川芎

皂角刺 炒　乳香　沒藥　金銀花

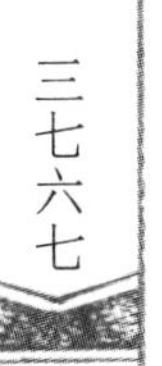

甘草節各一錢

右水酒各半煎服

神效酒煎散二五 治一切瘡瘍能托毒散毒其效如神

人參 沒藥另研 當歸尾各一兩 甘草三錢

括蔞一個半生半炒

右以酒三碗煎二碗分四服○或以爲末酒糊丸桐子大每服五十丸用酒下善消毒活血

人參黃芪湯二六 治潰瘍飲食少思無睡發熱

人參 白朮 蒼朮 麥冬

陳皮 當歸 升麻各五分 黃芪一錢

黃栢炒四分

右水煎服

黃芪人參湯二七 治潰瘍虛熱無睡少食或穢氣所觸作痛

黃芪蜜水炒二錢 人參 白术 蒼术米泔浸炒
當歸酒拌 麥門冬 五味子炒敲各一錢 甘草炙
升麻 神麯炒 陳皮各五分 黃柏酒炒三分
水二鍾，薑三片，棗一枚，煎服。

黃芪建中湯二八 內托癰疽諸瘡。

黃芪蜜炙 肉桂各三兩 甘草炙二兩 白芍藥六兩
右每服一兩，薑棗水煎服。

參术補脾湯二九 治肺疽脾氣虧損，久欬吐膿，或中滿不食，必服此藥補脾土以生肺金，否則不治。

人參 白术各二錢 黃芪二錢半 茯苓
當歸 陳皮各一錢 麥冬七分 北五味四分
桔梗八分 炙甘草五分
右薑棗水煎服。

參芪補肺湯三十　治肺證欬喘短氣或腎水不足虛火上炎痰涎壅盛或吐膿血發熱作渴小便短澁

人參　黃芪　白朮　當歸

陳皮　茯苓各一錢　山藥　山茱萸各二錢

五味子　炙甘草各五分　熟地黃一錢半　麥門冬

牡丹皮各八分

右薑棗水煎服

益氣養營湯三一　治懷抱抑鬱或氣血損傷四肢頸項等處患腫不問軟硬赤白腫痛或日晡發熱或潰而不斂

人參　黃芪鹽水炒　當歸　川芎

熟地　芍藥炒　貝母　香附

茯苓　陳皮各一錢　白朮二錢　柴胡六分

甘草　桔梗各五分

右薑水煎服○口乾加五味子麥門冬往來寒熱加軟柴胡地骨皮膿清加人參黃芪膿多加川芎當歸膿不止加人參黃芪當歸肌肉遲生加白蘞官桂

補陰八珍湯三二 治瘰癧等瘡足三陰虛者

人參 白朮 茯苓 甘草

當歸 川芎 熟地 芍藥

黃柏酒炒 知母酒炒各七分

右水煎服

參朮薑附湯三三 治瘡瘍真陽虧損或誤行汗下或膿血出多失於補托以致上氣喘急自汗盜汗氣短頭暈泄瀉

人參 附子炮去皮臍各一兩 乾薑炮 白朮各五錢

右作二劑水煎服

附子理中湯三四 治瘡瘍脾胃虛寒或誤行攻伐手足厥冷

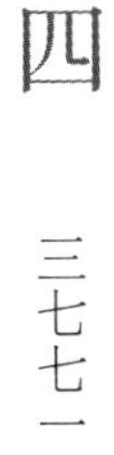

飲食不入或腸鳴腹痛嘔逆吐瀉

附子 人參 白茯苓 白芍藥各二錢

白术四錢

右水煎服

六物附子湯 三五 治四氣流注於足太陰經骨節煩疼四肢拘急自汗短氣小便不利或手足浮腫

附子制 防己 桂枝各四錢 炙甘草二錢

白术 茯苓各三錢

右作二劑水一鍾半薑三片煎一鍾食遠服

附子八物湯 三八 治瘡瘍陽氣脫陷嘔吐畏寒泄瀉厥逆

附子炮 乾薑炒 芍藥炒 人參

炙甘草 茯苓各一錢 肉桂一錢 白术二錢

右水煎食遠服

四物湯三七　治脾腎虛寒，瘡瘍純陰，或藥損元氣，不應痛不腐潰，或腹痛泄瀉，嘔吐厥逆，及陽氣脫陷等證。

人參　白术　黄芪炒，各三錢　乾薑炮

附子炮　甘草炙　陳皮　當歸各二錢

柴胡　升麻各五分

右酒水煎服。如不應，倍加薑附。

薛氏加減八味丸三八　治瘡瘍痊後及將痊，口乾渴甚，或舌上生黄，或未患先渴，此皆腎水枯竭，不能上潤，以致心火上炎，水火不能相濟，故煩躁作渴，小便頻數，或白濁陰痿，飲食不多，肌膚漸消，或腿腫腳先瘦，服此以降心火，滋腎水，則諸證頓止，及治口舌生瘡不絶。

熟地八兩，酒蒸，搗膏　山茱萸酒浸，杵膏　山藥各四兩　澤瀉蒸焙

白茯苓　牡丹皮各三兩　桂心一兩　北五味四兩半，炒

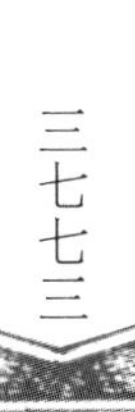

右爲細末入二膏加煉蜜少許丸桐子大每服六七十丸五更初言語前或空心用鹽湯送下　此即陳氏加減八味丸也　方在補陣一二三

加味地黄丸 三九　治肝腎陰虚瘡瘍或耳内痒痛出水或眼昏痰氣喘嗽或作渴發熱小便赤澁等證

熟地　山藥　山茱萸　白茯苓

澤瀉　牡丹皮　柴胡　北五味 各等分爲末

右將地黄掐碎酒拌濕蒸爛杵膏入諸藥和匀加煉蜜爲丸桐子大每服百丸空心白湯送下如不應用加減八味丸

當歸川芎散 四十　治手足少陽經血虚瘡證或風熱耳内痒痛生瘡出水或頭目不清寒熱少食或婦女經水不調胸膈不利脇腹痞痛

當歸　川芎　柴胡　白术

芍藥各一錢　山梔炒一錢二分　牡丹皮　茯苓各八分

蔓荆子　甘草各五分

右水煎服

加味敗毒散四一　治足三陽經熱毒流於脚踝焮赤腫痛寒熱如瘧自汗短氣大小便不利或無汗惡寒表裏邪實者宜之

羌活　獨活　前胡　柴胡

桔梗　人參　茯苓　枳殼

甘草　川芎　大黄　蒼术各一錢

水二鍾薑三片煎服

九味羌活湯四二　方在散陣四四

治瘡瘍風熱鬱遏焮腫作痛或遍身作痛或拘急不利及頭痛惡寒脊強脈浮緊

加味羌活湯 四三

即前湯加金銀花連翹用解瘡毒

白芷胃風湯 四四 治手足陽明經氣虛風熱而目瘲木或牙關緊急眼目瞤動

白芷　升麻各二錢半　葛根　蒼朮米泔炒各八分

炙甘草　當歸各一錢半　草豆蔻　黄栢炒

柴胡　藁本　羌活　麻黄去節各四分

蔓荆子　殭蚕各三分

右水煎服

葛根牛旁湯 四五 治時毒腫痛而便利調和者

葛根　管仲　甘草　豆豉

牛旁子半生半炒各二錢

右水煎服

犀角地黃湯 四六 治胃火血熱妄行吐衄或大便下血

犀角 鎊為末 生地 牡丹皮 芍藥 各一錢半

黃芩 炒 升麻 各一錢

右水煎熟入犀角末服

犀角升麻湯 四七 治時毒或風熱頭面腫痛或咽喉不利或鬢疽痄腮等證

犀角 鎊 升麻 防風 羌活 各錢半

白芷 白附子 黃芩 各一錢 甘草 六分

右水煎服入犀角末服

玄參升麻湯 四八 治心脾壅熱舌上生瘡或木舌重舌或連頰兩邊腫痛或咽痛發斑並治之

元參 升麻 赤芍藥 犀角

桔梗 炒 管仲 黃芩 各一錢 甘草 五分

水二鍾，煎八分，入犀角末，食後服。

升麻黃連湯 四九　治胃經熱毒，腮腫作痛，或發寒熱。

升麻　川芎　當歸各一錢半　連翹

黃連　牛蒡子　白芷各一錢

右水煎服。○若腫連太陽，加羌活；連耳後，加山梔、柴胡。

秘傳連翹湯 五十　治癰疽時毒腫痛焮腫。

連翹　升麻　樸硝各一兩　玄參

芍藥　白蘞　防風　射干各三錢

大黃一兩二錢　甘草炙，五錢　杏仁八十個，去皮尖，同麪炒黃，另研

右每服五七錢，水煎服。下惡物後，服內托之類。

五香連翹湯 五一　治腦疽癰疽時毒，邪氣鬱滯不行者。

乳香　木香　沉香　丁香

香附　黃芪　射干　連翹

升麻　木通　獨活　桑寄生

甘草各一錢

右水煎服

復元通氣散五二　治乳癰便毒腫痛及一切氣滯腫毒或打撲損傷閃跌作痛及疝氣尤效

木香　舶上茴香炒　青皮　陳皮

白芷　甘草　貝母去心　川山甲炙

漏蘆等分　一方有玄胡索白牽牛炒用無白芷漏蘆

右為末每服二三錢溫酒調下

當歸散五三　通經絡行血滯

當歸　川山甲灰炒　蒲黃炒各半兩　辰砂一錢

麝香少許

右為末每服三錢熱酒調下如不飲酒薄荷醋湯亦可

方脉流氣飲 五四 治瘰癧流注鬱結腫塊或走注疼痛或心胸痞悶咽塞不利脇腹膨脹嘔吐不食上氣喘急欬嗽痰盛面目四肢浮腫大小便秘

當歸 川芎 芍藥炒 茯苓

黄芪炙 炙甘草 紫蘇 青皮

烏藥 半夏制 桔梗炒 枳實麩炒

防風 陳皮各錢 木香 大腹皮

枳殼麩炒 檳榔各五分

水二鍾薑三片棗一枚煎八分食遠服

瘡科流氣飲 五五 治流注及一切恚怒氣結腫痛或胸膈痞悶或風寒濕毒搏於經絡致成腫塊肉色不變或漫腫木悶無頭

人參 當歸酒拌 黄芪鹽水炒 芍藥

官桂　厚朴制　甘草　防風
紫蘇　枳殼　烏藥　桔梗炒各七分
檳榔　木香　川芎　白芷各五分

右水煎服

陳氏獨聖散五六　凡患瘡瘍皆因氣血凝滯宜服香劑蓋香能行氣通血也如瘡初作便宜以此入茶飲之

香附子　薑汁浸一宿焙乾研末

右無時以白湯調服二錢○潰後以局方小烏沉湯爲尤妙

乳香定痛散五七　治瘡毒損傷血凝氣滯壅腫拘攣筋骨疼痛

乳香　沒藥各另研　羌活　五靈脂
獨活各三錢　川芎　當歸　真綠豆粉
肉桂　白芷　白膠香各半兩

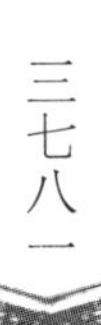

右爲末煉蜜丸如彈子大每服一丸細嚼薄荷湯或酒送下

手足損痛不能舉動加草烏五錢酒糊爲丸薑湯送下

消毒散五八　治乳癰吹乳並便毒初起增寒壯熱或頭痛者宜先服人參敗毒散一二劑方可服此藥如無前證即服此藥二三劑或膿不消宜服托裏散

金銀花　青皮　天花粉　柴胡

殭蠶炒　貝母　當歸酒拌　白芷各二錢

水二鍾煎一鍾食遠服如治便毒加大黃一二錢煨用空心服

清熱消毒散五九　治一切癰疽陽證腫痛發熱作渴

黃連炒　山梔炒　連翹　當歸

甘草各一錢　川芎　芍藥　生地各一錢半

金銀花二錢

右水煎服

[illegible]黄連消毒散 六十 治腦疽背疽焮腫疼痛或麻木

黄連炒 羌活各一分 黄芩 黄栢

桔梗 藁本 防己各五分 歸尾

連翹 防風 獨活 知母炒

生地各四分 人參 甘草各三分 黄芪

蘇木 陳皮 澤瀉各二分

右水煎服

連翹消毒散 六一 治癰疽實熱諸證○亦名清涼飲亦即局方涼膈散

連翹一兩 梔子 大黄 薄荷葉

黄芩各五錢 甘草一兩半 朴硝二錢半

右每服一兩水煎温服

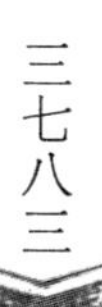

加味解毒湯 六二　治癰疽實熱大痛不止

黃芪鹽水炒　黃連炒　黃芩炒　黃栢炒

連翹　當歸酒拌各七分　甘草炙　白芍藥

梔子炒各一錢

水二鍾煎服痛即止

解毒防風湯 六三　治斑疹或痒或痛

防風一錢　黃芪　芍藥　地骨皮

枳殼炒　荊芥各二錢

水煎徐徐服

陳氏解毒防風湯 六四　方在痘疹五六

治痘疹毒氣熾盛

散腫潰堅湯 六五　治瘰癧堅硬氣血無虧宜用之

柴胡　黃芩各四分　白芍藥炒　升麻

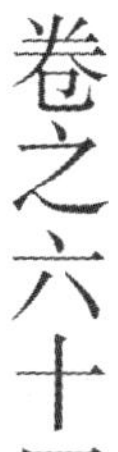

連翹　黄栢酒炒　蓬木　三稜酒拌微炒

乾葛　歸尾各二分　知母酒炒　龍膽草酒炒

天花粉　桔梗　昆布各五分　炙甘草二分

右水煎服

瓜蔞托裏散 六六　治瘰癧堅硬者未成則易消已成則易潰既潰則生肌

黄瓜蔞一個杵碎　忍冬藤　乳香各一兩　蘇木五錢

没藥三錢　甘草二錢

右用酒三碗煎二碗空心日午臨睡分三服○或以此爲末酒糊丸彈子大硃砂爲衣細嚼用當歸酒送下治打撲損傷尤效

萬金散 六七　一名内托散○治癰疽已潰未潰者有消毒破血之功

括蔞一個杵碎 沒藥一錢研 大甘草節二錢

右用酒二碗煎一碗去柤後入沒藥服

製甘草湯六八 治懸癰不拘腫潰亦治癰疽

用大甘草一兩切三寸長用澗水一碗浸透以慢火炙乾仍投前水浸透再炙至水乾爲度刮挫細用無灰酒二鐘煎七分空心服常有人患此已破服兩劑瘡即合○一國老膏方用大甘草二斤以河水浸取漿汁去柤用銀石器熬成膏磁罐收貯每服一二匙酒調服或水亦可尤解丹藥之毒○一方治癰疽用生甘草爲末酒調服二錢連進數服自消

梅花飲子六九 癰疽初起服之可防毒氣內攻

川芎 乾葛 天花粉 黄芪

烏梅 甘草 蘇木各一兩 忍冬藤四兩

右作四劑水煎服

牛膠散七十　治癰疽使毒不内攻不傳惡證有益無損

牛皮膠廣中明者四兩

右用酒一碗重湯煮化加酒服至醉不能飲者加白湯

明膠飲子七一　治一切癰疽癤毒

明廣膠蛤粉炒珠　粉甘草各一兩　橘紅五錢

右作二劑水煎服

護心散七二　解金石毒能消發疽之毒

綠豆末一兩　明乳香半兩研細

右以生甘草煎湯調時時與呷務使藥氣常在膈間

清心内固金粉散七三　一名金花散○解毒清心流行氣血散滯清火凡焮腫熱痛飲食如常者大宜用之

綠豆四兩研末　硃砂另研　人參　甘草

白茯苓各三錢　朴硝另研　白豆蔻各五分　麝香另研

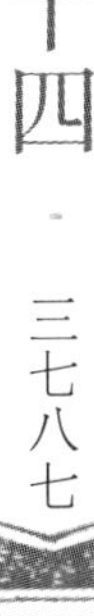

雄黃各一錢　冰片五分

右爲末每服一二錢蜜湯調下

蠟礬丸七四　一名黃礬丸○治金石發疽一切癰疽托裏止疼痛護臟腑神妙不問老少皆可服之

黃蠟一兩黃色佳者溶開離火入礬末○一方止用七錢

白礬一兩明亮淨者研末

右二味和匀衆手急丸桐子大每服二三十丸漸加至四五十丸熟水或鹽湯送下日進二三服服至三四兩之上愈見其功矣○加服金石發疽別用白礬末一兩作三五服溫酒調下尤效○有人遍身生瘡狀如蛇頭名曰蛇頭瘡宜服之○治蛇蝎毒蟲咬傷焮化流滲傷處痛止毒出仍服兩許○此方不惟止痛生肌而已亦護膜止瀉消毒化膿及內癰

排膿托裏之功甚大

千金化毒丸 七五　治諸惡毒

用白礬三錢糊丸以葱頭七莖煎湯送下則腫痛俱退再用仙方活命飲二劑以去其餘毒此本方原用礬末以葱湯調服因湯難服故易爲丸○一方士治瘡疽不問腫潰先用此藥二三服後用消毒藥甚效常治刺毒之人用此即退不用托裏藥亦愈若金石毒藥發疽者尤效蓋礬能解金石之毒也○一方用礬末五錢硃砂五分熱酒下亦效此藥托裏固內止瀉解毒排膿不動臟腑不傷氣血有益無損其藥易得其功甚大偏僻之處不可不知此方或虫犬所傷溶化熱塗患處更以熱酒調末服皆效

五福化毒丹 七六　治咽喉牙口瘡毒腫痛并小兒一切熱毒瘡癤驚惕煩躁口舌生瘡夜臥不寧等證

玄參　桔梗各二兩半　茯苓三兩　人參
牙硝　青黛各一兩　甘草七錢半　麝香少許
金箔二十片

右爲末煉蜜丸①芡實大每服一丸薄荷湯化下○若瘡毒上攻口齒生瘡以生地黃汁化服及用鷄翎掃付患處

奪命丹七七　治疔瘡發背等證或麻木或嘔吐重者昏憒此藥服之不起者即起不痛者即痛痛甚者即止昏憒者即甦嘔吐者即解未成者即消已成者即潰有奪命之功乃惡證中之至寶也

蟾酥酒化　輕粉　麝香各五　枯礬
寒水石煅　銅絲　乳香　沒藥各一錢
硃砂三錢　蝸牛二十個另研無亦可

右爲末用蝸牛或酒糊搗丸綠豆大每服二三丸溫酒葱湯

下或用葱白三四寸病者自嚼爛吐於手心包藥在內用熱酒和葱送下如人行五七里汗出爲效重者再服一二丸或外用一丸入瘡孔內以膏藥貼之

飛龍奪命丹 七八

治一切疔瘡毒瘡出汗則愈神效

乾蟾酥二錢乳化　沒藥　硼砂　寒水石

雄黃各二錢　乳香　硃砂　血竭嚼成餅者真

枯礬各一錢　輕粉　冰片各五分　蜈蚣一條去頭酒炙

蝸牛四十九個研爲膏或無亦可

右各研爲細末取蝸牛蟾酥研勻入諸末熟杵丸綠豆大硃砂爲衣每服四五丸嚼葱白一口吐在手心將藥包葱內用溫酒吞下須臾汗出或少吐瀉甚妙即解

立齋曰前同生丹乃慓悍攻毒之劑也蓋無經不至無氣不利若後奪命丹尚緩若食一切禽獸男物及瘡脉浮緊細數

毒尚在内並惡毒證凡宜汗吐者當用前丹有神效若老弱之人或瘡毒稍輕者宜用後丹或更以隔蒜灸之爲良

回生丹 七九 李順顏先生口授非泛常之藥萬寶之秘專治一切疔毒並有神效

金腳信　明硇砂　明乳香　半夏
上紅丹各五分　巴豆肉不去油　明雄黄　大南星
南硼砂各一錢　大斑猫十五個去頭足翅

右爲細末旋取蟾酥和丸麻子大硃砂爲衣每服十五丸好酒下看瘡生上下食前後服能飲者至醉爲佳凡臟毒失治毒氣入腹用此藥能起死回生服藥後吐瀉但作乃廻

通氣散 八十 治時毒瘀甚咽喉不利取嚏以泄其毒

玄參一錢半　牙皂　川芎各一錢　藜蘆五分方無此
羊躑躅花二錢

右爲末用紙撚蘸少許入鼻內取嚏爲度○按此方止用皂角川芎北細辛三味即可亦不必藜蘆躑躅之毒品也總不若通關散爲妙方在因陣九十八

梔子仁湯八一 方在寒陣十九

治發熱狂躁咽喉腫痛

六味梔子仁湯八二 治時毒腫痛大便秘結脈沉數

山梔炒 枳殼 大黃煨 升麻

牛蒡子炒 鬱金 等分

右水煎服或爲細末每服三錢蜜水調下

清肝解鬱湯八三 治肝膽小腸經風熱血燥筋攣結核或耳項胸乳脇肋作痛並一切肝火之證

山梔 當歸 木瓜不犯鐵 茯苓各一錢

柴胡 芍藥炒 川芎各七分 龍膽草八分

白术二錢　熟地一錢半　炙甘草五分

右薑水煎服

清心湯八四　治瘡瘍腫痛發熱飲冷脉沉實譫語不寧右方即防風通聖散每料加黃連五錢每劑用一兩水煎服方在攻陣十六

濟陰湯八五　治瘡瘍純陽腫痛發熱

連翹二錢　山梔炒　黃芩炒　黃連炒

甘草各一錢　芍藥一錢半　牡丹皮一錢二分　金銀花三錢

水煎服○大便若秘量加大黃

地骨皮散八六　治瘡瘍氣虛內熱煩渴不寧

人參　黃芪　生地黃　地骨皮

柴胡各一錢半　白茯苓　石膏煅　知母各一錢

水薑煎服

一味苦参丸 八七　治一切痈疽毒疮焮肿作痛或烦躁

苦参不拘多少为末

右用水糊丸桐子大，每服二三钱，温酒下。

陈氏苦参丸 八八　治遍身搔痒癣疥疮疡

苦参四两　玄参　黄连　大黄　独活　枳壳　防风各二两　黄芩　栀子　菊花各一两

右为末，炼蜜丸桐子大，食后茶酒任下三四十丸，日三服。

五利大黄汤 八九　治时毒焮肿赤痛，烦渴便秘，脉实而数

大黄煨　黄芩　升麻各二钱　芒硝　栀子各一钱半

水一钟半，煎六分，空心热服。

清凉饮 九十　治痈疡热毒焮盛，大便秘结。○此即前连翘消

毒散

連翹一兩　大黃一兩　山梔子二錢　薄荷葉

黃芩各五錢　甘草半　朴硝半

右每服一兩水煎服

宣毒散　治一切癰毒其功不可盡述

大黃煨　白芷各五錢

水一二鍾煎一鍾食前服

立齋曰此方乃宣通攻毒之劑若脉沉實便秘者毒在臟也宜服之其功甚大若臟腑調和脉不實者不可用醫林集要方用大黃一斤白芷六兩為末每服三錢熱酒調下更用茶清調搽患處名曰萬金散蓋因其功而珍之也或用水或為丸以便於服亦可吳江申僉憲兄患背疽堅硬脉沉實乃毒在內用一服大小便下污物再服而消[illegible]患者忽此一藥故

以此嘗驗者告之

拔毒散 九二　治一切癰疽腫毒，其功不可盡述

乳香　沒藥　當歸　川山甲炒

木鱉子　連翹各一錢　甘草節五分　瓜蔞仁八分

牙皂炒　貝母各七分　忍冬藤二錢　大黃生熟各一錢半

右水酒各一鍾，煎一鍾，食前服。○此方攻毒止痛化膿之良劑也，屢用屢驗。若膿成或已潰者，大黃可不用，恐泄其真氣則膿者難潰，潰者難斂也。亦有膿雖潰，脈仍洪數或沉實者皆治者，火邪尚在，又所宜用。

內疏黃連湯 九三　治瘡瘍發熱而嘔，大便秘結，脈洪而實

黃連　芍藥　當歸　檳榔

木香　黃芩　梔子　薄荷

桔梗　甘草各一錢　連翹　大黃各一錢半

量水煎，仍量虛實治之

桃仁湯九四 逐瘀血

桃仁 蘇木各一兩 生地黃五錢 虻蟲去足翅炒

水蛭炒，各三十個

右每服三錢，水一盞煎六分，空心服

漏蘆湯九五 治腦疽癰疽毒盛實者

漏蘆 黃芪 甘草 連翹

沉香各五錢 大黃一兩，微炒

右每服四五錢，生薑水煎服

千金漏蘆湯九六 治癰疽發背，丹疹時行，熱毒赤腫焮痛

漏蘆 黃芩 白蘞 連翹

枳殼炒 升麻 粉草 麻黃去節

大黃酒蒸 朴硝各一兩

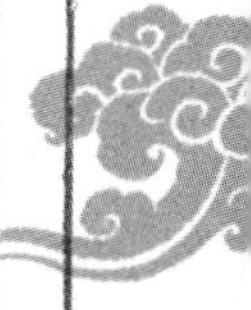

右每服五六錢，量水煎去柤，空心服，下惡物爲妙。

漏蘆升麻湯 九七 治時毒頭面紅腫，咽嗌堵塞，水藥不下，若臟腑素有積熱，發爲腫毒疙瘩，一切紅腫惡毒。

漏蘆 二錢　升麻 一錢　黄芩 酒炒　生甘草

玄參　牛蒡子 研，炒　桔梗　連翹 各一錢

藍葉 如無，用青黛　大黄 酒五量輕重用之

水煎服，大利之。結者加芒硝。

潤腸丸 九八 治脾胃伏火，大腸乾燥，或風熱血結，宜用此丸通之。若結在直腸，宜用猪膽汁導之。蓋腎主五液，開竅於二陰，若津液滋潤，則大便通調；若津液不足，脾氣虧損，必當培補，忌用此藥。

桃仁 去皮　麻子仁 各一兩　羌活　歸尾

大黄 炒　皂刺　秦艽 各五錢

右各另研爲末煉蜜或猪膽汁丸桐子大每服三四十丸白湯下若用猪膽汁導血糞不結燥者須急補元氣

没藥丸 九九 昔逐瘀血

當歸一兩　桂心　芍藥各半兩　桃仁去皮尖研

没藥各三錢　虻虫去足翅　水蛭炒各三十個

右爲末醋糊丸桐子大每服三五丸空心醋湯下

當歸丸 百 行血利水通大便

當歸半兩　大黄　桂心各三錢　赤芍藥

葶藶各二錢　人參　甘遂麥裹煨半錢

煉蜜丸如彈子大空心米飲化下一丸

破棺丹 百一 治瘡瘍熱極汗多大渴便秘譫語發狂

大黄二兩半生半熟　芒硝　甘草各二兩

右爲末煉蜜丸彈子大每服一丸童便酒化下白湯亦可

忍冬酒 百二 治諸癰毒

忍冬藤 鮮者四五兩，若乾者止用一兩，搗

大甘草節 一兩，生用

二味入砂鍋內，以水二鍾煎一鍾，再入無灰酒一鍾，又煎，不數沸，去柤，分三服。病重者日夜兩劑，至大小便通利為度。另用忍冬藤研爛，入酒少許，敷患處。

金銀花酒 百三 治一切癰疽發背疔瘡、喉痺等證。

用金銀花藤葉搗爛，取汁半鍾，和熱酒半鍾，溫服。甚者不過三五服，可保無虞。

槐花酒 百四 治癰瘍熱毒最妙。

用槐花四五兩，炒微黃，乘熱入酒二鍾，煎十餘滾，去柤，熱服。未成者二三服，已成者一二服。但終不若有熱毒未清者，皆可用。槐花治濕熱之功最為神速，惟胃寒者不宜服。大抵癰毒

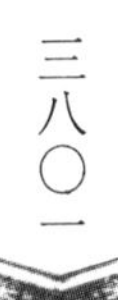

并用蒜灸及槐花酒先去其勢雖用托裏消毒之藥其效未必甚速

蒲公英酒 百五　治乳癰吹乳不問已成未成皆可用

用蒲公英一握搗爛入酒半鍾取酒溫服相貼患處甚者不過三五服即愈

遠志酒 百六　能托散諸瘡治女人乳癰尤效

遠志　不拘多少用米泔浸洗槌去心

右爲末每服三錢用好酒一鍾調遲少頃澄清飲之以滓敷患處

牛膝酒 百七　治楊梅風毒瘡腰痛

牛膝　川芎　羌活　五加皮

杜仲　甘草　地骨皮　薏仁各一兩

生地黄十兩　海桐皮二兩

右㕮咀，用帛袋入無灰酒浸二七日，夏月三五日，每服一盞，日三五次。

消瘿酒 百八

昆布二錢 海藻五錢 沉香 雄黄各一錢，研末 海螵蛸二禾

右爲咀，用好酒一升湯煮，任意每服一二鍾，或浸十餘日亦可飲。

桑枝煎 百九 大治口渴

取嫩桑枝細切一升，炒，以水三升煎一升，日服三五劑，更多尤妙。抱樸子云：療風痹乾燥，臂痛腳氣，四肢拘攣，上氣眩暈。久服補肺，消食利小便，輕身，耳目聰明，令人光澤，其功不能盡述。

神仙截法 百十 治癰疽發背，一切惡瘡，預服則毒氣不入內

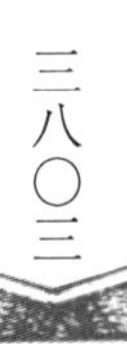

真麻油　一斤銀器内熬十數沸候冷

右用酒兩碗入油五蓋通口熱服一日用盡緩則數日服之○吳安世云吾家三世用之無有不效又聞獵者云凡中藥箭急飲麻油藥毒即消屢用甚驗○按右方凡大便秘結而毒蓄於內者最宜用之以疏通其毒若陰毒及大便不實者乃非所宜

砭法　百一一

治丹毒疔瘡紅絲走散或時毒瘀血壅盛用細磁器擊碎取有鋒鋩者一塊以箸一根劈開頭尖夾之用線縛定兩手指輕撮箸尾令磁鋒正對患處懸寸許再用箸一根頻擊箸頭令毒血遇刺皆出毒自減退若毒氣入腹膨脹者難治

刺少商穴　百十二　治咽喉腫痛

穴在手大指內側去爪甲角如韭葉許刺入一二分許以手自臂

勒至刺處出血即消若重而膿成者必須針患處否則難治

洪丞相蟥鍼法 百十三　凡癰瘍勢焮毒盛血凝不散者宜用此法以殺其勢

治癰初作先以筆管一箇入大螞蟥一條以管口對瘡頭使蟥吮惡血得去其毒即散如瘡大須換三四條若吮正穴蟥必死矣屢試屢效若血不止以藕節上泥塗之即止若瘡頭未明以井邊泥塗上先乾處即是

騎竹馬灸法 百十四　治一切瘡瘍無有不愈

其法令病人以手肘凭几而坐男左女右將手臂豎起要直乃用竹篾一條自臂腕中曲處橫紋間量起貼肉直上至中指尖盡處截斷為則不量指甲另用竹扛一條令病人脫衣正身騎定前後用兩人扛起令病者脚不着地仍使人扶定勿令傴僂却將前量臂篾從竹杠上尾骶骨坐處直貼脊背

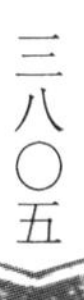

量至篾盡處記之此取中之處非灸穴也又用薄篾量男左女右手中指節兩横紋處截爲同身寸法將此寸篾即安前脊中點記處兩邊各開一寸盡處即是灸穴各灸五七壯疽發於左則灸右疽發於右則灸左兩邊俱甚則左右皆灸蓋此穴乃心脉所過之處凡癰疽皆心火之留滯灸此則心火流通而毒自散矣有起死回生之功屢試屢驗

神仙隔蒜灸法　百十五　治一切癰疽瘡毒大痛或不痛或麻木及治一切毒氣熾盛使諸瘡不能起發已起發者不能貫膿已貫膿者不能收靨等證如痛者灸至不痛不痛者灸至痛其毒隨火而散此攻散鬱毒從治之法也大有回生之功其法用大蒜頭去皮切三分厚安瘡頭上用艾壯於蒜上灸之五壯換蒜復灸或三五十壯或一二百壯愈多愈妙未成者即消已成者亦殺其大勢不十分害如瘡大用蒜搗爛攤

惡處將艾鋪上燒之蒜敗再換或陰毒紫白色不起發不痛不作膿者尤宜多灸仍服托裏之劑如灸後仍不痛或不作膿不起發者不治此氣血虛極也

附子餅 百十六　治潰瘍氣血俱虛不能收斂或風寒襲之以致血氣不能運行皆令不斂用炮附子去皮臍研末以唾津和爲餅置瘡口上將艾壯於餅上灸之每日灸數壯但令微熱勿令痛如餅乾再用唾津調和務以瘡口活潤爲度

豆豉餅 百十七　治瘡瘍腫毒硬而不潰及潰而不斂並一切頑瘡惡瘡用江西豆豉餅爲末唾津和作餅子如錢大厚如三文錢置患處以艾壯於餅上灸之乾則再易如灸背瘡用漱口水調餅覆患處以艾鋪餅上灸之如未成者即消已成者亦殺其大毒如有不效必氣血虛敗也

木香餅 百十八　治一切氣滯結腫或痛或閃肭及風寒所傷

作痛並效　　木香五錢　生地黃一兩

右以木香爲末生地黃杵膏和勻量患處大小作餅置腫處以熱熨斗熨之

香附餅　百十九　治瘰癧流注腫塊或風寒襲於經絡結腫或痛

用香附爲末酒和量瘡毒大小作餅覆患處以熱熨斗熨之未成者内消已成者自潰若風寒濕毒宜用薑汁作餅

神效桑枝灸　百二十

治發背不起或瘀肉不潰此陽氣虛弱用桑枝燃着吹熄其焰用火灸患處片時日三五次以助腫潰若腐肉已去新肉生遲宜灸四畔其陰瘡瘰癧流注臁瘡頑瘡久不愈者亦宜用之大抵此法未潰則解熱毒止疼痛消瘀腫已潰則補陽

氣散餘毒生肌肉若陽證腫痛甚或重如負石初起用此法出毒水即內消其日久者用之雖潰亦淺且無苦楚惜患者不知有此治者亦不肯用此也

神效葱熨法 一二一 治流注結核骨癰鶴膝肢體腫塊或痛或不痛或風寒襲於經絡流注肢體筋攣骨痛或跌撲損傷止痛散血消腫之良法或先用隔蒜灸法而餘腫未消最宜用熨以助氣血而行壅滯其功甚大用葱頭細切杵爛炒熱敷患處冷即易之再或熱熨數次腫痛即止其效如神○或用葱煎湯薰洗傷處亦妙○或用葱一大把束其數節切爲薄餅置患處用熱物熨之或鋪艾灸之亦可必易餅多熨爲妙

神仙薰照方 一二三

雄黃　硃砂　血竭直者　沒藥各一錢

麝　二分

右五味研細末用綿紙捲爲糊撚約長尺許每撚中入藥三分裝定以眞麻油潤透點灼瘡上須離瘡半寸許自紅暈外圍周圍徐徐照之以漸將撚收入瘡口上所謂自外而內也更須將撚猶向外提以外毒氣此是手法此藥氣從火頭上出內透瘡中則毒隨氣散自不內侵臟腑初用三條漸加至五七條瘡勢漸消可漸減之薰罷隨用後敷藥

廣陵李杜云背瘡所患惟內攻與外潰耳前屬火毒醞釀斯成不能外散勢必內攻不能中出勢必傷潰醫者往往以凉藥圍解多攤此二患又陰瘡不起發者止有隔蒜灸　法然亦未見盤整取效此方初用藥撚照以火引火毒氣外散後用藥敷圍追膿止痛毒從孔竅從瘡頂中出可免傷潰矣陰瘡一照即起紅暈狀如蒸餅勢爲陽證可保無虞此其奇

中大畧也照法日每一次初次用撚三根或四根次日用四根或五根再次漸至六七根止大率看瘡輕重酌撚多寡重者不過六七日腐肉盡化爲膿從瘡口中陸續湧出新肉如石榴子纍纍而生此時不必再照留藥撚始如一時瘡勢大小漸漸收之照圍後不可聽醫用膏藥貼蓋以致毒氣怫鬱止剖葱葉量瘡口貼之凡照時先須用猪蹄煎湯澄清洗去圍藥如法薰照待瘡勢大愈肉生將滿始可用生肌散或護以太乙膏平復後膏藥猶不可離此其始末細微也內服者大要不出十宣散護心散等方最忌寒凉恐傷胃氣此瘡由惱怒鬱結厚味所致受病以年計愈久則愈甚也調攝之法非懲忿窒慾清散托裏治以前方即虛損復生有望而走耳又前方初止治背疽其後一切癰毒無不收功蓋法無定則醫貴變通神而明之存乎其人耳余不佞善病故留心方術

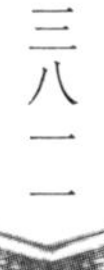

然未經累驗不輕授人此一方初驗於化南再驗於陳大參景由及池中翰舍初其他證亦會用以推廣皆應手取效輒贅其詳於此其傳則道人孫氏今人播廣陵余先慈賴以保安者廿年矣②

池陽來陽伯云王孝廉良甫爲余言廣陵人有善神燈照者療瘰發背神良已求得其禁方矣余識之己酉歲余客廣陵偶析頭比丁服招所謂善療者照之不服得愈又能反而令素患發背大如覆盂神情憒憒矣延瘍醫在束手待肉腐爛方可用膏徐長肌肉問其術曰至此間其候曰自日果如其說則令素漸成爲有矣遂忘同謝非求得前方刻木按法治之一日痛止二三日神清如脫桎梏釋重負肉漸如盂者日縮而小並未嘗腐爛也不月餘膿盡爽然起矣奇矣哉不表而汗不針而潰不灸而陷瘀不補而實不下而毒盡凡濟人

之針刺不必用也至理歸於易簡大道本在目前所謂不可不思議者也古今道術入妙者皆如此類茲重刻之故爲此敘

曲梁聶雲翰云戊戌春暮余病疽京邸疽據背中前與心對初發微若黍粒搔之痛癢閙心寒熱交作前十日大若升再十日大若斗食逆便結匝月目不一瞬醫方所載諸死候業已十犯八九兩絕復甦自分無生手條後事偶從楊楚璞得李肖衢所傳異人指授仙方如法薰敷越二日毒漸解逾旬有起色不易方而竟就痊距初發浹甘旬歸家出以試人輕證踰月重亦不出百日靡不起者蓋余所感毒極重勢極大又治稍遲即一二三內外科名家皆束手失色以爲從所未聞未見及試人則取驗更捷蓋感有輕重治有遲蚤也顧念非此異方不能起余必死異證非余起死回生不能白此方之神

異余以此方活安恐天下人以此疑危因慮此方莫獲廣沛於天下又慮天下忽視此方而不加篤信或亂於耻功不已出之醫口疑似轉盼間致悞大事而貽無及也因贅數語以爲此方之引

咸林王維英云丙午端陽日余左臂患疽其大如拳用騎竹馬法灸之百十壯疱起如銅錢四圍腫覺退笥中蓄此仙方命製藥料欲俟破後薰之不識其初亦可薰也容有僃言可薰者因於當日即薰十條瘡頂高收四圍色白夜間毒肉從邊化爲稠膿徐徐內潰粘同膠鰾每日如法薰照洗患五六日中尖毒肉脫落一條共有十三孔瘡外一指許旁串三孔且痛且痒即極力擠之倒出黄水久出稠膿後流清水將息口收並未再串其旁藏數藥長安中若不藉薰蒸五龍二草止用金銀花三色散敷之乾則覺痛即去之不敷並未用生肌

散惟護以太乙膏月餘盡痊當此瘡將愈左臂又患一疽正對無二郎照撚十條敷以麸炒醋調之蛤膏一日數更次日五條三日頂破膿出不痛不痒其毒盡散同時有患別瘡者余付此藥熏之隨熏即散並未成形迺知是方也眞仙方哉眞仙方哉持此療瘡天下無瘡矣余恐世人但知瘡破後可照不識照初發者尤易散又恐因照藥不全並棄前方不識敷藥不用亦可也故備述終始以神此方之用

洗藥神效散 一二三 洗陰濕諸瘡

蛇床子二兩　朴硝一兩

右每用一兩水二碗煎數沸洗瘡拭乾摻生肌藥

雄黄解毒散 一二四 治一切癰腫潰爛毒勢甚者先用此藥二三次以後用豬蹄湯

雄黄一兩　白礬四兩　寒水石一兩半 煅

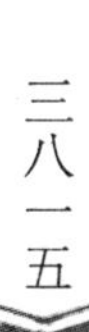

右俱為末用滚湯二三碗乘熱入藥末一兩洗患處以太乙膏或神異膏貼之

猪蹄湯 一二五 治一切癰疽杖瘡潰爛去惡肉潤瘡口止痛

白芷　黄芩　當歸　赤芍藥

獨活　生甘草　露蜂房連子者佳 各五錢

用猪蹄一隻水四五碗煮熟去油相取清湯入前藥一兩許煎十數沸去柤温洗惡肉隨洗而下隨用膏藥貼之〇按此湯不必用黄芩或以白礬易之更佳

集香散 一二六 洗癰疽潰爛

白芷　藿香　茅香　香附

防風各三錢　木香　甘草各一錢

右用水三碗煎數沸去柤淋洗患處

立齋曰此乃馨香之劑也血氣聞香則行得臭則逆也凡瘡

毒將盡未盡宜用之若有瘀肉宜先用雄黄解毒散解之後用此方洗後須即用膏藥貼護勿使風入肌肉易生直至收口爲度最忌用生肌之藥

敷藥方 一二七

車前草 豨莶草 金銀花 五爪龍草

右四味鮮草一處搗爛加多年陳米粉即常用糨衣者初起時仍加飛鹽少許共調爲稠糊敷瘡上中留一頂拔膿出若冬時無鮮者用乾葉爲末陳醋調敷亦可或五龍草一時難得即單用四味亦能奏功不必拘執也○陽伯曰瘡毒初起毒盛者須内服敗毒藥數劑其有氣血薄弱者亦須用托裏藥數劑則萬全之計耳

秘傳圍藥鐵井欄 一二八 敷一切惡毒即收斂消腫神效

牛糞灰 曬乾燒灰用新磁罐盛之乾處加倍用

鐵線草　草烏　文蛤　白芨

白歛　貝母心　陳小粉 炒極黄色 各等分

右爲末用高醋敖熱調藥如糊敷瘡四圍中留錢孔以出毒氣乾則易之瘡勢惡甚者用飛龍奪命丹至藥出汗無不效

大黄揭毒散　治敷熱癰腫毒

大黄 半兩　白芨 一兩　朴硝 二兩

右爲末井水調搽乾則潤之

草烏揭毒散 百三十　治一切癰疽腫毒

芙蓉葉

草烏　貝母　天花粉　南星 等分

右爲末用醋調搽四圍中留頂出毒如乾用醋潤之

抑陰散 一三一　治瘡瘍元氣虛寒腫不消或不潰斂或筋攣骨痛一切冷證

草烏二兩 南星煨 赤芍藥炒 白芷各一兩

肉桂五錢

右為末，葱湯調塗，熱酒亦可。

抑陽散 一三二 一名洪寶丹○治瘡屬純陽腫痛發熱

天花粉三兩 薑黃 白芷 赤芍藥各一兩

右為末，茶湯調搽患處。

陰陽散 一三三 治瘡屬半陰半陽

紫荊皮炒，五兩 獨活去節炒，三兩 赤芍藥炒 白芷 石菖蒲各二兩

右為末，葱酒調搽。

神功散 一三四 諸發背癰疽及諸瘡，不問腫潰皆效

黃栢炒 草烏炒，各一兩

右為末，用漱口水調入香油少許，搽患處。如乾，仍用水潤之。

清涼救苦散一三五　治大頭瘟腫甚者以此藥敷之

芙蓉葉　霜桑葉　白歛　白芨

大黃　黃連　黃芩　黃栢

白芷　雄黃　芒硝　山茨菇

赤小豆　南星　金線重樓

右等分爲末蜜水調敷腫處以翎頻掃之

二黃膏一三六　敷一切腫毒熱浮在外或將氣熱壅者

黃栢　大黃各等分

右爲末用醋調傅如乾用水潤之

迴陽玉龍膏一三七　治陰疽發背寒流注風濕冷痺諸脚氣冷痛無紅赤者及跌撲所傷爲敷涼藥或入元氣虛寒腫不消散或不潰斂及癰腫堅硬肉色不變久而不潰潰而不斂或鼓雄風筋攣骨痛一切陰寒冷證第一藥也

草烏 肉桂各五錢 薑黃炒 南星煨

白芷 赤芍藥炒各一兩

右爲末，葱湯或熱酒調塗。

冲和膏一二八 治一切瘡瘍不甚焮熱，積日不消。

紫荆皮炒五兩 獨活去節炒三兩 赤芍藥炒二兩 白芷

菖蒲各一兩

右爲末，葱頭煎湯調搽。

麥飯石膏一三九 治瘡瘍初起，先以麥飯石膏塗之，俟瘡根漸收，即敷神異膏斂之。但麥飯石膏難於脩合，用神異膏亦效。

白麥飯石 炭火煅醋淬數次，研極細，二兩。○據本草所載，凡石如飯團，粒粒粘結成塊者即是，皆可用也。

鹿角 生取帶腦骨者，斷之，用炭火燒烟盡，研極細，四兩右用米醋調和入砂罐煎熬以竹片不住手攪熬成膏先用猪蹄湯洗患處以鵝翎拂塗四圍乾則以醋潤之若腐爛者用布帛攤貼之○李氏曰麥飯石膏治發背癰疽神妙惜世罕知有患癰不潰而危者令用此膏一夕頓潰凡疽得膿其毒始解或有不潰者須用此膏故錄之俾精擇修合以取十全之功也嘗見世間醫者每有妙方秘而不傳或更改以惑人誠可惡也余思西華麥飯石膏守死不傳其立心私刻君子鄙之矣

黑末子 百四十　治癤毒

用羊角連肉骨燒存性爲末酒調二錢分上下服之瘡可散

○立齋曰此方未嘗用甚秘方也嘗治面上或身卒得赤斑或癢或痛亦此而不治亦乃殺人以羖羊角燒存性研爲極細末以雞子清調塗之甚效本草亦云然

乳香定痛散 一四一 治瘡瘍潰爛疼痛不可忍諸藥不效者

乳香 沒藥各二錢 寒水石煅 滑石各四錢

水片一分

爲細末搽敷患處痛即止此方乳沒性溫佐以寒劑制之故寒熱之痛皆妙

烏金膏 一四二

治發背中央肉死塗之即腐未死塗之即生若初起腫痛用點數處則解毒頓消若瘀肉腐黑塗之即潰若惡瘡頑瘡元氣無虧久不收斂者內有毒根以紙撚蘸紝其內有等發背因元氣虛弱或因克伐元氣虧損毒氣散漫中黯外赤不腐不潰須服大補之劑中塗三四寸許至五六日間赤黯之界自有裂紋如刀劃之狀中央漸潰漸脫內用純陽之藥以接其元氣庶能收斂若妄用刀鍼去肉出血則陽隨陰散元氣

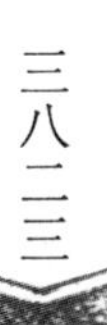

愈傷或塗涼藥則毒氣不解氣血愈虛非徒無益適以害之矣○其方用巴豆去殼炒黑研爲膏點腫處或塗瘀肉上則自消化或加乳香少許亦可如塗瘡內或加香油少許調稀可用若餘毒不歛者以此絍之不致成痛

透骨丹　一四三　此潰膿藥外科不可缺

蟾酥　硇砂　輕粉　巴豆各五錢

蝸牛二箇　麝香一分

右先將巴豆研如泥次入蝸牛麝香再研後入各藥研極細以小磁罐收藏每用少許以乳汁化開先用鐵輕輕撥破瘡頭挑藥米粒許納於瘡口外用清涼膏貼之

鐵頭散　一四四　治一切頑瘡內有膿管瘀肉或瘰癧結核不化瘡口不合宜此藥追蝕爛之

赤石脂五錢　輕粉　麝香各五分　乳香

白丁香各三钱 生矾 黄丹各一钱 朱砂一钱 砒炙干

右为末，搽痂肉上，其肉自化。若疮口小或痔疮，用糯米糊和作细条，阴干纴入，外以膏药贴之。凡疮口久不合者，内有脓管，必须用此腐之，内服托里之药。

代针膏 一四五 治疮疡脓熟不溃

乳香二分 白丁香真者 巴豆炒焦 碱各五分

右为末，热水调点疮头上，常以碱水润之，勿令其干。

替针丸 一四六 治脓成不溃者

白丁香 硇砂另研 真没药 乳香各一钱

糯米四十粒，先以矿灰拳大一块，置磁碗内，量入井水，待热气将息，以米排入灰中，良久，候米如水晶状，取出用之。如米未就，再用灰制。

右各另为末，然后和匀，收贮。用时以饭丸麦粒大，每用一粒水濕粘瘡頭上其膿自出○凡瘡瘍血氣壯實膿成不潰者宜用此藥以洩其毒則肌肉易生瘡口易斂若氣血虧損者須用甘温之劑以培根本否則不惟不潰且難收斂若附骨疽及緊要之地當及時針砭出之爲善

三合散 一四七 治癰疽不肯作膿

新巴豆肉 明砒 斑猫 等分

右爲細末糸瘡內惡肉自化

立齋曰此方藥性大毒果有惡毒之證宜用腐之取其以毒攻毒也若以陽氣虛不能腐化成膿者宜用大補之劑及桑木灸之丹溪云氣血壯實膿自湧出大抵瘡之潰斂遲速總由血氣之盛衰使然也

藜蘆膏 一四八

治一切瘡疽胬肉突出不問大小長短用藜蘆一味爲末以

生猪脂和研如膏涂患處周日易之

生肌散 一四九 治瘡口不合

木香　輕粉各二錢　黄丹　枯礬各五錢

右爲細末用猪膽汁拌勻晒乾再研細摻患處

立齋曰此方乃斂毒去腐搜膿之劑非竟自生肌藥也蓋毒盡則肉自生常見患者往往用龍骨血竭之類以求生肌殊不知餘毒未盡肌肉何以得生反增腐爛耳若此方誠有見也

收口摻藥 百五十

李氏云龍遊有患背瘡者大潰五臟僅隔膜耳自謂必死用鯽魚去腸實以羯羊糞烘燥爲末乾摻之瘡口自收此出洪氏方屢用有效故附於此須候膿少欲生肌肉時用之

桔梗湯 一五一 治欬嗽吐膿痰中有血胸膈吻脇作痛煩悶

作湯或出臭濁已成肺癰證

桔梗炒　貝母　當歸酒浸　瓜蔞仁

枳殼麩炒　薏仁　桑白皮炒　百合蒸各一錢五分

五味子炒　知母炒　地骨皮　甜葶藶炒

甘草節　防已　黄芪　杏仁各五分

水二鍾煎服

濟生桔梗湯一五二　治肺癰欬嗽膿血咽乾多渴大小便赤澁

方如前但少五味葶藶知母地骨皮四味

用水二鍾薑五片煎八分食遠服大便秘者加大黄

人參五味子湯一五一　治氣血勞傷欬膿咯血寒熱往來夜

出盜汗羸瘦困乏一切虛損肺痿之證並治

人參　五味子杵炒　熟地黄　當歸酒炒

白术炒　白茯苓　炙甘草　陳皮

桔梗炒　前胡錢各一　黄芪炙　地骨皮

桑白皮炒　枳殼炒　柴胡各七分

水一鍾半生薑三片煎八分食後服

四順散 一五四 治肺癰吐膿五心煩熱壅悶欬嗽

貝母去心　紫菀去苗　桔梗炒各一錢　甘草七分

水一鍾半煎七分食遠服如欬嗽加杏仁亦可爲末白湯調服

合歡飲 一五五 治肺癰久不斂口

用合歡皮　白斂二味同煎服　合歡皮即槿樹皮也亦名夜合

紫菀茸湯 一五六 治飲食過度或煎煿傷肺欬嗽咽乾吐痰唾血喘急脇痛不得安臥肺痿等證

紫菀茸去苗　桑葉經霜者　款冬花　百合蒸焙

杏仁去皮尖　阿膠蛤粉炒　貝母去心　半夏製
蒲黃炒各一錢　人參　犀角錢末　甘草炙各五分
水一鍾半生薑三片煎七分入犀角末食後服
升麻湯一五七　治肺癰胸乳間皆痛吐膿腥臭
川升麻　桔梗炒　薏苡仁　地榆
黃芩炒　赤芍藥炒　牡丹皮　生甘草各一錢
水二鍾煎八分食遠服
如金解毒散一五八　治肺癰
桔梗一錢　甘草一錢半　黃連炒一錢　黃芩炒
黃栢炒　山梔炒各七分
水二鍾煎八分徐徐降續飲之不可急服○按此方乃降火解毒之劑也凡發熱煩渴脉洪大者用之即效若脉數欬痰腥臭或唾膿瘀者宜用桔梗湯

如聖柘黄丸 一五九 治肺癰欬而腥臭或唾膿痰不問膿之成否並效肺家之病雖有方惟此方功效甚捷不可忽之

柘黄一兩，爲末 百齒霜二錢，即梳垢

用糊爲丸如桐子大每服三五十丸米飲下○柘黄乃柘樹所生者其色黄狀如靈芝江南最多北方鮮有

葶藶散 百六十 治過食煎煿或飲酒過度致肺壅喘不能臥及肺癰濁唾腥臭

甜葶藶炒 桔梗炒 瓜蔞仁 川升麻

薏苡仁 桑白皮炒 葛根各一錢 甘草各五分

水一鍾半生薑三片煎八分食後服

知母茯苓湯 一六一 治肺痿喘嗽不已往來寒熱自汗

知母炒 茯苓 炙甘草 人參

白朮 五味子炒 麥門冬 半夏製

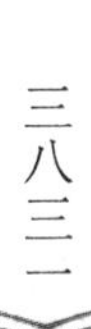

薄荷　桔梗　柴胡　款冬花各一錢

阿膠蛤粉炒　黃芩酒炒一錢　川芎五分

水一鍾，薑三片，煎八分，食遠服。

四味排膿散一六二　治肺癰吐膿，五心煩熱，壅悶欬嗽。

嫩黃芪鹽水炒　白芷　五味子　人參等分

右爲細末，每服三錢，食後蜜湯調下。

八味排膿散一六三　治腸癰少腹脹痛，裏急後重，脉滑數，或時時下膿。

黃芪炒　當歸酒拌　金銀花　川山甲蛤粉炒

白芷　防風　連翹　瓜蔞各一錢

水一鍾，煎八分，食前服，或爲末，每服三錢，食後蜜湯調下。如膿將盡，去川山甲、連翹，倍當歸，加川芎。

薏苡仁湯一六四　一名瓜子仁湯　治腸癰腹中㽲痛，或服

澁不食小便短澁婦人産後多有此證縱非癰服之尤效

薏苡仁炒五錢 瓜仁三錢 牡丹皮 桃仁去皮尖各二錢

右水煎空心服

牡丹皮散一六五 治腸癰腹濡而痛時時下膿

牡丹皮 人參 黄芪炒 白茯苓

天麻 白芷 桃仁去皮尖 薏苡仁

當歸 川芎各一錢 官桂 甘草各五分

木香三分

右水煎服

梅仁湯一六六 治腸癰壅痛大便秘澁

梅仁九個去皮尖 大黄炒 牡丹皮 芒硝

犀角鎊各錢 冬瓜仁研三錢

右水煎八分入犀角末服

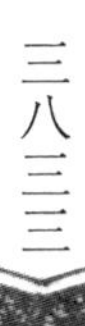

大黃湯 一六七 一名丹皮湯〇專治腸癰小腹堅腫而熱按之則痛肉色如故或焮赤微腫小便頻數汗出憎寒其脉沉緊膿未成者宜急服之

牡丹皮 芒硝各二錢 瓜蔞仁各三錢 桃仁去皮尖 大黃煨

水二鍾煎一鍾食前服〇本方去瓜蔞即名大黃牡丹湯〇

方論曰此方乃行血破血之劑也如發熱自汗惡寒小腹作痛小便如淋脉未數者有效丹溪曰小腹腫痞按之痛小便如淋或自調發熱身無汗復惡寒其脉遲緊者膿未成宜下之當有血此結熱所成也故金匱用大黃利之即此方也若無前證恐不宜用其有脉滑數膿內脹小便時後重而膿已下宜用八味排膿散蠟礬丸及托裏之藥

射干湯 一六八 治胃脘癰吐膿血

射干去毛　山梔仁　赤茯苓　升麻各一錢
白术五分　赤芍藥一錢半
右水煎服
槐花散 一六九　治腸風臟毒下血
槐花炒　熟地黄　青皮　白术炒
荆芥穗　當歸身酒拌　升麻各一錢　川芎四分
右爲末每服三錢空心米飲調下水煎服亦可
除濕和血湯 白七十　方作和陣二一九
治陽明虛陷濕熱便血腹痛
夏枯草湯 一七一　治瘰癧馬刀已潰未潰或日久漏者
夏枯草六兩
水二鐘煎七分去柤食遠服○此生血治瘰癧之聖藥虛甚者當煎濃膏服並塗患處多服益善兼十全大補湯加香附

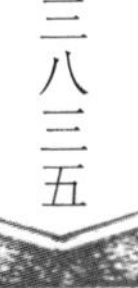

貝母遠志尤善

必效散 七二 治瘰癧氣血尚無虧損癧核不愈內服此藥外以鍼頭散腐之若氣血虛者先服益氣養營湯數劑後服此藥服後瘰毒盡下再服前湯數劑

南硼砂一錢生 輕粉一錢 麝香五分 巴豆五個去膜

白檳榔一個 班猫四十個去頭翅同糯米炒

右同為極細末取雞子二個去黃用清調藥仍入殼內以濕紙數重糊口入飯甑蒸熟取出曬乾研末虛者每服半錢實者一錢用炒生薑酒或滾湯於五更調服如覺小腹痛用益元散一服其毒俱從小便出胎婦勿餌瘵者去班猫多服益氣養營湯瘡口自合○此藥班猫巴豆似為峻利然巴豆能解班猫之毒用者勿畏予於京師遇一富商項有瘰痕一片頗大詢其由彼云因怒而致困苦二年百法不應忽有方士與

藥一服即退二三再服頓退四服而平旬日而痊以重禮求之乃得必效散因修合濟人無有不效丹溪亦云必效散與神效瓜蔞散相兼服之自有神效而以二劑兼補劑用之其效更速但此藥雖云峻利然瘰癧之深者非此不能解故宜用之惟血氣虛者不可用恐其有誤也○又一道人治此證用雞子七個每個入斑猫一枚飯上蒸熟每日空心食一箇求者甚多考之各書瘰癧門及本草亦有之然氣血虛者恐不能治也

射干連翹散 一七三 治寒熱瘰癧

射干　連翹　玄參　赤芍藥

木香　升麻　前胡　梔子仁

當歸　甘草各錢　大黃二錢

水煎食後服

如神散 一七四　治瘰癧已潰瘀肉不去瘡口不合

松香末 一兩　白礬 三錢

為末麻油調搽乾滲亦可

遇仙無比丸 一七五　治瘰癧未成膿其人氣體如常宜服此丸形氣覺虛者宜先服益氣養榮湯待血氣少充方服此丸核消後仍服前湯如潰後有瘀肉者宜用針頭散更不斂亦宜服此丸斂後再服前湯

白朮　檳榔　防風　黑丑 半生半炒取頭末

密陀僧　郁李仁 湯泡去皮　斑蝥 去翅足用糯米同炒去米不用

甘草 炙各五

為細末水糊丸梧子大每服二十丸早晚煎甘草檳榔湯下服至月許覺腹中微痛自小便中取下瘰癧毒如魚目狀已破者自合未潰者自消

肘後治瘿方 一七六

凡項下卒結囊欲成瘿者，用海藻一斤洗去鹹，浸酒飲之，不可間斷，須要時時飲，不三盃，有酒氣方妙。

神效開結散 一七七 消瘿塊甚效

橘紅四兩　沉香　木香各二錢　珍珠四十九粒，入砂罐內，以鹽泥封固，煅赤，取出火毒用　猪靨肉子四十九枚，用豚猪生項間如棗子者

右爲末，每服一錢，臨臥酒調，徐徐嚥下。患小者三五服，大者一劑可愈。切忌酸鹹油膩滯氣之物。須用除日於靜室修合。

生地黃丸 一七八 治師尼寡婦室女乍寒乍熱而患瘰癧，及頸間結核，肝脈弦長而出魚際外，無寒邪，乃多鬱火者，宜此治之。

生地一兩，酒拌杵膏　秦艽　黃芩　硬柴胡各半兩

赤芍藥一兩

右爲末入地黃膏加煉蜜爲丸桐子大每服三五十丸烏梅湯下日進二服

外臺昆布丸 一七九 治項下結囊欲成癭者

昆布 一兩 海藻 酒洗各等分

右爲末煉蜜丸彈子大含化嚥之

沈氏尊生玉壺散 一百八十 治三種癭

海藻 海帶 昆布 雷丸 各一兩

廣茂 青鹽 各半兩

右爲細末老米飲爲丸桐子大不拘時噙化四五丸

神效瓜蔞散 一八 治乳癰及一切癰疽初起腫痛即消膿成即潰膿出即愈治癰之方甚多獨此方神效瘰癧瘡毒尤效凡一切癰疽餘毒皆宜用之

瓜蔞爛研 一個 當歸 酒洗 生甘草 各半兩 乳香

没藥(各一錢)

右用酒煎服良久再服如不能飲以酒水各半煎之如數劑不效宜以補氣血之藥兼服之○若肝經血虛結核不消佐以四物柴胡升麻白朮茯苓○若肝脾氣血虛弱佐以四君芎歸柴胡升麻○若鬱傷脾氣血虧損佐以歸脾湯

海藻散堅丸 一八二 消肝經瘰癧

海藻 昆布 龍膽草(酒拌炒焦。各二兩) 小麥(醋煮炒乾。四兩)

右爲末煉蜜丸桐子大每服二三十丸臨臥白湯送下或噙化嚥之尤好凡患瘰癧服調治之藥未應宜佐以此上二方

○一方有柴胡二兩

連翹飲子 一八三 治乳內結核服數劑如不消宜兼服八珍湯初起有表證者宜先解散

連翹 川芎 瓜蔞仁(研) 皂刺(炒)

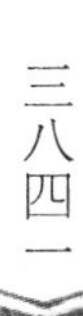

橘葉　青皮　藕節　桃仁各一錢半

右水煎食遠服

清肝解鬱湯一八四　治肝經血虛風熱或鬱火傷血乳內結核或爲膿潰不愈凡肝膽經血氣不和之病皆宜用此藥

人參　熟地黃　芍藥炒　茯苓

山梔炒　貝母各一錢　柴胡　牡丹皮

川芎　陳皮各五分　當歸　白朮各一錢半

甘草五分

右水煎服

羌活白芷散一八五　治風熱血燥手掌皴裂或頭面生瘡或遍身腫塊或膿水淋漓

羌活　白芷　荆芥　軟柴胡

蔓荆子　防風　甘草　牙皂

黄芩酒炒　黄連酒炒各一錢

右水煎服

胡麻散一八六　治風熱瘾疹搔痒

胡麻子一兩二錢　苦參　荊芥穗　何首烏各八錢

威靈仙　防風　石菖蒲　牛蒡子炒

甘菊花　蔓荆子　白蒺藜炒　炙甘草各六錢

右爲末，每服二錢，食後薄荷湯調服，茶清亦可。

四生散一八七　治臁腿瘡瘍不愈，或眼目昏花，及腎臟風，並治風癬疥癩血風瘡證

黄芪　獨活　白附子煮　白蒺藜等分

右爲末，每服二錢，用豬腰子一枚，批開入藥，濕紙包裹煨熟，空心連腰子細嚼，鹽湯送下。

檳蘇散一八八　治風濕流注，脚脛酸痛，或嘔吐不食

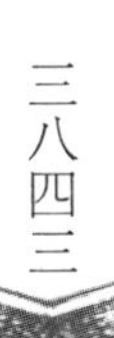

檳榔　木瓜　陳皮　炙甘草各一錢

香附　紫蘇各五分

水一鍾半，生薑三片，葱白二莖，煎一鍾，空心服。

升麻和氣飲一八九　治風濕瘡疥，熱結大便不通。

當歸　陳皮各一錢半　枳殼麩炒　芍藥酒炒

半夏製　桔梗炒　白芷　蒼朮米泔浸炒

乾葛　白茯苓　甘草炙，各一錢　乾薑炒

大黃各五分　升麻三分

右水煎服。

當歸飲百九十　治風濕血熱，癮疹痒痛，膿水淋漓，瘡疥發熱等證。

當歸　川芎　生地黃　白芍藥

白蒺藜炒　黃芪　何首烏不見鐵，各一錢半　防風

荆芥　　甘草各一钱

右水煎服

羌活当归散一九一　治风热血热，头面生疮，或赤肿，或成块，或瘾疹搔痒，脓水淋漓

羌活　当归　川芎　升麻

防风　白芷　荆芥　鼠粘子蒸

黄连酒炒　黄芩酒炒　连翘　甘草

右用酒拌晒干，酒煎服

一扫散一九二　治癣疥

防风　荆芥　苦参　地骨皮

薄荷等分　甘草减半

右为末，蜜水调服三钱，不过三五服可净。○或炼蜜丸桐子大，每服五七十丸，食远茶清送下

烏金散 一九三 敷腎囊破爛下疳等證

麩炭 紫蘇葉

右等分爲末香油調搽用紫蘇葉包裹之

蛇床子散 一九四 治一切風癬疥癩搔痒膿水淋漓

蛇床子 獨活 苦參 防風

荆芥穗各三 枯礬 銅緑各一兩二味另爲末

右爲末麻油調搽

金黄散 一九五 敷天泡濕熱等瘡

滑石 粉甘草此當半用爲是

右等分爲末搽敷○此方或加緑豆末以治濕熱肥瘡更妙

○嘗以此方加枯礬少半用治肥瘡大效

白粉散 一九六 治諸疳瘡

海螵蛸三分 白芨二分 輕粉一分

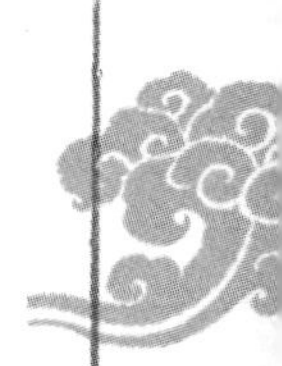

右爲末先用漿水洗拭乾傅

滑石散 一九七 治小兒天泡瘡

好滑石 黄柏

右共爲末傅之○仍內服荆防敗毒散或金銀花散熱甚者宜服大連翹飲○一方名碧玉散以青靛調前二味如泥用皂刺挑破泡水次付藥神效

秘方仙遺糧湯 一九八 治一切楊梅瘡不拘始終虛實皆可取效

土茯苓 即名仙遺根用鮮者二兩洗淨以木石杵搥碎用水三碗煎二碗去柤入後藥煎服

當歸 生地 防風 木通

薏苡仁各八分 金銀花 黄連 連翹各一錢

白朮 白鮮皮各七分 皂刺六分 甘草四分

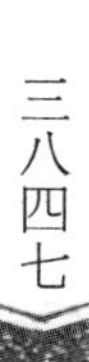

加減一心二十根用遺糧湯二碗煎一碗食遠服

土萆薢湯 一九九 治楊梅瘡及瘰癧咽喉惡瘡癰漏潰爛筋骨拘攣疼痛皆妙○

用土萆薢即土茯苓二三兩以水三鍾煎二鍾不拘時徐徐服之○若患久或服攻擊之劑致傷脾胃氣血等證以此一味為主外加對證之藥無不神效

五加皮飲 二百 治楊梅綿花瘡百發百中亦可煮酒以治結毒

當歸 木瓜 生地黃 熟地黃

羌活 薏仁各一錢 防風 荆芥

赤芍 苦參 大楓藤各七分 五加皮一錢

甘草 殭蠶各五分

右每服入土茯苓四兩豬肉四兩用水二大碗煎一碗食前

溫服渣再煎連肉食之忌生冷魚腥沙氣牛肉茶酒醋所用土茯苓忌鐵器○若治瘋毒口服此藥外以此藥煎膏或丹收或粉收貼之

換肌消毒散 二百一 一名萆薢湯○治時瘡不拘初起潰爛

土茯苓 五錢或一二兩　當歸　白芷

皂刺　薏仁 各一錢半　水瓜 不犯鐵器　白鮮皮

木通　金銀花 各一錢　甘草 五分

右水煎服○甚者土茯苓用至四五兩更妙

蠲痹消毒散 二百二 治時瘡肢節筋攣

羌活　土茯苓　獨活 各五錢　白朮

當歸 各一錢半　芍藥 二錢　白芷 五分

右水煎服

七貼方 二百三 治楊梅綿花瘡

防風　忍冬　皂刺　蟬退去足頭
連翹　白蘚皮　五加皮　荆芥
穿山甲炒各一錢　生地　木瓜去心忌鐵　殭蚕炒各一錢半
皂子七個　薏仁三錢　土茯苓四兩
右用水四碗煎二碗食遠分二次服之○忌牛羊茶酒醋房
事

茯苓膏二百四　治楊梅瘡並治瘋毒
當歸　白蒺藜　羌活　生地
熟地　甘草去皮　連翹　木通各三錢
土茯苓半斤
右為粗末用水五六碗熬將半用絹濾去滓再熬成膏晾冷
毋服一大酒鍾日三服輕者五六料重者十料全愈熬藥須
用砂鍋○忌房事雞魚牛肉椒醋等發物

五寶丹 二百五 治九種楊梅結毒並及兒女者

琥珀 透明血色者用甘草水煮過三分半

珍珠 炒過三分半 一方用豆腐包蒸

硃砂 透明者三分半

鍾乳石 用木香甘草各一錢同煮乾用三分半

飛羅麵 炒過三分半

冰片 半分臨時加

右俱爲極細末磁罐收貯聽用○服法每日用土茯苓成塊者一斤洗淨用石敲碎先入水二升煮取汁四碗收磁器內將前柤再入水四五碗煮汁二碗並入前汁內爲一日之用○若病在上者加木香二錢病在下者加牛膝一兩與土茯苓同煎病者不得另飲茶湯但將土茯苓湯時時飲之若飲湯半鐘加五寶丹二釐飲一鐘加四釐體厚者加六七釐一

日內服盡此湯爲度在上飽服在下饑服忌茶酒並一切發風動氣之物其毒貼瘡涼膏或加掺藥收口若舊有輕粉等毒服藥後當盡發出無則不發也大忌房事輕者只十服重者二七服全愈

醫續楊梅癰漏方 二百六 不問年深者並效

土茯苓五兩　金銀花一兩　皂刺　花椒

半旁　鬱金　當歸各五分

黑鉛三兩鎔化入水銀五錢乘熱擂爲粉分五分聽臨後另入煎藥用

右咀分作五貼用水二鍾入葱一根煎至一鍾去柤再入鉛粉一分煎至八分食遠服

右鉛粉煎後仍可取起蓋楊梅癰漏多因服輕粉積毒而成此以水銀花椒黑鉛仍收引輕粉之毒從類而出也○此藥

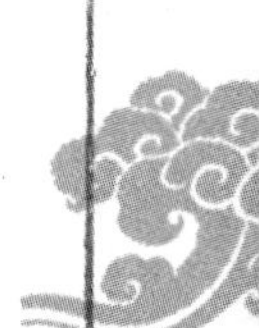

每以五貼爲一料初服一貼要取微汗取汗法先以金銀花一兩或忍冬藤葉尤妙防風荆芥花椒各半兩煎湯二斗於不透風處先熏後洗自然汗出則患二三十年者只用此四料四汗之無不全愈忌牛肉燒酒真妙方也世人珍秘不傳徐春甫得之用以治人一一獲效故詳載之以濟人也

會膿散 二百七 治惡瘡便毒初起之妙方也

白芷　殭蠶炒　川山甲炒各二錢　大黃四錢

乳香　沒藥各一錢

右爲末以當歸四錢用酒水各一鍾煎一鍾去柤量人强弱或全用或一半調服之○此藥若嫌太多則㕮咀爲飲大黃生加煎服之尤妙

牡蠣散 二百八 治便毒亦名血疝

當歸酒拌　甘草節　滑石炒各一錢半　牡蠣二錢

大黃三錢　木鱉子五個，杵。非有大熱者此味不可用，當去之，亦不必用

水二鍾，煎一鍾，露一宿，五更頓服，冬月火溫服。無論已未潰，膿血俱從大便出。○此方乃鹹寒導滯之劑。若久曠房室，大小便秘澀，熱欲精，或交感時強閉精氣，以致交錯壅滯而結為癰痛，便秘，皆最宜用之。若勞倦虛弱之人，不甚焮痛，大小便無澀秘者，不宜輕用。

牛黃雙解散 二百九　治便癰內蘊熱毒，外挾風邪，或交感強忍精氣，以致濁精交錯壅結腫痛，或大小便秘，先用此藥通解，更用調補之劑。

肉桂　大黃炒　芍藥　牽牛杵炒

澤瀉　桃仁去皮尖，炒，各二錢半　炙甘草　乾薑各一錢

右分二劑，水煎，空心食前服。

內托羌活湯 二百十　治臀癰腫痛，兩尺脈緊，按之無力者。

羌活　黄柏各二錢　黄芪鹽水炒　防風

當歸尾　藁本　肉桂　連翹各一錢

炙甘草　蒼术　陳皮各半錢

右水酒煎服

加味瀉肝湯二一一　治肝經濕熱不利陰囊腫痛或潰爛皮脱睾丸懸掛或便毒及下疳腫痛或潰爛皆治之

龍膽草酒炒　當歸梢　車前子炒　生地黄

芍藥炒　澤瀉　黄連炒　黄柏酒炒

知母酒炒　防風各錢　甘草梢五分

水二鍾煎八分食前服外敷烏金散

加味托裏散二一二　治懸癰不消不潰

人參　黄芪鹽水炒　當歸　川芎

麥門冬　芍藥炒　黄柏酒炒　知母酒炒

金銀花　製甘草　柴胡各一錢

水二鍾煎八分食前服

加味十全大補湯 二一三　治懸癰潰而不斂或發熱飲食少思

人參　黄芪鹽水炒　白朮炒　熟地黄

當歸　川芎　芍藥炒　茯苓各一錢

甘草炙　肉桂　五味子炒搗　麥門冬各五分

水二鍾煎一鍾食前服○甚腫加青皮○小便赤加酒炒黄栢知母○小便澁加車前子山梔子俱炒用

五味當歸散 二一四　治婦人陰中突出一物長五六寸名陰挺

當歸　黄芩各二兩　牡蠣煅一兩半　蝟皮炙一兩

赤芍藥五錢

右爲末每服一錢食前溫酒調下滚湯亦可如不應須以補中益氣湯倍加柴胡升麻兼服之○又方用當歸川山甲炒蒲黄炒各半兩辰砂一錢麝香小許俱爲末每服三錢酒調下尤效

婦人陰瘡 二二五 治婦人陰戶生瘡作痒

杏仁炒　雄黄　白礬各五錢　麝香二分

右爲末敷入患處

塌腫湯 二一六 治婦人陰戶生瘡或痒痛或膿水淋漓

甘草　乾漆各三錢　生地黄　當歸

黄芩　川芎各二錢　鱉甲炙五錢

右用水數碗煎數沸去柤常洗患處

白芷升麻湯 二一七 治婦人陰內膿水淋漓或痒或痛

白芷　升麻　黄連　木通

當歸　川芎　白术　茯苓

右水煎服○更用塌腫湯浴洗之

痔漏腸紅方 一一八　其效無比

黃連 去蘆毛淨一兩好酒浸一宿撈起陰乾爲末

百草霜 用草茅燒者松柴者不用一兩研細

烏梅肉 一兩蒸軟即用前浸黃連酒蒸爛

右以三味同搗一處爲丸桐子大如太乾仍如前酒搗丸之

每空心用酒送下四五十丸三日見效十日全愈

地榆散 一一九　治血痔

右用地榆爲細末每服二錢七食前米飲調下日三服

臭椿皮散 一百二十　治痔漏下血及膿不止

臭椿皮 微炒　酸石榴皮　黃連 去鬚　地榆

阿膠 炒珠各一兩　艾葉 三錢

右爲細末每服二錢食前粥飲調下

秦艽防風湯 三三一 治痔漏結燥大便作痛

秦艽　防風　當歸酒拌　白朮

黃栢　陳皮　柴胡　大黃煨

澤瀉各一錢　桃仁去皮尖　紅花　升麻

甘草各五分

右水煎空心服

猪臟丸 三三二 治大便痔漏下血

猪大臟一條洗淨以槐花炒爲末填入臟內兩頭札定瓷器內米醋煮爛

右搗和再加糕糊爲丸桐子大每服五七十丸食前米飲下當歸酒下○此方用黄連猪臟二味亦名猪臟丸見攻○一方先用海螵蛸炙黃去殼爲末以木賊草煎湯調下三日即

效或後服黃連猪臟丸

痔瘡方 二二三

雄黃五分　五靈脂燒烟斷　五倍子炒過一錢各　沒藥三錢半明者

白礬半生半熟三錢

右爲極細末用紙托貼瘡口上

三品錠子 二一四

上品　去十八種痔

白明礬二兩　白砒一兩零五分　乳香　沒藥各三錢半

牛黃三錢

中品　去五漏及翻花瘤氣

白明礬二兩　白砒一兩三錢　沒藥各三錢半

牛黃二錢

下品　治瘰癧氣核疔瘡發背腦疽諸惡證

白明礬二兩　白砒一兩半　乳香　沒藥各二錢半
牛黃三分

右將砒末入紫泥罐內，次用礬末蓋之，以炭火煅令烟盡，取出，並各藥俱研極細末，用糯米糊和爲挺子，狀如綫香，陰乾。維瘡內三四次，年深者五六次，其根自腐，如瘡露在外，更用蜜水調搽，乾上亦可。○昔有一老媼用此治瘰癧，索重價，始肯爲治。其方法乃是中品錠子，維瘡內以膏藥貼之，其根自腐。未盡再用，去盡更搽生肌藥，數日即愈。人多異之。凡見其治氣血不虛，有果驗，惟氣血虛者，雖潰去亦不能愈。蓋此與必效散相爲表裏，皆攻毒去邪之藥也。

羊膽膏二二五　治痔漏下疳瘡

臘月取羊膽一枚，入片腦末一分，置風處掛乾，用時以涼水化開，頻敷患處，內服槐子酒，或加味瀉肝湯。若得熊膽更佳。

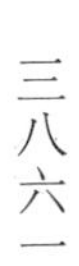

如眼痛者點之尤效

水銀棗子膏二二六　治重痔痒不止

水銀一兩　棗肉二兩

右和研水銀不見星捻如棗核狀薄綿裹內肛門中明目重出若痛加韶粉三分丸內之

熊膽膏二二七　治痔痛極效

熊膽五分　冰片一分

右研細用井花水調雞翎掃痔上

蝸牛膏二二八　傳痔痛極效

蝸牛一枚負殼有角者　冰片　射香各少許

右同研爛以磁器盛次早取汁敷痔上

芫花線二二九　繫痔漏瘤核

用芫花一握洗淨入木杵搗爛加少水絞汁於石器中慢火

煎成膏將絲線於膏內度過晾乾以線繫痔當微痛候痔乾落以紙撚蘸膏納竅內去根當永除根也○一方只搗汁浸線一夜用不得使水

枯痔水澄膏二百三十 治痔護肉

鬱金 白芨各一兩 一方加黄連

右二味爲細末如患内痔候登厠時翻出在外用温湯洗淨側卧於床其痔即出用篦挑調藥得中以篦塗敷痔四邊好肉上留痔在外以紙蓋藥上良久然後用後枯藥搽痔上仍用筆蘸温水於紙上潤之勿令藥乾及四散

好白礬四兩 生信石二錢半 硃砂一錢研極細

右各研爲細末先將砒入紫泥罐底次將礬末蓋之用火煅令烟盡其砒盡從烟去止借砒氣於礬内耳將礬爲極細末看痔頭大小置礬末於掌中方入硃砂少許以唾調稀用篦

篾塗痔上周遍一日三上看痔頭顏色焦黑爲效至夜有黄水出切勿他疑水盡爲妙至中夜上藥一遍來夜依然上藥三次有小痛不妨换藥時以碗盛溫湯用筆輕洗去舊藥更上新藥仍用護肉藥間用荆芥湯洗之三兩日之後黄水出將盡可於藥中增硃砂減白礬則藥力卽緩三兩日卽可增減漸漸取之庶不驚人全在看色增減傳藥厚薄方是活法此藥只是借砒信之氣又有硃砂能以解之一方士將此二方在京治人多致致富一富商以百金求得之錄於予予雖未用傳人無不言效但枯藥則趙宜真煉師已刊於青囊雜纂如神千金方則未見刊傳大抵今人言能取痔者皆此方也其有氣血虚或挾內邪者還當兼治其內庶不有失

如神千金方 三三一 治痔無有不效

好信石黄明者三錢打如豆粒 明白礬一兩爲末 好黄丹飛砂五錢

蝎梢七個洗淨焙 草烏生研五錢 上焙乾爲末 光實者去皮

右用紫泥罐先將炭火煅紅放冷拭淨先下明礬燒令沸次下信入礬内拌勻文武火煅候沸再攪勻次看罐通紅烟起爲度將罐撥下待冷取研爲末方入黄丹草烏蝎梢三味再同研極細以磁罐收貯如欲傅藥先煎甘草湯或葱椒湯洗淨患處然後用生麻油調前藥以鵞毛掃藥痔上每日傅藥三次必去黄水如膠汁則痔頭漸消其年遠者不出十日可取盡日近者俱化爲黄水連根去淨更搽生肌之藥凡五痔皆可去之此乃臨安曹五方爲高宗取痔得效後封曹官至察使

秘傳正骨丹 二三三 治跌打損傷骨折血瘀而傷之重者用此可續筋骨

降眞香 乳香 没藥 蘇木

松節　自然銅醋煅七次　川烏炮　真血竭各一兩

地龍去土酒浸焙乾　生龍骨各一錢　土狗十個浸油內炬焙乾

右十二味共重八兩八錢同為末每服五錢隨病上下酒調服覺藥自頂門而至遍身搜至病所則颯颯有聲而筋骨斷愈病人自知之（）服藥後仍服人參白朮黃芪當歸川芎肉桂甘草白芷厚朴以調補元氣

本事接骨方　二二三　治打折損傷

接骨木半兩　乳香半兩　當歸　赤芍藥

川芎　自然銅炒醋焠各一兩

右為末用黃蠟四兩溶化入前藥攪勻候手丸龍眼大如打傷筋骨及閃痛不堪忍者用一丸熱酒浸開乘熱飲之痛即止

沒藥降聖丹　二三四　治跌打損傷接續筋骨

當歸酒炒　白芍藥　川芎　生地黄
蘇木　川烏頭炮去皮臍　骨碎補炙　乳香另研
沒藥另研　自然銅火煆醋淬十次爲末各一兩

右爲末生薑汁與蜜和丸每一兩作四丸每服一丸用③米酒各半盞煎至八分空心熱服○立齋曰脾主肉肝主筋若肝脾氣血虧損或血虛有熱而不愈者當求其本而治之

十味沒藥丸二三五　治打撲損傷筋骨疼痛或氣道血暈或瘀血內停肚腹作痛或胸脹悶

沒藥　乳香　川芎　川椒
當歸　芍藥　紅花　桃仁
血竭各一兩　自然銅四錢火煆七次醋淬

右爲末同黄蠟四兩溶化入前末速攪勻衆手丸彈子大每服一丸酒化下○立齋曰按接骨散沒藥丸惟元氣無虧者

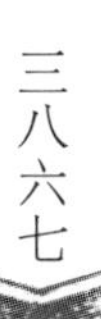

宜用若腎氣素怯或高年虛弱者必用地黃丸或補中益氣湯以固根本爲妙

花蕋石散 二三六　治打撲損傷腹中瘀血脹痛欲死服之血化爲水其功不能盡述

硫黃明者四兩　花蕋石一兩

右爲末和勻先用紙筋和鹽泥固濟瓦罐一箇候乾入藥再用泥封口安在磚上虛書八卦方位用炭三十斤煅之候罐冷取出每服一錢童便調下○立齋曰前方若被傷已甚元氣虧損內有瘀血不勝疎導者用前藥一服其血內化又不動臟腑甚妙甚妙

黑丸子 二三七　一名和血定痛散○治跌打損傷筋骨疼痛或瘀血壅腫或外感風寒肢體作痛或手足緩弱行步不前若流注膝風初結服之自消若潰後氣虛發熱與補藥兼服

自歛

百草霜　白芍藥各一兩　川烏　南星各三錢
赤小豆一兩半　白歛一兩六錢　白芨　骨碎補
當歸各八錢　牛膝六錢

右各另爲末，酒糊丸桐子大，每服三四十丸，鹽湯溫酒任下，孕婦忌服。

封口藥二三八　凡損傷皮肉破裂者，以此封之

牡蠣煅　赤石脂生研　紅丹上好者，等分

右爲細末，香油調塗瘡口。○若欲消腫散血，合口，加血竭、乾摻之。

當歸導滯散二三九　治跌撲瘀血在內，胸腹脹滿，或大便不通，或喘咳吐血

大黄　當歸等分

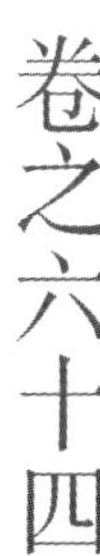

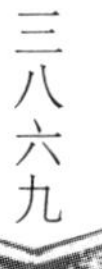

右爲末每服二三錢溫酒下陽氣虛者須加肉桂

復元活血湯二百四十 治跌打損傷瘀血流於脇下作痛或小腹作痛或痞悶及便毒初起腫痛

柴胡一錢半 天花粉 川山甲炒各一錢 當歸酒拌

大黄酒炒各一錢 紅花 甘草各七分 桃仁二十去皮尖研

右水一鍾半加酒半鍾煎八分食前服之以利爲度

金瘡方二四

凡金瘡出血不止用牛膽石灰摻之即止其方以臘月牛膽入風化石灰懸當風候乾用一方單用三七擣爛敷之神效

又方金瘡出血不止以五倍子生爲末乾貼之如不止而血熱者宜用犀角地黄湯之類○大凡金瘡出血不止若素本怯弱者當補其氣若陰虛或有熱者當補其血若因怒者當平肝若煩熱作渴昏憒者當補脾氣若筋攣搐搦者當養肝

血不應用地黃丸以滋腎水

金瘡降眞散 二四二

降眞香 用節隹 松香 文蛤

三味等分爲末無論諸傷血出斷折摻破處或縛定神效

金瘡灰蛋散 二四三 治金瘡出血不止及久年惡瘡

石灰 細研 雞蛋清 以和灰成餅爲度

右將灰蛋餅子煆過候冷研細遇金瘡摻之若多年惡瘡以薑汁調敷〇一方单以石灰摻傷處裹定亦血止而愈

龍骨散 二四四 治金瘡

龍骨 赤石脂 五棓子 黃丹

海螵蛸 各等分

右各研入麝香少許共研勻摻上如乾先以鹽水洗拭乾摻之

桃花散 二四五 治金瘡並一切惡瘡

黄丹 軟石膏煅過等分

和研勻如桃花色摻傷處甚妙

刀傷跌打經驗方 二四六

凡刀傷磕損跌撲腫痛或出血用葱白細切杵爛炒熱敷患處葱冷再易神效〇一方以三七擣爛罨之神效

立齋曰醫學綱目稱前方有神效余嘗以治前證青腫不散死肉不潰佐以健脾胃之藥其功尤捷此內外所以合一也

損傷敷夾法 二四七

凡損傷骨折者先須整骨使正隨用川烏草烏等分爲末以生薑汁調貼之夾定然後服藥無有不效

毬跌閃腫痛 二四八

用生薑葱白同擣爛和麵炒熱罨之〇如熱腫而痛者用梔

子加麵炒熱罨之

洗損傷方二四九　凡傷重者用此淋洗然後傅藥

荆芥　土當歸　生葱切斷一方用生薑

右同煎湯溫洗或止用葱一味煎洗亦可

箭鏃竹木刺方二百五十

百一方治竹刺在肉以蠐螬研敷立效

衍義方治竹木刺入肉嚼牛膝根罨之即出

肘後方治箭鏃入骨以巴豆肉微炒同蜣螂研勻塗傷處俟痒極拔出之

孫真人治箭鏃針刺杵螻蛄塗患處自出

跌打夾棍傷二五一

生薑　陳酒糟各一

同搗爛炒熱罨傷處

治㨶傷一一五二

凡㨶傷手指者用皂礬二兩水四五碗砂鍋內熬滚將手薰洗良久即血活疼止不致潰爛熬水忌銅鐵器其洗手水過夜即臭惡不可聞

杖瘡四方一一五三

用川大黃一兩加上好氷片二分另研俱為末和勻涼水調加糊攤杖處即時止痛一日後換膏藥貼之

又方加甘草一兩

又方攤藥

大黃　白芷　生半夏各七錢

右為末以鮮韭汁調敷乾即再敷以黑處血紅為度即換貼膏藥神效

又方

生半夏　松香各兩

右研一處，蜜水調成膏貼之，勿令見風，如乾再換一個即愈

諸骨諸物鯁二五四

一治諸骨鯁，用苧麻根杵爛，丸彈子大，將所鯁物煎湯化下

一治魚骨鯁，用細茶、五棓子等分爲末，吹入咽喉立愈

一治稻芒糠穀鯁喉，將鵝吊一足取涎，徐徐嚥之即消

一治吞釘鐵金銀銅錢等物，但多食肥羊脂及諸般肥肉等味，必隨大便而下

一治吞鐵或針，用餳糖半斤，濃煎艾汁調和服之

一治吞髮繞喉不出者，取自己亂髮燒灰，白湯調服一錢

破傷風敷藥二五三　治打撲損傷，傷風腫痛者

南星　半夏　地龍等分

右爲末，用生薑、薄荷汁調搽患處

豨薟酒 二五六　治破傷風外邪初入或風入於臟者神效

凡頭面身體因破損傷風者頃刻發腫遲則不救速用豨薟草一二兩酒水各半煎服被蓋緩④臥少頃即可消散能飲者純用酒煎尤妙

防風湯 二五七　治破傷風表證未傳入裏急服此

防風　羌活　獨活　川芎等分

右每服五錢水煎調蜈蚣散服方在後二一八四

白术防風湯 一五八　治破傷風服表藥過多自汗者

白术　黃芪各一兩　防風二兩

右每服五七錢水煎服臟腑已和而自汗出者可服此藥若臟腑秘小便赤而自汗者急以後大芎黃湯下之

羌活湯 二五九　治破傷風在半裏半表間宜和解之急服此湯稍緩則邪入於裏不可用矣

羌活　麻黃　菊花　川芎
防風　細辛　前胡　蔓荊子
黃芩　石膏　白茯苓　枳殼
甘草各一錢　薄荷　白芷各五分
右每服五錢，薑水煎，日二三服。

羌活防風湯二百六十　治破傷風初傳在表，脉浮緊。
羌活　防風　藁本　當歸
芍藥　甘草各四錢　地榆　細辛各二錢
右㕮咀，每服五七錢，水一鍾半，煎八分，熱服。量緊慢加減用之。○熱盛加黃連、黃芩各二錢。○大便秘加大黃二錢。○自汗加防風、白术各五分。

大芎黃湯二六一　治破傷風邪傳於裏，舌強口噤，項背反張，筋惕搐搦，痰涎壅盛，宜疎導者急服之。

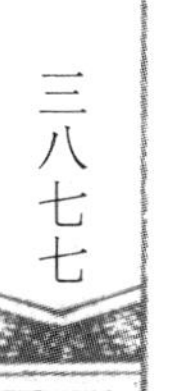

川芎　羌活　黄芩　大黄各一

右每服五七錢水煎服

本事玉真散 二六二 一名定風散○亦名奪命丹○治打撲金刃破傷風重者牙關緊急腰背反張並蛇犬所傷

天南星湯泡七次，如急用以濕紙裹煨　防風等分

右為末每服二錢溫酒調服若牙關緊急腰背反張者每服三錢用童便調服雖內有瘀血亦愈至於昏死心腹尚溫者速進二服亦可保全若破傷瘡口及風犬咬傷須用漱口水或熱童便洗淨隨用生南星為末摻之或以水調塗之出水為妙

養血當歸地黃湯 二六三 治破傷風氣血俱虛發熱頭痛服此以養氣血祛風邪不拘新舊並可治之

當歸酒拌　熟地各二錢　芍藥　川芎

藁本　防風　白芷　北細辛各一錢

水二鍾煎一鍾食遠服甚者加酒助之

蜈蚣散　二六四

蜈蚣一對炙　鰾膠三錢炒

右爲末用防風白术煎湯調下

破傷風灸法　二六五

治跌打損傷或虫獸傷破皮膚以致風邪入内牙關緊急腰背反張或遍體麻木甚者不知人事急用蒜搗爛塗傷處將艾壯於蒜上灸之多灸爲善仍用膏藥護貼内服玉真散如毒蛇風犬咬傷先刺患處去毒血如前法治之

海藏愈風丹　二六六　治癘病手足麻木眉毛脱落遍身生瘡及癩風癮疹皮膚瘙痒搔破成瘡並皆治之

皂角一斤剉寸許無灰酒浸一宿以水一碗挼成汁去渣用砂罐文武火熬熱　苦參一斤取末四两

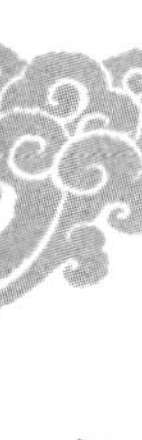

烏稍蛇　白花蛇　土花蛇各一條去腸陰乾酒浸取淨肉曬乾爲末

右爲末入前二味和丸桐子大每服六七十丸空心煎通聖散送下乾物壓之日三服間日浴之汗出爲度

二聖散二六七　疎風和血去癘毒

皂角刺燒存性爲末　大黃半兩

右用大黃半兩煎湯調下皂刺末二錢早服樺皮散午以升麻湯下瀉青丸晚服二聖散

局方樺皮散二六八　治肺壅風毒遍身癮疹瘙痒

樺皮　枳殼去穰各四兩俱燒性生　荊芥穗一兩

炙甘草半兩　杏仁二兩去皮尖用水一碗煮令減半取出晾乾爲研

右共爲末磁器收貯每服二錢食後溫酒調服

升麻湯二六九　治諸風熱癩肌肉極熱身如蟲行或唇反綻裂

升麻三分　人參　茯神　防風
羌活　犀角鎊　羚羊角鎊，各一錢　肉桂五分

水二鐘，薑三片，入竹瀝少許，煎八分，不拘時服。○或用下瀉青丸。

寶鑑醉仙丹二百七十　治癘風遍身麻木

胡麻子炒　牛蒡子炒　枸杞子　蔓荆子炒，各一兩
白蒺藜　苦參　天花粉　防風各半兩

右為細末，每一兩五錢入輕粉二錢，拌勻，每服一錢，茶清調，晨午各一服，至五七日，於牙縫中出臭涎，令人如醉，或下膿血，病根乃去。仍量人輕重虛實以用之。病重者須先以再造散下之，候元氣將復，方用此藥。忌一切鹽醋炙煿厚味，止可食淡粥時菜，及諸蛇肉，以淡酒蒸熟食之，亦可以助藥力。

子和浮萍散二七一　治風癩疥癩

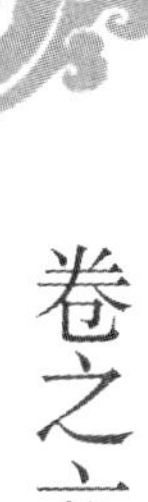

浮萍四錢　荊芥　川芎　麻黄去節

當歸　赤芍藥　甘草各一錢

水二鍾，葱二莖，豆豉一撮，煎服，汗出爲度。

寶鑑換肌散 二七二　治癘風久不愈，或眉毛脫落，鼻梁崩壞，其效如神。

白花蛇　黑花蛇酒浸，各三兩　地龍去土　當歸

川芎　赤芍藥　天門冬去心　甘草

何首烏不犯鐵　沙參　胡麻子炒　天麻

紫參　苦參　白蒺藜　細辛

白芷　蔓荊子　威靈仙　荊芥穗

菊花　木賊草　不灰木　石菖蒲

定風草即草烏　草烏炮去皮臍　蒼朮　木鱉各一兩

右各另爲末，和勻，每服四五錢，食後溫酒調服，加飲數杯尤妙。

通天再造散二七三　治大風實熱內壅宜此攻之

鬱金半兩　大黃炮　皂刺炒各一兩　白丑頭末半生半炒六錢

右爲細末每服五錢日未出時面東以無灰酒調下晚利下黑頭小蟲病輕者只利臭穢之物〇忌葷腥厚味半年犯則再作不可救此藥服三五次即愈

白花蛇丸二七四　治癘風〇丹陽洲上舍得癘疾一僧治而愈以數百金求方秘不肯傳館客袁生覘知藏衲衣領中因醉之而竊錄焉

白花蛇一條去頭尾連骨生用　烏稍蛇一條去頭尾生用　土蚯蚓去土

防風去苗　金銀花去葉　枸杞子　槐花

苦參　生地各二兩　全蠍鹽浸一日去鹽味　黃芩

黃連　梔子　黃柏　烏藥

牛膝　川芎　牛蒡子　何首烏不犯鐵

連翹　天花粉　白蒺藜　威靈仙

荆芥穗　細辛　蔓荆子　金毛狗脊

胡麻子炒各一兩　漏蘆半斤洗淨去苗取四兩

右爲末，米糊丸桐子大，每服五六十丸，茶清送下，空心、午前、臨臥各一服。

白花蛇膏 二七五　治諸風癩疾遍身生瘡

白花蛇肉四兩，酒浸　天麻七錢　荆芥　薄荷葉各三錢

右爲細末，用好酒二升，蜜四兩，以銀磁器熬成膏，每溫服一酒杯，日三次，煎餅壓下，於煖處發汗效。

防風天麻丸 二七六　治癘風癩病，此方應是仙傳，一年中常療數人，初服藥有嘔吐者，不可疑，服而得愈，其效如神。

防風去蘆　天麻　升麻　白附子炮

定風草　細辛去苗　川芎　人參去蘆

丹參去蘆　苦參　玄參去蘆　紫參去蘆

蔓荊子　威靈仙　川山甲炒　何首烏另搗各二兩

蜈蚣二條

右爲細末同何首烏末拌勻外用胡麻一斤淘淨晒乾炒香熟另研爲細末乃入前藥末二兩又拌勻煉蜜和爲九十丸每服一丸細嚼溫漿水送下不拘時候日三服宜食淡白粥一百二十日大忌房勞並將息慎口

行藥方一七七　治癘毒

大黃　白牽牛　檳榔各一兩　甘草三兩

輕粉五錢

右共爲細末每服二錢用白蜜三匙薑汁一匙五更時調服病勢重者七日行一次稍輕者半月一次輕者一月一次或二十日一次以三五遍爲度

皂角散 二七八　治大風

皂角刺燒存性一錢　大黃一錢　輕粉五分

右爲末空心酒調服取下惡物○服藥數口齒縫出血甚臭

雷丸散 二七九　取大風蟲

雷丸　貫仲二味先另研　阿魏各二錢　麝香一分

水銀　硫黃　雄黃各二錢半用乳鉢入醋少許研令水銀盡爲度

右爲細末每服一錢天明溫酒送下

黑虎丹 二百八十　治大風諸癩惡瘡疥癬內蝕形骸變壞

天靈蓋三兩　人中白　桃仁各二兩泡去皮尖　老皂刺燒存性

穿山甲炒各半兩　輕粉二錢　麝香五分　乾蝦蟆二個去頭足燒存性

右爲末煉蜜丸桐子大每服三十丸月首五更米飲速口服

取蟲盡即愈○殺勞蟲通用

苦參酒 二八一　治癩風及瘡疹疥癬最多者

苦參五斤切片

右以好酒三斗浸三十日量飲一合日服不絕覺痹即瘥

硫黄酒 二八二 殺癘風諸蟲

明硫黄研極細

右用酒浸空心飲清汁明日添硫黄再研入酒如前飲之

七珍湯 二八三 治洗大風

青蒿　艾葉　忍冬藤　蒼耳子

桑條　槐條　柳條三條俱搥碎用

右煎水一桶入炒鹽半斤間日一洗浴密室中以簟席圍之洗出汗為妙不過十次愈

烏頭湯 二八四 治大風瘡癩

草烏　麻黄根　艾葉　地骨皮

朴硝各一兩

右爲粗末用水一桶椒一合葱三十根同煎湯入醋一鍾於密室中自用手巾圍搭四肢候湯可浴令汗透稍使而上如珠徐起或坐或卧片時汗乾着衣避風五日再浴如此三五次毋浴後更服換肌丹等藥

敷瘡方　二八五

雄黄　硫黄　白礬　草烏　蛇床子燒存性等分

右爲末用香油或濃蜜水調敷患處

直指洗瘡方　二八六　浴洗大風瘡

苦參　荆芥　防風　白芷　羌活　獨活　藁本各一兩　洛陽花四兩火酒煎過一罈

右作三次煎水洗浴出汗

梅花白癩　二八七

用香油二碗入雞蛋黄三枚熬將焦去粗熬油至一碗許

外用雄黄一錢　白礬三分　花椒五分　上共爲細末入油内再熬熟收貯候用○每用猪毛湯熱洗瘡垢搽油三五次即愈○愚按此方於蛋熬去粗之後入水銀五錢微火漸熱之然後再加硃砂細末一錢並雄黄白礬等末攪熬勻熟收用必妙

臘梨瘡一八八

用杏仁白礬炒爲炭入葱白殭蚕共搗爛先用花椒煎湯洗淨然後用此藥搽之新舊瘡皆可用但勿見風方好

瘡疥一方一八九

大楓子仁　木别仁　蛇床子各半兩　水銀三錢研散於内

右先以刀刮去瘡痂花椒湯洗淨外用麻油熬成珠調藥敷之八日即愈

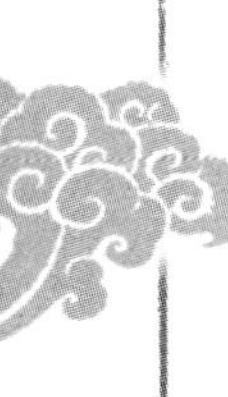

又方　用猪骨髓和輕粉搗爛罨之過夜即愈

頭面黄水肥瘡二百九十　治小兒頭面患瘡濃汁作痒痂厚者名曰粘瘡當用此方或止用礬丹一味亦可○若作痒出水水到即潰者名曰黄水瘡當用後一方

松香　枯礬　官粉　飛丹

右等分爲末麻油調傅或加香烟垢更效於香爐蓋上刮取用之○一方用菉豆松香等分爲末麻油調傅極效或内服荆防敗毒散等藥○又方用益元散加枯礬少許以麻油調敷大妙大妙

諸癬疥頑瘡二九一

油核桃　大楓子　樟腦　水銀

右四色研匀擦之此治有蟲者有大效○凡無蟲而忽爾生瘡腫痛或濕爛者但以柏油搽之即可愈

白虎丹 二九一 發則頭面四肢眼目俱腫而惟額上指尖兩耳不腫及不見赤色者方是其證

先將馬桶洗淨用沸湯傾入蓋少傾熏出盆内浴之數次即退○再用車前草九里香馬蹄香枸杞苗即雁稜菜同搗爛和麻油遍身自上而下擦之○大忌雞魚生冷炙煿日色火光燈烟湯氣極須謹慎

又方 用生香附末冷茶調服一二錢即愈

又方 用綠豆水去渣飲三碗妙

紫白癜風歌 二九二

紫癜白癜一般風　附子硫黄最有功

薑汁調勻茄蒂擦　若經三度永無踪

又歌

紫癜白癜兩般風　水銀輕粉最成功

搗取生薑白然汁　只須一擦便無蹤

又方　治紫白癜汗斑等風

雄黃　硫黃　黃丹　密陀僧

南星

右爲末先用薑擦患處次用薑蘸藥末擦之擦後漸黑次日再擦黑散則愈矣

又四神散

雄黃　雌黃　硫黃　明凡

各等分先浴令通身微汗以薑蘸擦之再以熱湯淋洗當日色淡五日除根

汗斑四方　二十九四

大黃二錢　枯礬　椒仁各五紅八

右用猪脂沙糖同搗爛俟浴起以細麻布包擦至肩而止數

日即愈○或止用硫黃少入麻油研如糊浴用麻布蘸擦數次即愈

又方

密陀僧 硫黃各三錢 輕粉一錢 雄黃一錢 人言五分

右為末薑汁調用茄蒂蘸擦三日內不沐妙

又方

雌黃 雄黃各一錢 硫黃五分 麝半分

浴後薑醮擦二三日勿洗

又方

硫黃一兩用醋煮半日海螵蛸三個共為末浴後以生薑醮擦患處須避風少時數度即愈

漆瘡方 二九五

用香油調鐵銹塗之○胃氣實者內服黃連解毒湯○胃氣弱者以漆毒侵犯中氣致虛多有作嘔不能飲食者宜用六君加砂仁藿香炒芍藥之類○又解漆毒法見因陣二三五

手足甲疽二九六

凡手足開或因修甲傷肉或因損足成瘡潰爛上脚用綠礬置鐵板上煅沸色赤如熔金色者為真沸定取起研末以鹽湯洗搽

坐板瘡二九七　腫痛多膿者

蜜陀僧　生礬　大黃

等分為極細末敷之

神效膏二九八　治臁瘡脚瘡

先看瘡形大小用綿紙裁成方塊十二張四角用小撚釘

住聽用○外以好香油二兩用銅杓以文武火熬之先下花椒四十九粒煎黑取起○次下槐枝長一寸者四十九節煎黑又取起○再次下黄占一兩輕粉二分枯礬一分濾清却入前紙浸油内令透不可令焦取起聽用凡貼瘡時先將槐枝葱椒煎湯洗瘡令透拭乾方以此膏紙貼上外面再以油單紙蓋護乃用軟帛縛定一日取下揭去一層復用湯藥洗淨又貼之如此十一二張無有不愈者

隔紙膏一九九 治臁瘡神效

黄芪末五錢 輕粉 乳香 没藥各一錢

銀硃一錢 血竭五分 銅緑二分

右爲細末真香油調成膏攤油紙上再用油單紙一層以五刺孔數十掩膏藥上貼之一日一易其膏

二味隔紙膏三百 治臁瘡濕毒瘡

石膏煆　枯礬等分

右爲末用桐油調成膏作隔紙膏貼之更服荆防敗毒散如數劑不愈再服黄芪人參湯

爛腿瘡久不愈⑤方 三百一

用米糊即膠節也以碗盛於飯鍋内蒸化先用花椒荆芥防風等藥煎湯⑥洗瘡乃將膠⑦胎薄攤瘡上外以軟竹箬蓋定用絹縛之數日即愈神效

凍瘡方 三百二

瀝青末　黄蠟各一兩　麻油一兩

右三味溶化搽患處

湯火方 三百三

凡初被湯火所傷速用冷竈柴草灰一二升入鹽少許以凉水調如稀糊當味微鹹爲度用以厚攤傷處覺熱則易之連

易數灸則火毒皆拔於灰中必腫痛隨散結痂而愈誠神妙方也

又方 一治潰爛腫痛者 用生桐油調人中白敷之即愈亦妙方也

又方 用皂礬研細和以冷水澆傷處其疼立止其腫即消

又方 用大黃芒硝等分爲末之子清調貼之神效

又方 用石膏末香油調敷即愈

又赤石脂散 治湯火傷肉爛赤痛

赤石脂 寒水石 大黃等分

右爲末新汲水調塗

湯火至聖膏 三白四

治湯火傷瘡用雞子黃熬銀石器內熬油調胡粉傅之○錦衣楊永興廚下夜間回祿凡睡此房已死將死者灌以生蘿

藺汁良久悉愈凡遇此患者以此治之其應如響

湯火上扁散三百五 止痛生肌

大黄末微炒 當歸末等分

右用麻油調搽或乾摻亦可

小兒丹毒三百六

此毒多生頭面四肢色赤或腫遊走不定甚者宜用前磁鋒砭法使毒血遇刺皆出更以神功散傅之內服荆防敗毒散或五福化毒丹若使毒氣入腹則不治或愈而復發皆因母食辛辣炙煿以致內熱宜於母藥中加漏蘆煎服或令自服亦愈

小兒鵝口三百七

凡小兒口內白屑滿口者為鵝口瘡則不能飲乳用髮或軟絹纏指蘸井水拭舌上使淨如屑不能脫濃煮栗木湯以綿

纏筋頭摻洗却用飛過黄丹摻之

加味太乙膏 三百八 一切瘡瘍並宜貼之先用隔蒜灸更服活命飲以收全功

當歸　生地黄　芍藥　玄參

大黄各二兩　加甘草四兩

用麻油二斤煎丹收

景岳會通膏 三百九 凡諸癰疽痞塊風氣骨節疼痛無所不治

大黄　木別仁　當歸　川芎

芍藥　生地　麻黄　細辛

白芷　防風　荆芥　蒼术

羌活　川烏　甘草　烏藥

南星　半夏　香附　官桂

蒼耳　骨碎補　草烏　艾葉
皂角　枳殼　三稜　蓬朮
蘿蔔子　水紅花子　巴豆　五棓
獨活　桃仁　蘇木　紅花
續斷　連翹　梔子　苦參
槐花　皂刺　乾薑　萆麻子
透骨草曬乾　穿山甲　全蝎　殭蠶
蜂房各一兩　蛇退一大條　蜈蚣十四條　蝦蟆三隻
血餘一兩　獨蒜四頭

右五十四味用麻油五斤浸三日先煎血餘草麻水別桃仁巴豆蝦蟆獨蒜待半枯然後入餘藥煎黑去滓丹收後下細藥十味

阿魏二兩　乳香製　沒藥製各一兩　木香

丁香　雄黃　硃砂　血竭

兒茶各五錢　麝香二錢不拘一

右麝香丁香木香三味宜最後下之以上收油法凡煎成熟油一斤下飛淨好紅丹八兩若欲微嫩則止下七兩五錢也

神異膏三百十　治癰疽瘡毒及收口甚效此瘡瘍中第一方也

麻油二斤　黃丹十二兩　黃芪　杏仁

玄參各一兩　蛇脫半兩　男髮一團如雞子　蜂房一個子多者

右先以黃芪杏仁玄參入油煎至將黑乃入蛇脫蜂房亂髮再煎至黑去柤徐徐下丹慢火煎收黃丹不必拘數但以得中為度凡膏藥用久必至老硬煎時須留嫩膏少許如硬量和之

清涼膏三一一　治一切瘡瘍潰後宜用之

當歸二兩　白芷　白芨　木別子
黃栢　白斂　乳香　白膠香各五錢
黃丹半斤五兩　麻油十二兩
右用油煎前六味以槐柳枝順攪油熟丹收然後下乳香等二味
阿魏膏三二　治一切痞塊更服胡連丸
羌活　獨活　玄參　官桂
赤芍藥　川山甲　生地黃　兩頭尖
大黃　白芷　天麻　紅花各半兩
木鱉子十枚去殼　亂髮一團　槐柳桃枝各半兩
右用麻油二斤四兩煎藥黑去柤入髮再煎髮化乃去柤入上好真正黃丹煎收軟硬得中入後細藥即成膏矣
阿魏　芒硝　蘇合油　乳香

沒藥各五錢　麝香三錢

右凡貼膏藥須先用朴硝隨患處鋪半指厚以紙蓋用熱熨斗熨良久如硝耗再加熨之二時許方貼膏藥若是肝積加蘆薈末同熨之

硃砂膏 三一三　治一切惡瘡破瘡杖瘡癰疽發背破傷者最妙最佳

麻油一斤　飛丹六兩　水銀一兩　硃砂佳者一兩半飛

好黃蠟四兩

先下油熬數沸下雞子二枚敲開連殼投之熬焦撈去子退火候油定下水銀五錢再加微火攪熬飯頃即入丹漸漸收成膏後下黃占再攪候大溫下極細好硃砂一兩五錢攪勻磁礶收貯

神效當歸膏 三一四　治一切發背瘡瘍湯火疼痛等證去腐

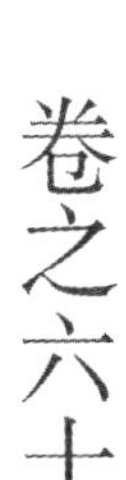

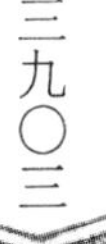

肉生新肉其效如神凡洗拭換膏必須預備即貼之新肉畏風故也如用白蠟尤好此藥生肌止痛補血續筋故與新肉相宜

當歸　生地黄　黄蠟各二兩白蠟當減半　麻油六兩

右先將當歸地黄各一兩入油煎黑去柤又將二味各八一兩煎至微焦後去滓乃入蠟溶化候冷攪勻即成膏矣用塗患處以紙蓋之如有死肉須用利刀剪去則生肌尤速

攻堅敗毒膏三一五　亦名乾坤一紙膏○專攻瘡塊諸瘡毒

痔漏

當歸　熟地　生地　白芍藥
赤芍藥　南星　半夏　三稜
蓬术　木別　兩頭尖　川山甲
巴豆仁　肉桂　五靈脂　桃仁

續斷　玄參　玄胡索　草麻子仁

白芷　羌活　獨活　大黄

紅花　川烏　草烏　蘇木

川芎　防風　杏仁各一兩

右用麻油四十兩浸諸藥三日，桑柴火煎成，丹收後下細藥

乳香製　没藥製，各一兩　真阿魏半兩　麝香三錢

右方於細藥中加廣木香各一兩，聯珠三錢，即名消痞大成膏

消痞膏 三一六

三棱　蓬术　川山甲　木别仁

杏仁　水紅花子　蘿蔔子　透骨草曬乾

大黄各一兩　獨頭蒜四個

右用香油一斤入前藥，十味煎油成，以飛丹收之後下細藥

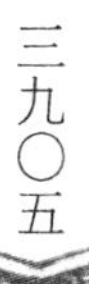

真阿魏　乳香　沒藥各一兩　麝香三錢

右先下乳沒阿魏三味後下麝香攪勻待冷傾水中浸數日用磁瓶收貯勿使泄氣用時以白布或堅白紙攤貼八九日一換或見大便去膿血勿以爲異亦有不去膿血而自愈者若治瀉痢可貼臍腹忌房事生冷○凡治癥積痞瑰先用蕎麥麪和作一圈圍住患處內遮其塊上放皮硝二三兩蓋厚紙以熨斗熨令熱氣內達然後去硝用膏藥貼之○右原方用白花菜同透骨草另煎膏二兩攪入膏內收用但白花菜惟西北方間有之求覓不易故余用獨蒜蘿蔔子代之其功亦不減也

琥珀膏二十七　治頸項瘰癧及腋下初結小核漸加連珠不消不潰或潰而膿水不絕經久不瘥或成漏證

琥珀　白芷　防風　當歸

木別子　木通各一兩　丁香　桂心

砒砂　木香　松香各半兩　麻油二斤

右先將琥珀等六味爲末，其餘藥入油煎黑，濾去柤，徐入黃丹再煎，軟硬得中，入前藥成膏貼之。

貼痞琥珀膏三一八　貼癥瘕痞塊

大黃　朴硝各一兩

爲末，以大蒜同搗膏貼之。

水紅花膏三一九　貼痞塊

用水紅花或子每一碗，以水三碗，用桑柴文武火熬成膏，量痞大小用紙攤貼，以無形爲度，仍將膏用酒調服，忌葷腥油膩，不飲酒者，白湯下。

大龍膏三百二十　治風寒濕毒所襲，筋骨攣痛及濕痰流注經絡，壅痛不能行步，並治涼藥襲風、鶴膝風，其效如神。

生薑八兩，取汁　乳香爲末　沒藥爲末，各五錢　麝香一錢

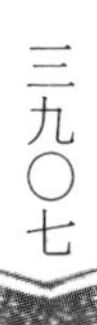

真牛皮廣膠二兩

右先將葱汁并膠熔化方下乳香沒藥調勻待少溫下麝香即成膏矣攤貼患處更服五積散如鶴膝風須服大防風湯

趙府膏 專貼疼痛瘤方

乾蝦蟆三個　全蠍　蝘蜓各一兩　蜈蚣四條

斑蝥四個　商陸根六錢　白花椒一錢　童子髮六分

雞內金一個　槐枝四十根三寸長者

細藥

兒茶　乳香　沒藥　血竭

龍骨　黃占　白占各五錢　麝香一錢

右用麻油二斤煎飛丹收

密陀膏三二二 此膏治臁濕諸瘡癩痛等證神效凡治疼痛先以葱薑擦患處上後貼之

先用密陀僧一二斤打碎將童便煮之覺其濁性去而童便氣清乃可止矣用便者過則貼瘡不痛晾乾研極細如麵候用

用桐油不拘幾斤熬至將黑爲度每熟油一斤用陀僧六兩收之於將成膏之頃取起離火候稍冷視膏多少入冷水數碗徐攪之熟其泛出候少定即傾去其水再上火熬化後入水數碗攪過如前或三次更妙然後熬淨其水每油一斤再入官粉一二兩熬收其色乃黑凡熬此者銅鍋須大方可用

八仙紅玉膏 三二三 治諸瘡

龍骨　赤石脂　兒茶　血竭

沒藥　乳香各一錢　輕粉五分或一錢　冰片二分

右用麻油十二兩入當歸五錢煎熬枯去滓入龍石茶竭四味再煎一二沸次入乳沒略煎勻後入黃占五錢溶化冷定入輕

水攤貼

碧油膏 三二四　止痛排膿灸後宜用之

桃枝　柳枝　桑枝　槐枝各二兩

乳香另研　血竭各五錢　黃丹飛四兩

右用麻油十兩煎膏成後下乳香血竭

長肉膏 三二五

人參　黃芪　當歸　夜合樹皮

玄參各一兩　血餘三兩　老鼠一個

細藥

血竭　龍骨　赤石脂　白臘各五錢

右用麻油一斤煎飛丹收

保養元氣膏 三二六　此膏助元陽補精髓通血脈鎮玉池養龜有精百戰百勝待婦人經淨之時去膏面洗淨則可成孕並

治腰膝疼痛五勞七傷諸虛百損半身不遂膀胱疝氣帶濁淫淋陰痿不舉無不效者此御真人進御方也

麻油一斤四兩入甘草二兩先熬至六七滾然後下諸藥

生地黄　熟地黄俱酒洗　麥門冬　肉蓯蓉酒洗

遠志肉　蛇床子酒浸　兔絲子酒浸　牛膝酒洗

鹿茸　川續斷　虎骨　紫稍花

木別仁　谷精草　大附子　肉桂各二錢

右熬成以煮過松香四兩飛丹半斤收之次下細藥

次下龍骨　倭硫黄　赤石脂各二錢

又次下乳香　沈香　丁香　木香各一錢

又次下陽起石三錢　麝香五分　蟾酥

鴉片各一錢

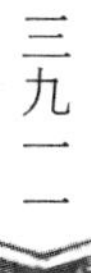

又次下黃占五兩　右煎成入井中浸二四日每用膏七八錢紅絹攤貼臍上或腰眼間每貼五六十日再換

煮松香法　三二七　凡用松香收膏藥者必用水多煮一二遍去其澁燥之性方可貼瘡不痛○若用貼癥瘕血塊則當加藥如後法煮過用之方妙

大都松香三斤　用皮硝一碗　水紅花四兩

大黃　當歸　生地各二兩　三稜

蓬术各一兩

右藥七味用水一桶先熬汁去滓淨用煮松香徐徐添入以汁完爲度收用之極佳○一收油之法凡煮過松香一斤入熬熟藥油五兩即成膏矣

以下通用方

四君子湯　三二八　方在補陣一

治瘡瘍脾胃虛弱或因尅伐腫痛不散潰斂不能宜用此以補脾胃諸證自愈若誤用攻毒則七惡隨至脾胃虛弱飲食少思或食而難化或欲作嘔或大便不實若脾胃氣虛瘡口出血吐血便血尤宜用之蓋氣能攝血故也凡氣血俱虛之症宜於此湯但加當歸脾胃既旺飲食自進陰血自生若用沉陰之劑脾胃復傷諸症蜂起

六君子湯二二九　方在補陣五

治脾胃虛弱或寒涼尅伐腫痛不消或不潰斂宜服此湯以壯營氣則諸證自愈

加味四君子湯二三十　方在補陣二

治痔漏下血面色痿黃凡諸氣虛脾虛不能攝血等證

四物湯二三一　方在補陣八

治瘡瘍血虛發熱或因失血或因尅伐或因潰後致晡熱內

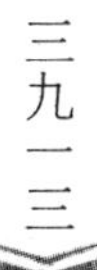

熱煩燥不安皆宜服之蓋血生於脾脾虛不能生血者宜用

四君子加當歸酒炒白朮以補脾

八珍湯三三一　方在補陣十九

治瘡瘍脾胃損傷惡寒發熱煩躁作渴或瘡瘍潰後氣血虧

損膿水清稀久不能愈

十全大補湯三三三　方在補陣二十

治瘡瘍氣血虛弱腫痛不愈或潰瘍膿清寒熱自汗盜汗食

少體倦發熱作渴頭痛眩暈似中風狀者

補中益氣湯三三四　方在補陣三一

治瘡瘍元氣虧損惡寒發熱或因尅伐肢體倦怠飲食少思

或不能起發消散生肌收斂或兼飲食勞倦頭痛身熱煩躁

作渴脈洪大弦虛或微細軟弱

歸脾湯三三五　方在補陣三十三

治瘡瘍憂思傷脾血虛發熱食少體倦或脾不攝血以致妄行吐下或健忘怔忡驚悸少寐或心脾作痛自汗盜汗或肢體腫痛大便不調或婦人經候不調晡熱內熱或瘰癧流注及不能消散潰斂等症

獨參湯 三三六　方在補陣三十六

治瘡瘍一切失血或膿水出多氣血俱虛惡寒發熱作渴煩躁蓋血生於氣故血脫者宜補氣陽生陰長之理也用人參一兩棗十枚薑十片水煎徐徐服

人參養營湯 三三七　方在補陣二十一

治瘡瘍脾胃虧損發熱惡寒血氣俱虛四體倦怠肌肉消瘦面色萎黃汲汲短氣食少作渴凡大病後最宜用此

五味異功散 三三八　方在補陣四

治脾胃虛弱飲食少思即四君子湯加陳皮

生脉散三三九　方在補陣五七

治瘡瘍胃氣虧損陰火上衝口乾喘促或肢體倦怠肌肉消瘦面色痿黄汲汲短氣汗出不止食少作渴或膿水出多氣血俱虛煩躁不安睡臥不寧或濕熱大行火土合病脾胃虛弱身重氣短或金爲火制絶寒水生化之源肢體痿軟脚欹眼黑等症

當歸補血湯三百四十　方在補陣四五

治瘡瘍脾胃虛損或服峻劑致血氣俱虛肌熱大渴引飲目赤面紅晝夜不息其脉洪大而虛重按全無此病多得於飢飽勞役者若誤服白虎湯必死

黄芪六一湯三四一　方在補陣五十

治瘡瘍陰陽俱虛盜汗不止

參术膏三四二　方在補陣四十

治瘡瘍中氣虛弱諸藥不應或因用藥失宜耗傷元氣虛症蜂起但用此藥補其中氣諸症自愈

東垣聖愈湯 三四三 方在補陣九一

治脾胃虧損膿水不止或金瘡出血心煩不安眠睡不寧五心煩熱飲食少思

錢氏七味白术湯 三四四 方在小兒七

治瘡瘍胃氣虛弱或因尅伐或因吐瀉口乾作渴飲食少思

陳氏五味子湯 三四五 方在補陣五九

治瘡瘍腎水枯涸口燥咽乾喘促虛煩作渴

參附湯 三四六 方在補陣三十八

治瘡瘍失血過多或膿瘀大泄或寒涼汗下眞陽脫陷上氣喘急自汗盜汗氣短頭暈等證急服此湯以救元氣緩則不治

人參理中湯三四七　方在熱陣

治瘧瘍脾胃虛寒嘔吐泄瀉飲食少思肚腹作脹或痛或胸膈虛痞飲食不入

六味丸三四八　方在補陣百二

此壯水之劑夫人之生以腎爲主凡病皆由腎虛而致此方乃天一生水之劑無有不可用者若腎虛發熱作渴小便淋秘痰氣壅盛欬嗽吐血頭目眩暈小便短少眼花耳聾咽喉燥痛口舌瘡裂齒不堅固腰腿痿軟五臟齊損肝經不足等症尤多用之水能生木故也若腎虛發熱自汗盜汗便血諸血失瘖此水泛爲痰之聖藥血虛發熱之神劑也

八味丸三四九　方在補陣百二二

治命門火衰不能生土以致脾胃虛寒而患流注鶴膝等症不能消潰收斂或飲食少思或食而不化臍腹疼痛夜多漩

溺

陳氏加減八味丸 三百五十 方在古補百二三

治腎水不足虛火上炎發熱作渴咽喉疼痛口舌生瘡寢汗憔悴等證

還少丹 三五一 方在補陣一三七

治足三陰經虛損致患鶴膝風等證又補脾腎進飲食之良劑也

大防風湯 三五二 方在補陣九九

治足三陰虧損外邪乘虛內患鶴膝風或附骨疽腫痛或腫而不痛不問已潰未潰用三五劑後更全用調補之劑

十宣散 三五三 方在痘疹十四

治瘡瘍脈緩澁體倦惡寒或脈浮緊細用之以散風助陽也

薛氏四神丸 三五四 方在熱陣一五二

治瘡瘍脾胃虛弱大便不實飲食少思或小腹作痛或產後泄瀉肚腹作痛不思飲食

五積散 三五五 方在散陣三九

治風寒濕毒客於經絡致筋攣骨痛或腰脚痠疼或拘急或身重痛皆治之

二陳湯 三五六 方在和陣一

治痰飲中脘停痰嘔吐惡心或頭目不清飲食少思等症

小柴胡湯 三五七 方在散陣十九

治肝膽經風熱瘰癧結核或腫痛色赤或寒熱往來或日晡發熱或潮熱身熱默默不欲飲食或怒火口苦耳聾欬嗽皆用此藥

小青龍湯 三五八 方在散陣八

治肝肺受寒欬嗽喘急宜服此發散表邪

人參敗毒散 三五九　方在散陣三六

治瘡瘍外有表邪焮痛寒熱或拘急頭痛脉緊有力

不換金正氣散 三百六十　方在和陣二二

治瘡瘍脾氣虚弱寒邪相搏痰停胸膈致發寒熱服此以正脾氣則痰氣自消寒熱不作

加味逍遥散 三六一　方在補陣九四

治瘡瘍肝脾血虚内熱發熱或遍身搔癢寒熱或肢體作痛頭目昏重或怔忡頰赤口燥咽乾或發熱盗汗食少不寐或口舌生瘡耳内作痛或胸乳腹脹小便欠利

防風通聖散 三六二　方在攻陣十六

治時毒熱毒便秘熱燥邪實等症若非大滿大實者不可輕用此藥

消風散 三六三　方在散陣四七四九

治風熱癮疹瘙癢及婦人血風瘙癢或頭皮腫癢或諸風上攻頭目昏眩項背拘急鼻出清水噴嚏聲重耳作蟬鳴

犀角散　三六四　方在痘疹六三

治時毒癰瘍熱盛煩躁多渴赤斑等症

黄連解毒湯　三六五　方在寒陣一

治瘡瘍焮痛煩躁飲冷脉洪數或發狂言

普濟消毒飲　三六六　方在寒陣十三

治天行時毒頭面腫痛或咽喉不利若饑饉之後患此者最宜用之仍當兼固胃氣

梔子清肝散　三六七　方在寒陣六十

治三焦足少陽風熱耳内作癢生瘡或出水疼痛或胸乳間作痛或寒熱往來

柴胡清肝散　三六八　方在寒陣五九

治鬢疽及肝膽三焦風熱怒火之證或項胸作痛或瘡毒發熱

加味龍膽瀉肝湯 三六九 方在寒陣六四

治肝經濕熱或囊癰便毒下疳懸癰焮腫作痛或潰爛不愈或睾丸懸掛小便澁滯或婦人陰瘡痒痛或男子陰挺痔漏腫痛或出膿水

清心蓮子飲 三百七十 方在寒陣三二

治膀胱陰虛濕熱玉莖腫痛或莖中澁滯口苦咽乾小便色赤或白濁夜安靜而晝發熱

黄芩清肺飲 三七一 方在寒陣三八

治瘡瘍肺經陰虛火燥而小便不通

東垣 清胃散 三七二 方在寒陣五四

治膏粱積熱唇口腫痛齒齦潰爛焮痛上連頭面或惡寒發

熱

竹葉石膏湯三七三　方在寒陣五

治癰疽胃火盛痛作渴

竹葉黃芪湯三七四　方在寒陣七

治癰疽氣血虛胃火盛而作渴

滋腎丸三七五　方在寒陣一六三

治膀胱腎經陰虛發熱作渴便赤足熱腿軟等證凡不渴而小便秘熱在下焦血分也最宜此藥經云無陰則陽無以化若脾肺燥熱所移此當清其化源

瀉青丸三七六　方在寒陣百五一

治肝經實熱驚癇頭痛寒熱或嘔乳作痛大便秘結

大蘆薈丸三七七　方在小兒百十五

治肝火下疳潰爛或燃腫作痛或治小兒疳膨食積口鼻生

瘡牙齦傾爛等瘡並頭面肛門痒痛

五苓散 三七八　方在和陣一八二

治瘡毒下部濕熱小便短少

五淋散 三七九　方在寒陣百十七

治膀胱有熱水道不通或尿如豆汁或如砂石或如膏油或熱沸便血

八正散 三百八十　方在寒陣百十五

治下疳便毒小便淋瀝脈證俱實者

清肺飲 三八一　方在和陣三五一

治瘡瘍渴而小便不利乃肺經有熱是絕寒水生化之源宜用此藥以清化源其水自生而便自利

益元散 三八二　方在寒陣百十二

治瘡瘍小水不利內生煩熱作渴

四順清涼飲 三八三 方在攻陣二五

治瘡瘍煩躁飲冷焮痛脈實大便秘結小便赤澀

玉燭散 三八四

治便癰初起腫痛發熱大小便秘宜用此行散之若邪實毒甚者宜桃仁承氣湯

人參平肺散 三八五 方在寒陣三七

治心火剋肺金傳爲肺痿欬嗽喘嘔痰涎壅盛胸膈痞滿咽嗌不利

葶藶大棗瀉肺湯⑧ 三八六 方在和陣百四十

治肺癰胸膈脹痛上氣喘急或身面浮腫鼻塞聲重

枳殼散 三八七 方在寒陣百一

治煩熱便血

失笑散 三八八 方在婦人百四

治跌撲產後心腹絞痛或不知人事或經行瘀血作痛成癰

槐角丸三八九　方寒陣一七五

治痔漏腫痛便血脫肛

紫金錠三百九十　方在因陣二百一

治癰疽諸毒

良方通關散三九一　方在古因九八

搐鼻開牙關

景岳全書卷之六十四終

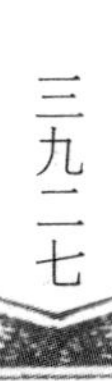

校注

①茨：据文义当作『茨』。
②甘：四库本作『廿』，据文义当从。
③米：据文义，疑当作『水』。
④緩：四库本作『暖』，据文义当从。
⑤□：藜照楼本此处模糊，四库本作『饴』。
⑥□□□：藜照楼本此处模糊，四库本作『煎汤洗』。
⑦胎：据上文当作『饴』。
⑧肝：据文义当作『肺』。

图书在版编目（CIP）数据

中医古籍珍本集成：续. 综合卷. 景岳全书 / 周仲瑛，于文明主编. -- 长沙：湖南科学技术出版社，2014.12

ISBN 978-7-5357-8477-3

Ⅰ. ①中… Ⅱ. ①周… ②于… Ⅲ. ①中国医药学—古籍—汇编②中国医药学—中国—明代 Ⅳ. ①R2-52

中国版本图书馆 CIP 数据核字(2014)第 299260 号

中医古籍珍本集成（续）【综合卷】

景岳全书

总 策 划：王国强

总 主 编：周仲瑛　于文明

责任编辑：黄一九　王跃军

文字编辑：任　妮

出版发行：湖南科学技术出版社

社　　址：长沙市湘雅路 276 号

　　　　　http://www.hnstp.com

湖南科学技术出版社天猫旗舰店网址：

　　　　　http://hnkjcbs.tmall.com

印　　刷：长沙超峰印刷有限公司

　　　　　（印装质量问题请直接与本厂联系）

厂　　址：宁乡县金洲新区泉洲北路 100 号

邮　　编：410600

出版日期：2014 年 12 月第 1 版第 1 次

开　　本：880mm×1230mm　1/32

印　　张：125.75

书　　号：ISBN 978-7-5357-8477-3

定　　价：630.00 元（全六册）